U0228134

全髋关节置换术后
关节脱位原因与处理

Causes and Management of Dislocation After THA

主 编 陈廖斌 王 华

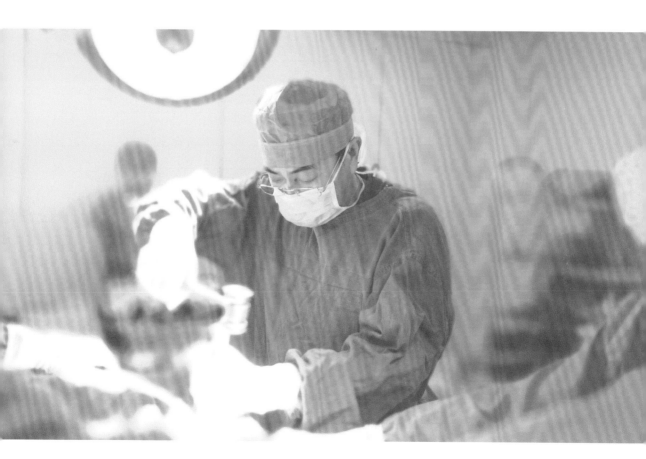

科学出版社

北 京

内 容 简 介

　　本书聚焦人工髋关节置换术后第二大并发症——脱位，针对全髋关节置换术后脱位，从髋关节解剖、髋关节生物力学、假体植入标准、脱位的原因和预防，以及脱位后的处理等方面进行了详细的阐述、分析和讨论。基于患者、手术和假体方面的危险因素，将脱位原因细化为原发病与并发病因素、手术入路因素、撞击因素、软组织因素、假体位置及角度因素、假体自身因素、关节外结构因素、手术史（包括翻修术）因素和术后姿态与活动因素等九种，针对不同的因素提出预防、识别及具体的防治措施，以期帮助临床医生更好地识别、诊断和治疗人工髋关节置换术后脱位。

　　本书内容丰富、翔实，科学性和实用性强，适用于年轻关节外科医生参考使用。

图书在版编目（CIP）数据

全髋关节置换术后关节脱位原因与处理 ／ 陈廖斌，王华主编 . -- 北京：科学出版社，2024. 8. -- ISBN 978-7-03-079126-9

Ⅰ．R687.4

中国国家版本馆 CIP 数据核字第 2024JF8233 号

责任编辑：沈红芬　许红霞 ／ 责任校对：张小霞
责任印制：肖　兴 ／ 封面设计：黄华斌

科 学 出 版 社 出版
北京东黄城根北街 16 号
邮政编码：100717
http://www.sciencep.com
北京汇瑞嘉合文化发展有限公司印刷
科学出版社发行　各地新华书店经销
*
2024 年 8 月第 一 版　开本：787×1092　1/16
2024 年 8 月第一次印刷　印张：15 3/4
字数：370 000
定价：168.00 元
（如有印装质量问题，我社负责调换）

编 写 人 员

主　　编　陈廖斌　王　华

副主编　谭　杨　秦　俊

编　　者（按姓氏汉语拼音排序）

陈　彪　陈海涛　陈廖斌　李　斌

倪曲波　潘正启　秦　俊　上官杨帆

时玉龙　谭　杨　铁　楷　王　华

文印宪　肖　浩　杨　旭

作者单位　武汉大学中南医院

前　言

　　全髋关节置换术(total hip arthroplasty，THA)是 20 世纪以来成功的外科手术之一，已为成千上万的患者解除髋关节疾病、恢复关节功能。但全髋关节置换术也像其他任何外科手术一样存在术后并发症的可能，常见并发症包括假体松动、假体关节脱位、感染、深静脉血栓等，其中假体关节脱位是排名第二的术后并发症。假体关节一旦发生脱位，患侧髋关节会出现严重疼痛和功能障碍。虽然脱位病例中约 2/3 的患者可经复位后保守治疗获得成功，但其余 1/3 的病例最终需要通过翻修手术才能解决脱位问题。20 世纪 90 年代以来，随着人工关节外科在我国的蓬勃发展，至 2021 年我国全髋关节置换年手术量已接近 73 万例。近年来，伴随全民医疗保险的开展及国家集中采购的实施，全髋关节置换的病例数量明显增长。这使得临床将面临更多的全髋关节置换术后脱位的病例。从患者个体的角度来讲，全髋关节置换术后假体生存期内或患者的一生中都可能面临置换关节脱位的风险。因此，骨科医生，尤其是关节外科医生应该高度重视全髋关节置换术后脱位问题。如何预防和减少脱位的发生，以及对已脱位的病例进行合理的处理、治疗是关节外科医生所面临的重要课题。

　　一直以来，虽然各专业书籍的相关章节、临床研究、文献分别从不同角度阐述、解析了全髋关节置换术后脱位的危险因素与原因，但从我们自身成长过程和对年轻医生的培养经历来看，截至目前，还很难找到一本完全聚焦于全髋关节置换术后关节稳定性与脱位的专著能就此问题进行系统、深入和全方位的介绍。鉴于此，我们系统回顾、总结了国内外临床文献并结合我们自己的经验、体会撰写了本书。针对全髋关节置换术后脱位，本书从髋关节解剖、人工关节生物力学、植入标准、脱位的原因和预防，以及脱位后的处理进行了详细的阐述、分析和讨论。目前多数学者将全髋关节置换术后脱位的原因归纳为患者因素、手术因素和假体因素 3 个方面。本书中，我们基于这 3 个方面的因素将脱位危险因素细化为原发病与并发病因素、手术入路因素、撞击因素、软组织因素、假体位置及角度因素、假体自身因素、关节外结构因素、髋关节翻修术及髋部手术史因素和术后姿态与活动因素，并针对不同的因素提出预防、识别及具体的处理措施。希望本书可以为广大关节外科医生，尤其是基层骨科医生、处于学习阶段的年轻医生提供帮助，同时也希望本书可成为一部方便随时查阅、借鉴的，知识系统、实用性较强的有关全髋关节置换术后脱位方面的专著，希望本书能够使读者系统化补充理论知识并付诸临床实践，减少因认识与经验不足导致的术后脱位的发生，合理处理术后脱位，造福于广大患者。

　　由于编者学识及经验所限，书中难免会出现疏漏和不足，希望能够得到各位专家、学者及同道的批评和指正。

陈廖斌　王　华

2023 年 11 月于武汉

目　　录

第一部分　全髋关节置换术的应用基础

第四部分　全髋关节置换术后关节脱位的预防

第五部分 全髋关节置换术后关节脱位的处理

全髋关节置换术的应用基础

全髋关节置换术是 20 世纪以来外科领域成功的手术之一，为成千上万的患者解除了髋关节疾病。本书聚焦于全髋关节置换术的术后并发症之一——假体关节脱位的原因与处理，以期对避免和减少关节脱位的发生及对发生后的合理治疗有所裨益。要做好全髋关节置换术，必须掌握髋关节解剖和生物力学、需置换关节的常见髋关节疾病、全髋关节假体、假体植入标准、术前规划和髋关节影像及功能评估等核心专业知识。只有这样才能够做到知其然，也知其所以然。这对于避免和减少包括假体关节脱位在内的全髋关节置换术后并发症十分必要。本部分内容将围绕上述主题逐一展开。

第一章

髋关节的临床解剖

髋关节是人体下肢的重要负重关节，它的解剖及功能正常是维系人体正常活动的基础。髋关节属典型的杵臼关节，由髋臼和包于其内的股骨头组成。它位于全身的中部，是全身最深在的关节。髋关节的解剖特点决定了它是人体最稳定的关节，同时又可完成大范围的活动，具有相当的灵活性。髋关节的形态学特点是髋臼深，将股骨头紧密环抱其中，股骨头呈半球形，关节囊坚韧厚实，周围又有强大的肌肉覆盖。髋关节的主要功能是负重及多方位运动、吸收和减轻震荡，在机体活动中起到杠杆作用，可做前屈、后伸、内收、外展、内旋、外旋等运动。髋关节的负重、功能活动及其他因素也使得它易罹患如骨关节炎、类风湿关节炎等疾病，这些疾病在终末期导致的疼痛、功能障碍则最终需要行全髋关节置换术才能解决。

第一节　髋关节的骨性构成及关节附属结构

一、髋关节骨性构成

髋关节骨性构成包括股骨头、股骨颈在内的股骨近端和髋臼，其一同构成髋关节（图 1-1）。

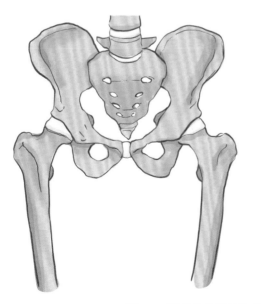
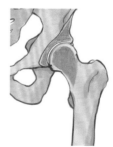

图 1-1　髋关节的骨性构成

（一）股骨头

股骨头除顶部稍显扁平外，整体膨大呈球形，约占整个圆球的2/3，向内、上、前倾斜。股骨头顶端稍下方有一小窝称股骨头凹，为股骨头韧带附着处。除股骨头凹外，其表面被一层光滑的关节软骨所覆盖，软骨厚度并非均匀一致，中心部最厚，周缘较薄。软骨下约0.5cm的骨质密度较高。股骨头的关节面比髋臼的软骨面大，可以增加活动范围。

（二）股骨颈

股骨头下较细长的部分为股骨颈。股骨颈稍向前倾，其前方较平坦，后面光滑而凹陷；上缘稍短而钝圆，有若干滋养血管孔存在，向外下方移行于股骨大转子；下缘长而锐薄，向外下方移行于小转子，是多组肌肉的附着处。股骨颈与股骨干之间形成的角称为颈干角，平均为127°（120°～135°），此角显著增大者称为髋外翻，显著减小则称为髋内翻。股骨颈的纵轴线和股骨内、外髁中点的连线形成的角度称为前倾角，正常范围为15°～20°。股骨距是位于股骨颈与股骨干连接处后内侧，小转子深部，从股骨颈后侧延伸到小转子后方的纵行致密骨板，是股骨上段负重系统的一个重要组成部分。股骨上段髓腔由股骨距分为前、后两部分，髋关节置换时股骨假体只能进入前部髓腔，股骨距作为良好的后壁支持有利于防止因扭转力造成的假体微动。因此，在髋关节置换术选择截骨平面、扩髓方向时需特别注意对股骨距的保护。若股骨距受破坏，则在安装股骨假体过程中易使股骨假体处于内翻位，或术后负重时假体下沉内翻，不利于生物型假体的稳定及远期疗效。实施人工髋关节置换术时在小转子上方应保留股骨颈1.0～1.5cm，可防止破坏股骨距。许多学者研究发现，髋关节置换术中保留股骨距及用骨水泥、金属网等人工材料对股骨距进行修复重建有利于髋关节功能的恢复。

（三）髋臼

髋臼是球窝型髋关节的窝，作为容纳股骨头的一个结构，其本身也拥有一个复杂的体系，它和髋臼盂唇一起负责髋关节的高度稳定性及关节面的力学和摩擦特性。它的形态满足人类活动时所需的在各个平面上大范围活动的要求。

骨性髋臼由髂骨、耻骨和坐骨汇聚而成，形成一个覆盖股骨头的球形臼顶，它包容股骨头，但是小于半球，开口大约170°。骨性髋臼在4个主要区域覆盖股骨头：前壁、后壁、内侧壁和穹隆。髋臼前壁直接与耻骨相连，耻骨上支自其内侧边缘向前延伸。沿前壁向内侧走行，髋臼前壁上有一个凹口，其紧邻骨盆环上的一个明显凹陷。该凹陷位于髂耻隆起的内侧，髂腰肌在其中走行，为髋臼前壁的最内侧。髂耻粗隆位于髋臼前壁下半部分的前方，即耻骨边缘，是髋关节前部和内侧边界的一个重要标志。髋臼后壁较大，是维持髋关节稳定性的主要结构。髋臼由前柱和后柱包绕，将髋臼与骨盆其他部分相连，并提供显著的结构支撑。髋臼位于前后柱形成的"弧形凹陷"处，通过此弓形结构传导上方负荷。髋臼的前后柱及前后壁联系在一起，允许髋臼在不同负重条件下发生动态形变。

髋臼表面由软骨覆盖。其软骨面呈月牙形，除内侧和下方外，髋臼前、后壁及大部分臼顶由软骨覆盖。其上部较宽厚，前后部略窄薄。髋臼软骨表面几乎全由透明软骨组成，平均厚度约为 1.5mm。但整个髋臼内软骨的厚度不均匀。前上象限软骨的厚度最大，可以超过 3mm。髋臼周围和下方区域的软骨最薄弱。中央没有软骨覆盖的髋臼底部称为髋臼窝，又称 Harris 窝，表面被覆有滑膜的脂肪组织，并由这些脂肪组织所充填，此脂肪组织可随关节内压力的增减被挤出或吸入，以维持关节内压力的平衡。髋臼窝骨组织壁本身很薄，可因疾病或外伤受到损害，导致股骨头穿通，从而发生髋关节的中心性脱位。通常髋臼窝可作为磨锉骨性髋臼时重要的深度标志。髋臼窝的解剖位置与特征相对恒定，髋关节在严重病变情况下依旧可通过其中的脂肪组织寻找到髋臼窝。髋臼窝下方与半月软骨交汇处形成髋臼前后切迹。髋臼切迹是髋臼下缘的固有骨性标志，有研究表明髋臼切迹与髋关节中心存在相关性，即髋关节中心位于髋臼前后切迹连线的垂直平分线上方平均 28mm 处，即使在髋臼发育不良及髋关节翻修的病例中，髋臼窝和髋臼切迹仍然残留有明显的痕迹，可利用上述关系重建旋转中心。因此，髋臼窝及髋臼切迹对于髋臼假体的精准植入具有重要参考价值。

髋臼横韧带连接髋臼切迹，是髋关节盂–关节囊复合体的重要结构。髋臼横韧带可以作为髋关节置换手术中安置髋臼假体的定位标志。如为人工股骨头置换，复合体结构仍然是关节稳定的重要基础；如为全髋关节置换，则需根据髋臼的发育、假体的选择、关节周围的软组织粘连和髋臼周围的骨赘等情况，决定韧带保留与否。

髋臼周边有软骨组织形成的盂唇，其为一圈结缔组织环，与髋臼横韧带相连，围绕髋臼外缘，加大髋臼深度，使其面积超过球形的一半，股骨头被容纳其中并处于稳定的位置，使髋关节的稳定性得到加强。盂唇加深了髋臼的深度，占髋臼和盂唇总深度的 33%。此外，盂唇增加了 22% 的关节接触面。不同部位的盂唇大小也不同，前面最宽，上方最厚。在下方，盂唇与髋臼横韧带难以区分。在其外部，其表面与关节囊并不相连，而在关节囊与骨性髋臼相连接处形成 6～8mm 深的表面覆盖有滑膜的隐窝。由于盂唇的关节盂缘的口径小于髋臼缘，因此有时即使关节囊外伤性破裂，股骨头也不致脱出。盂唇具有两个明显的生物力学功能，有别于体内其他唇类或半月板类结构的机械缓冲作用，盂唇更多的是起到垫圈或密封作用。首先，具有"吸盘"效应，在关节分离时，盂唇能够维持和加强关节内负压以增加关节的稳定性。其次，密封加压的中央室，防止滑液溢出到周边室。这种关节内的增压效应可在关节界面形成均匀的液膜，加强髋关节的润滑和低摩擦属性。此外，高压可使软骨表面更好地获取滑液及水分中的营养。包含有神经末梢的盂唇，其机械性缓冲作用较小，其更大程度上起到在关节过度活动时"提示"肌肉组织的作用。因此，人工股骨头置换时应完整保留盂唇，这有利于关节稳定。

（四）股骨近段

股骨大转子位置较浅，大转子内面的下部与股骨颈及股骨干的骨松质相连，上部形成转子窝，有闭孔内肌附着。大转子的外侧面宽而粗糙，自后上斜向前下有一条嵴，为臀中肌的附着部。小转子为圆锥形突起，在股骨干的后上内侧、大转子的平面下，有髂腰肌附着其上。

二、髋关节囊

髋关节囊是一个强大、致密、密封髋关节的纤维结构，起稳定、保护和血液供应作用。它从髋臼附着处向外延伸包绕股骨头颈，向前附着于转子间线，向后附着于股骨颈基底。在后侧，它附着于转子间嵴内上方约 1.25cm 处，下方附着于邻近小转子的股骨颈。因此，股骨颈的前面完全位于关节囊内，而后面只有内侧 2/3 在关节囊内，外侧 1/3 则位于关节囊外。其前上方最厚，后下方最薄。髋关节囊厚而致密、紧张又坚韧，有纤维层和滑膜层之分。纤维层可分为纵行的浅层和环状的深层。浅层的一部分纤维与坐骨囊韧带和耻骨韧带相融合，但不直接附着于骨面。深层纤维于关节囊的远端和后面较为丰富。在股骨颈中部的深层纤维呈环状增厚，紧贴关节囊滑膜表面，似一悬带环绕股骨颈，略向关节腔突出，称为轮匝带，具有约束股骨头从关节腔内滑出的作用，这是全髋关节置换术和人工股骨头置换保留关节囊有利于防止脱位发生的解剖学基础。整个纤维层的前部及上部较坚厚，有较大的抗力，有阻止人体直立时股骨头向前方滑移的作用；其后部及下部则较薄弱，附着部也较松弛，加上该处又无坚韧的韧带与肌肉加强，在暴力作用下股骨头常可从这一薄弱点脱出，发生髋关节后脱位。关节囊的滑膜层分布非常广泛，它起自股骨头软骨面周缘，向下覆盖髋臼缘、髋臼窝内的脂肪组织，并包绕股骨头韧带。在股骨颈的反折部，滑膜形成数条纵行皱襞，直至股骨头关节软骨面周缘。

在髋关节置换术中，多数医生习惯切除关节囊，理由是关节囊切除后方便手术操作，利于暴露髋臼和脱位股骨头，并在安放股骨头假体时减少关节囊嵌顿；在术后也可以减少因保留关节囊而造成的软组织撞击。保留关节囊会增加手术的复杂性，同时，髋关节假体几何形状与初始髋关节不同，股骨颈长度和偏心距的变化可能会影响关节囊韧带的张力与功能。关节囊韧带无法包裹直径减小的股骨头假体以限制极端的活动范围，尤其是后方关节囊受到的影响最大，这表明至少在短期内保留后方关节囊并没有益处。即使保留原有的韧带解剖结构，颈部长度不足也可能导致关节囊功能障碍，而颈部长度增加可能会使前方关节囊过紧，这一功能对髋关节的关节囊生物力学至关重要。

而另一部分医生在假体植入后选择修复关节囊，理由是完整的髋关节囊在维持髋关节稳定性方面起着关键作用，在人工股骨头置换术中，股骨头假体几乎等同于原来的头部尺寸，最佳颈长偏心距可以优化关节囊张力并降低脱位风险。另外，有学者研究了全髋关节置换术的后侧入路，比较关节囊切除和关节囊加短外旋肌群重建的病例，发现修复上述结构后，患者术后的脱位比例降低。

三、髋关节韧带

髋关节韧带包括髂股韧带、坐股韧带、耻股韧带、轮匝带和圆韧带。

1. 髂股韧带　为位于髋关节前方的、呈三角形的韧带，又称 Y 形韧带，是最强的关节囊韧带（图 1-2）。该韧带呈三角形，位于股直肌的深面，其深面与关节囊附着；它起于骨盆的髂前下棘，沿股骨颈向远端和外侧延伸附着于股骨前面的转子间线。髂股韧带可分为内侧部和外侧部。内侧部起自髂前下棘和髋臼缘的髂骨部分之间，止于股骨转子间线远侧部的突出部或隆突。外侧部起自内侧部近端，更靠近髂前下棘，它附着于大转子前方，比内侧部更水平地越过股骨颈，覆盖轮匝带纤维，后者在它的远端部分与外侧部垂直走行。髂股韧带的内侧部和外侧部厚而坚韧，但两者之间的中间部及此处关节囊处薄弱，有时形成小孔状，使得髂腰肌下滑膜囊与关节腔相通。部分髂股韧带不分束，延伸为扁平的三角形束带，附着于转子间线。

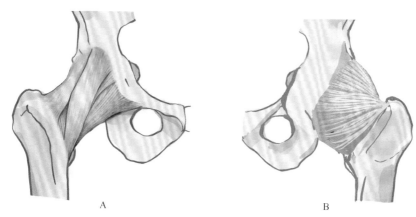

图 1-2 髋关节韧带
A.髋关节前侧；B.髋关节后侧

　　髂股韧带在髋部伸展和外旋位时紧张，在屈曲和内旋位时松弛。功能上，它可阻止股骨头从髋臼内前移。髂股韧带的外侧部在关节伸展时限制内旋。其内侧部限制髋关节的外展，外侧部除限制外展外，还可限制外旋。人体直立时，髂股韧带能使身体的重量传导至股骨头上，同时有限制骨盆在股骨头上向后滑动的作用。因此，髂股韧带对于防止髋关节脱位等有重要意义。

　　2. 坐股韧带　该韧带增厚关节囊的后面，由 3 个明显的部分组成。起自位于髋臼后下方的坐骨，韧带的中部称为坐股上韧带，在股骨颈之后呈螺旋状行向上外，一部分纤维与轮匝带结合，附着于后关节囊纤维和后侧的转子间嵴（图 1-2）。它不延伸至股骨颈全长，因此股骨颈基底后侧和转子间区位于关节囊外。坐股韧带以两束越过髋关节囊，上束以弧形跨过股骨颈和轮匝带混合，下束附着于转子间嵴。坐股韧带在髋关节屈曲时是松弛的，在伸展时是紧张的。此韧带有限制髋关节内收和内旋的作用。

　　3. 耻股韧带　该韧带也位于髋前方，呈三角形，较薄弱，呈吊带形结构，从髂耻隆起后侧、耻骨上支、闭孔嵴及闭孔膜延伸与关节囊和髂股韧带融合（图 1-2）。近端起于髋臼缘的耻骨部分和耻骨的闭孔嵴，远端附着于股骨颈，其纤维与髂股韧带内侧部的纤维融合。耻股韧带悬吊部也围绕股骨颈向下走行，它在坐股韧带下方附着于后侧的转子间嵴。在功能上，其所处的解剖位置可用来抵抗髋关节过伸和过度外展的力量，它也与髂股韧带的内侧和外侧部联合以控制髋关节在伸展位时的外旋。

　　4. 轮匝带　虽然髋关节囊的大多数纤维是纵向排列的，但轮匝带是由关节囊的环状纤维组成的韧带，它的远端部分呈环状围绕股骨颈。轮匝带将关节间室分隔为近端区和远端区。其围绕股骨颈起着抵抗关节分离的作用。到转子间线水平的广泛远端关节囊切开术可能会损害轮匝带，因此可能需要修复关节囊来保持髋关节的稳定。

5. 圆韧带　为一条包裹于滑膜鞘内的锥状韧带。在髋臼窝内，圆韧带起始处宽阔，与整个髋臼横韧带融合。它向后下方延伸到坐骨的骨膜和关节囊。在股骨头中心略偏后下方，圆韧带附着于无关节软骨覆盖的股骨头凹内。韧带的平均长度为 30 ～ 35mm。在圆韧带中有闭孔动脉的髋臼支，圆韧带的动脉为股骨头提供有限的血液供应。由于圆韧带附着于股骨头中心的后下方，因此它在髋关节内收、屈曲和外旋时最紧张，因为这是髋关节的一个不稳定位置，所以认为圆韧带具有机械稳定作用。

根据髋关节周围的韧带分布可以发现关节囊的后下侧与内下侧比较薄弱，髋关节脱位通常在此处发生，关节囊在屈曲、内收及轻度内旋时最为松弛。

第二节　髋关节的动力装置及毗邻的血管和神经

一、髋关节周围肌肉

髋关节周围肌肉是维持髋关节稳定的重要动力因素。直接覆盖在关节囊和关节韧带上的肌肉主要有：关节囊上面覆有臀小肌；关节囊下面有闭孔外肌、髂腰肌腱；关节囊前面由内向外为耻骨肌、腰大肌、髂肌、股直肌；关节囊后面有梨状肌、上孖肌、闭孔内肌、下孖肌及股方肌；关节囊外侧有臀中肌、臀小肌及阔筋膜张肌。

髋关节屈肌群（图 1-3A）主要包括髂腰肌、股直肌、缝匠肌，而阔筋膜张肌、耻骨肌、臀中及小肌前部亦具屈髋作用；髋关节伸肌群（图 1-3B）包括臀大肌、股二头肌、半腱肌、半膜肌及大收肌坐骨部；髋关节内收肌群（图 1-3C）包括大收肌、长收肌、短收肌、耻骨肌、股薄肌等；髋关节外展肌群（图 1-4A）包括臀中肌、臀小肌、臀大肌的一部分、阔筋膜张肌等；髋关节内旋肌群包括臀中肌、臀小肌的前部肌纤维及阔筋膜张肌；髋关节外旋肌群（图 1-4B）包括梨状肌、股方肌、闭孔内肌、闭孔外肌、上孖肌、下孖肌。

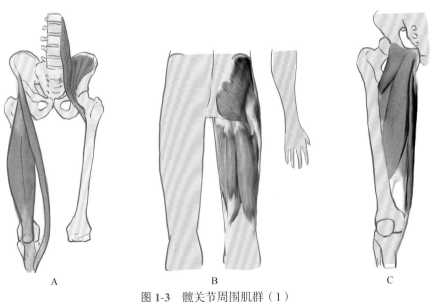

图 1-3　髋关节周围肌群（1）

A. 髋关节屈肌群；B. 髋关节伸肌群；C. 髋关节内收肌群

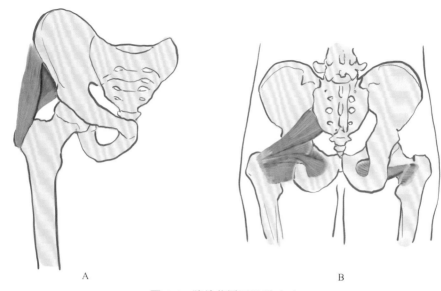

图 1-4 髋关节周围肌群（2）
A. 髋关节外展肌群；B. 髋关节外旋肌群

（一）屈肌群

1. 髂腰肌 系屈肌群主要肌肉，位于髋关节前方，由起于 T_{12} ～ L_5 横突前侧的腰大肌和起于髂窝上 2/3 的髂肌组成。髂腰肌由髂窝及腹后壁下行，其联合腱止于股骨小转子。该肌除有强大屈髋作用外，还有外旋股骨的作用。病损导致髂腰肌挛缩严重时需行其小转子处的腱性部分松解或切断术。

2. 股直肌 是股四头肌的 4 块肌肉之一，也是唯一跨过髋关节的股四头肌。股直肌的起点有两个头：直头和反折头。直头起自髂前下棘，反折头起自髋臼上方。两个头合行向远端，股直肌作为股四头肌腱的一部分远端附着于髌骨。股直肌具有强有力的屈曲髋关节的作用。

3. 缝匠肌 起自髂骨的髂前上棘，向远侧、内侧跨过髋部和大腿附着于胫骨的近端内侧。其胫骨的腱性附着部与股薄肌及半腱肌肌腱一起形成鹅足。缝匠肌可发挥屈曲、外展和外旋髋关节的作用，同时协助屈曲膝关节。

（二）伸肌群

1. 臀大肌 起于髂骨臀后线以后的髂骨臀面，短腱起于髂后上棘，以及骶骨下部、尾部的背面等处。粗的肌纤维平行向外下，大部分移行于髂胫束的深面，小部分止于股骨的臀肌粗隆。臀大肌近端固定时，其拉力方向是由前外向后内上，肌收缩使大腿在髋关节处外展，并内收且内旋。远端固定时，臀大肌拉力方向是由后内上向前外下。臀大肌发挥髋部伸肌及内收肌和外旋肌的作用。

2. 股二头肌 以长、短两个头分别起自坐骨结节和股骨粗线，止于腓骨小头。除能发挥伸髋屈膝的作用外，还有外旋膝关节作用。

3. 半腱肌 与股二头肌长头同起于坐骨结节上部。在缝匠肌与股薄肌腱深面及下方止于胫骨结节的内侧面。

4. 半膜肌 起于坐骨结节的上外压迹，止于胫骨内侧髁后的横沟及腘肌，并向上扩展为膝关节囊后侧的腘斜韧带。半膜肌之腱膜上窄下宽，外缘呈索状，肌腹的内侧面略向后，与浅筋膜及皮肤相连。半腱肌和半膜肌构成腘窝的上内界，除能伸髋屈膝外，也能使膝关节内旋。

5. 大收肌坐骨部 起于坐骨结节的下部，在股骨下 1/3 止于收肌结节。大收肌斜行部及股骨下端内侧围成收肌裂孔。

（三）内收肌群

1. 大收肌 起自坐骨结节，坐骨下支及耻骨下支的前面，向外扩展，止于股骨粗隆线全长及内髁骨上嵴的上部，按照大收肌的起点和肌纤维方向可以分为横行部、斜行部、坐骨部三部分。

2. 长收肌 起于耻骨体和耻骨上支前面上部，止于股骨粗线内侧唇中 1/3。其为长三角形扁肌，其内侧缘前倾，构成股三角的内界。长收肌参与构成内收肌管。

3. 短收肌 起于耻骨体及其下支的前面，止于股骨粗线内侧唇上 1/3，肌腹较短，位于收肌之前，以及长收肌及耻骨肌之后。

4. 耻骨肌 起于耻骨梳及耻骨上支，向下外后斜行，绕过股骨颈向后，止于股骨耻骨肌线。

5. 股薄肌 位于缝匠肌与半膜肌之间。股薄肌起于耻骨弓，起部肌腱宽而薄，下端细且薄，肌腱尾呈扇形，止于胫骨内髁。股薄肌与内收肌作用一致，具有内收大腿的作用。

内收肌挛缩是髋关节病损严重或短缩时常见的伴随状况，常导致全髋关节置换时复位困难及妨碍对肢体短缩的矫正等，因此必要时需做内收肌松解。

（四）外展肌群

1. 臀中肌 是一块扇形肌肉，起于髂骨的外表面。它近端起自髂嵴和臀后线之间，远端起于臀前线，向远侧附着于大转子的前上部分。臀中肌是髋关节最强大的外展肌，连同臀小肌一起作为髋部的外展肌，当腿处于中立位的步态时，支持骨盆。该髋部外展肌在髋关节屈曲位时也起着外旋髋关节的作用和在髋关节伸展位时起内旋髋关节的作用。臀中肌麻痹引起 Trendelenburg 步态。臀中肌在全髋关节置换术的髋关节稳定中起着重要作用。

2. 臀小肌 位于臀中肌深面，是髋关节的外展肌，与臀中肌一样呈扇形。它起于髂骨外表面，附着于大转子的前缘。除主要附着于大转子外，也附着于髋关节囊的前上部分。根据髋部的位置，臀小肌与臀中肌协同可充当屈肌、内旋肌、外旋肌或外展肌。

3. 阔筋膜张肌 起于髂前上棘及髂嵴外唇前 2.5cm 处，被覆阔筋膜，走行于缝匠肌与臀中肌之间，肌腹呈梭形，其肌纤维向下后方走行，在大腿上、中 1/3 移行于髂胫束。臀大肌、阔筋膜张肌及髂胫束在臀部组成浅部肌层。臀大肌向后上、阔筋膜张肌向上牵引髂胫束，单独收缩具有内旋作用，二者同时收缩具有伸膝作用。

（五）内旋肌群

髋关节不存在单纯起内旋作用的肌群，而是由臀中肌、臀小肌的前部肌纤维及阔筋膜张肌起内旋髋关节的作用。因为这部分肌肉位于髋关节垂直轴的前方，故收缩时可以内旋大腿，并由内收大肌、内收长肌来增强。屈髋时，内收受到坐股韧带及关节囊本身的限制；伸髋时又受到髂股韧带的限制，因此内旋运动较弱。肌力也较弱，仅为外旋肌力的 1/3。

（六）外旋肌群

髋关节的短外旋肌源于骨盆和骶骨的盆腔面，从后侧跨过髋关节附着于大转子或其上方。从近端到远端，包括梨状肌、上孖肌、闭孔内肌、下孖肌、闭孔外肌和股方肌。这些肌肉连同臀大肌和缝匠肌一起充当髋部的外旋肌。全髋置换最常用的后外侧入路常涉及外旋肌组的剥离或切断。

弄清楚髋关节不同方向与肌肉和其他软组织的直接毗邻关系，会使得全髋关节置换术的术者在任何情况下都清楚手术的范围和远离神经、血管损伤的危险。在髋关节前方，耻骨肌外侧部的纤维将关节囊的最内侧部与股静脉隔开；耻骨肌外侧是腰大肌和髂肌，腰大肌绕过关节囊下行，有一滑膜囊将其与关节囊部分隔开。股动脉位于腰大肌的前方；股神经位于腰大肌与髂肌之间。再向外为股直肌的直头与髂胫束筋膜的深层跨过关节囊，髂胫束筋膜的深层在股直肌外侧缘的深面与关节囊愈合。在髋关节上方，股直肌的反折头与关节囊的内侧部愈合，臀小肌则覆盖于关节囊的外侧部，并与其紧密黏着。在髋关节下方，关节囊与耻骨肌外侧部的肌纤维相贴，稍后方可见闭孔外肌呈螺旋状斜行至关节囊后面。在髋关节的后方，关节囊的下半部被闭孔外肌覆盖，其将关节囊与股方肌及伴行的旋股内侧动脉升支隔开；闭孔外肌上方可见闭孔内肌与关节囊相贴，并将关节囊与坐骨神经隔开；至股方肌的神经位于闭孔内肌的深面，此神经在关节囊的最内侧下降。闭孔内肌上方可见梨状肌绕过髋关节后面。

二、髋关节的血供、神经支配及髋关节周围的血管和神经

参与髋关节血液供应的动脉主要由臀上、下动脉，旋股内、外侧动脉，闭孔动脉，股深动脉及阴部内动脉的关节囊支等组成，其中旋股内侧动脉尤为重要。旋股内侧动脉起自股深动脉的内侧或者后侧。旋股内侧动脉先向后行于髂腰肌、耻骨肌之间，然后位于内侧关节囊与闭孔外肌之间，发出内侧颈升动脉和闭孔外肌之肌支。旋股内侧动脉以后继续在关节囊外向后在转子间嵴发出后股骨颈升动脉。在囊外动脉环的外侧部，旋股内侧动脉的终支延续为外侧股升动脉，行于关节囊后面附近，在闭孔外肌腱浅面，斜行经过转子窝。外侧股骨颈升动脉供应股骨头、股骨颈和大转子。旋股内侧动脉与旋股外侧动脉吻合形成一关节囊外动脉环。

股骨头和股骨颈的血管来源主要可概括为三组：①囊外动脉环，围绕股骨颈基部，由源于股动脉的旋股内、外侧动脉组成。②圆韧带动脉，仅供应股骨头圆韧带凹附近小范围

的血液。随着年龄的增长，该动脉有退化的趋势，故对股骨头血供不起重要作用。③股骨滋养血管。

支配髋关节的感觉神经有不同来源，前方的神经来自股神经及闭孔神经，后方的来自臀上神经及坐骨神经。

髋关节周围的重要毗邻血管、神经主要在其前方、后方及外侧方向（图 1-5）。髋关节前方股三角内有股动、静脉走行，其外侧毗邻股神经，后者主要支配股四头肌；髋关节后方有坐骨神经经梨状肌下孔穿出盆腔后走行于闭孔外肌表面，其进一步向下走行支配大腿后群肌及小腿肌群；此外，臀上神经经梨状肌上孔穿出盆腔与同名动、静脉伴行，向外行于臀中、小肌之间，支配臀中、小肌和阔筋膜张肌。手术医生应该熟知这些毗邻髋关节的重要血管、神经的位置、走行，以防止全髋关节置换术中对其造成损伤。直接外侧入路、前外侧入路时拉钩置入及用力不当可能导致股神经麻痹，甚至导致股血管损伤；后外侧入路的牵拉或误操作可能会损伤坐骨神经；直接外侧入路术中臀中肌向近心端的切开劈裂超过大转子尖端以上 5cm 会有损伤臀上神经之虞。此外，翻修术等困难情况时这些重要结构的位置可能发生变化，更应谨慎以规避损伤的发生。

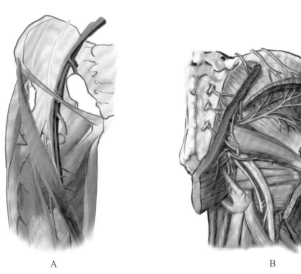

A　　　　　　　　　　　　B

图 1-5　髋关节周围的血管和神经

A.髋关节前侧；B.髋关节后侧、外侧

第三节　髋关节的活动及稳定

髋关节是位于骨盆的髋臼和股骨近端的股骨头联合构成的可做三维运动的球窝形关节，在日常生活中髋关节做闭合动力链运动，链的远端是足，它在负重时固定于地面，链的近端是股骨头。同所有滑膜关节一样，髋关节的结构与其功能密切相关。尽管正常髋关节的基本特点相同，但其在解剖尺寸和形状上存在个体差异。髋关节解剖特征的多样性可影响它的稳定度、活动度和负重能力。因此，髋关节的解剖结构是影响髋关节功能的重要因素，也是造成某些髋关节出现功能障碍的原因。

实现髋关节良好功能的基础是关节面的匹配。关节面的匹配首先是通过与它对应表面的骨骼解剖形态来实现的；其次是通过覆盖在骨骼上的关节软骨来实现的。关节软骨的作用相当于在骨骼上形成更加匹配的形状，这导致分布在关节面上的软骨厚度不同。研究显示，不同活动时髋臼上的压力分布明显不同。在行走和下楼时，髋臼的侧顶区域会受到较大压力，而上楼和坐下时，髋臼的后角区域会受到较大压力。因此，不同的活动导致髋关节不同区域的软骨面负重增加，另一部分软骨则很少负重甚至不负重。

髋关节稳定和关节面匹配度主要受髋臼盂唇和关节囊等软组织结构的影响。纤维软骨唇有助于维持髋关节最大范围活动时的稳定性。它可以更好地密封髋关节，在关节内间隙中建立静水压，使股骨头和髋臼发生碰撞时分散负荷。同时，关节囊的厚度也与关节稳定性有关。在人工全髋关节置换术中应特别关注的是关节囊的稳定作用，研究表明，关节囊松弛是术后脱位的重要原因。髂股韧带是关节囊韧带中最强大的韧带，它限制了髋关节的过度伸展。这条韧带位于髋关节前侧，对维持直立姿势有特殊的作用，可以平衡直立时体重对股骨头的压力。

第四节　髋关节功能活动中的脊柱－骨盆－髋关节联动

近年来，脊柱－骨盆－髋关节联动逐渐受到关节外科医生的重视。腰椎病理学改变可以用于解释髋部疼痛，髋关节病变也可以通过破坏正常的脊柱骨盆运动参与腰痛的发展过程。近来，随着生物力学研究的进一步深入，人们已经开始探讨髋关节异常病理与腰椎运动之间的生物力学关系。

一、脊柱－骨盆－髋关节联动的基本关系

人体运动系统各部分的功能活动是相互协调配合的。因此，髋关节的功能活动不是独立、孤立的，不能仅从局部关节因素来考虑髋关节的运动与稳定问题。研究表明，髋关节的功能活动存在脊柱－骨盆－髋关节联动机制。在行走的过程中，脊柱－骨盆－髋关节形成联动效应，髋臼角度动态改变。提步、迈步时髋臼外展角、前倾角先增加后减少。同时，骨盆相对于股骨向前旋转完成屈髋动作；在做后伸时，需要骨盆相对于股骨向后旋转，髋臼前倾角变小。在从坐位到起立的过程中髋臼同样呈现动态变化的特点。坐下的过程中脊柱屈曲，骨盆以 S_1 为中心平均后滚 20°，而髋臼前倾则增加约 15°，这一动作为髋关节前侧的股骨近端腾出空间，避免股骨与髋臼发生骨性撞击。骨盆每后倾 1°，髋臼前倾角增加 0.8°；而站立时，脊柱拉伸，骨盆前滚，髋臼前倾减少，髋臼向前更多地覆盖股骨头以实现髋关节的有效负重（图 1-6）。人体矢状面平衡由脊柱、骨盆和下肢等组成，其中下肢的膝关节活动度大，代偿能力也较强，所以脊柱－骨盆矢状面平衡在整体矢状面平衡中起决定作用。脊柱－骨盆矢状面平衡主要是由颈椎、胸椎、腰椎及骨盆的排列顺序决定的，其互相影响和代偿（图 1-7）。

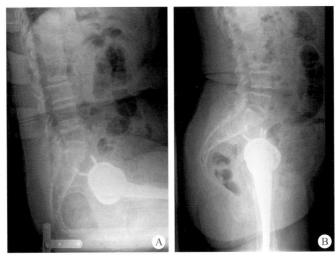

图1-6　坐位骨盆后滚（A）；站立位骨盆前滚（B）

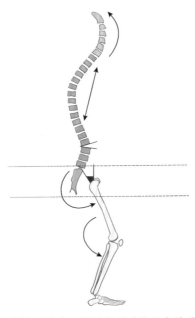

图1-7　脊柱－骨盆－髋关节联动的基本关系示意图

二、不同体位下脊柱－骨盆－髋关节的联动关系

Hey 等对无明显脊柱疾病或手术史的一组志愿者的站立位和坐位 X 线片进行了测量，发现从站立位到坐位，骨盆矢状面偏移（SVA）平均前移了 6.39cm，腰椎前凸角平均减小了 24.63°，胸椎后凸角减小了 8.56°，骨盆倾斜角增大了 13.79°，胸椎曲线的顶点从 T_6 移至 T_7，而腰椎曲线的顶点从 $L_{3/4}$ 移至 $L_{2/3}$。研究表明，坐位和站位的脊柱 - 骨盆矢状面平衡存在显著差异，需充分重视。

Lazennec 等分析了 328 例全髋关节置换术后患者不同体位的 X 线片及仰卧位 CT 结果，发现骨盆入射角（PI）不随体位发生变化，但从仰卧位、站立位到坐位，骶骨倾斜角（SS）

依次减小，髋臼外展角和手术髋臼前倾角依次增大，并认为其原因是腰骶部之间在不同体位时的代偿改变。Babisch 等分析了 30 例全髋关节置换患者术前的仰卧位 CT 及站立位 X 线片，发现从仰卧位到站立位，其中 26 例患者骨盆发生了后倾，平均后倾 5.4°±4.6°，而骨盆每后倾 1°，髋臼前倾角增加 0.8°，髋臼外展角增加 0.3°。这表明了全髋关节置换时考虑骨盆前后倾斜对于精准安放髋臼杯的必要性。这些研究表明，脊柱、骨盆、髋臼之间互相影响，不同体位时骨盆前后倾程度不同，进而影响了髋臼前倾角和髋臼外展角。尽管针对不同群体的研究所得数值存在一定的差异，但整体趋势是从仰卧位、站立位到坐位，骨盆逐渐后倾，髋臼前倾角和髋臼外展角不同程度增大，其中伴随着腰椎前凸角变小等脊柱序列的变化。

脊柱 – 骨盆矢状面平衡关系对全髋关节置换术有着较大的影响，不同体位下的平衡关系影响全髋关节置换术后撞击、脱位等并发症的发生。对于关节外科医生而言，将脊柱 – 骨盆 – 髋关节联动理解为一种协调关系或相互代偿性关系，在对这类脊柱骨盆联动受限患者施行全髋关节置换术时应予以考虑和充分重视。研究表明，腰椎融合、腰椎退变及强直性脊柱炎的腰椎僵硬等显著增加了全髋关节置换术后脱位的风险。一项基于大型数据库的临床随访研究发现，如果患者既往接受过腰椎融合手术，全髋关节置换术后脱位率会明显增加；脱位的发生率与融合的节段数密切相关，融合节段越多，术后脱位率也越高。Perfetti 等报道，既往有脊柱融合手术史的患者，全髋关节置换术 1 年后的髋关节脱位率是未行脊柱融合患者的 4.64 倍。最新文献表明，强直性脊柱炎的脊柱僵硬显著影响了全髋关节置换术后假体关节的稳定。Chung 等对 2792 例脊柱僵硬的强直性脊柱炎全髋关节置换病例和非强直性脊柱炎并且无脊柱手术史的全髋关节置换患者进行了术后 5 年的随访对比研究，结果显示，强直性脊柱炎引起的脊柱僵硬显著增加了全髋关节置换术后脱位率。

随着认识的深入，髋关节外科医生已经超越将植入物放置在安全区内的观念，因为许多研究提出了即使将植入物放置在这些参数范围内的区域却仍然有脱位发生。有学者提出了脊柱 – 骨盆生物力学异常患者在全髋关节置换术前应考虑的因素。他们按站立位和坐位时侧面 X 线片上骶骨倾斜角（SS）的术前测量对脊柱骨盆活动度进行了分类，站立位和坐位之间骶骨倾斜角的变化小于 10° 定义为脊柱僵硬，而大于 30° 的变化定义为过度活动。他们建议在僵硬时植入倾斜度和前倾度更大的髋臼杯，以及在过度活动时植入倾斜度和前倾度较小的髋臼杯。Luthringer、Vigdorchik 及 Stefl 等认识到骨盆僵硬的腰椎后凸畸形脱位的高风险，并建议在这些病例中使用双动全髋关节假体。

髋关节的功能性运动理念最近受到了重视，许多学者指出髋臼和股骨假体组件的位置，以及股骨的运动弧度与骨盆旋转的结合是影响髋关节稳定性的重要因素。Tezuka 等提出了髋臼杯位置功能安全区的概念，认为传统的安全区无法解释髋臼杯位置随姿势改变的变化。在腰椎退变或融合的情况下，脊柱骨盆运动度的降低可以通过增加股骨前倾来补偿。这种反比关系的结果是，髋臼杯运动减少和股骨运动增加，尽管髋臼杯定位在常规安全区内，但仍有可能在功能安全区之外。随之而来的临床后果是撞击或脱位。有关髋臼功能安全区问题将在本书第十四章进一步阐述与讨论。

骨盆的功能性运动与姿势变化对在术中使用静态骨盆参照时获得理想的髋臼定位提出了挑战。因而，全髋关节置换术前应充分评估脊柱 – 骨盆 – 髋关节联动因素，从而确定个体化的髋臼杯安放角度。

第二章

髋关节的生物力学

髋关节生物力学的发展对现代全髋关节置换术的成功做出了巨大贡献，它是指导髋关节假体设计、手术操作及术后康复的重要理论依据。能否重建髋关节力学结构将最终决定人工全髋关节置换手术的成败，影响治疗的最终效果。全髋关节置换术后假体脱位等使生物力学研究被进一步重视。

第一节　正常髋关节的生物力学

髋关节的生物力学通常是从运动学和动力学的视角描述，如在关节上的成角活动（屈曲和伸展、外展和内收、内旋和外旋）及压力活动等。正常健康成人的髋关节主动活动度是受关节的骨性结构、关节囊和髋臼盂唇软组织结构限制的，也部分受到髋关节肌肉的限制。

髋关节由凹状的髋臼与凸状的股骨头构成，属于球窝结构，具有内在稳定性。通过髋关节的头、臼软骨面相互接触传导重力，支撑人体上半身的重量及提供下肢的活动度。在众多可动关节中，髋关节是最稳定的，其结构能够完成日常生活中所需的大范围动作，如行走、坐和蹲等。球窝关节排列紊乱可导致关节软骨和骨内的应力分布发生改变，引起退行性关节炎等损害，并因关节承受巨大的应力而逐渐加剧。

步行是成人最常见的日常活动，所以描述步行时髋关节的相对运动是对髋关节常规运动需求的重要体现。未超过 65 岁的成人，每日日常活动步行接近 1 万步，占日常活动量的 85% ～ 90%，了解髋关节正常步行时的功能状态对于确定治疗目标十分必要。步行时髋关节的运动共有 3 个维度。足跟着地时，髋关节处于屈曲位，然后整个起步相做伸展运动。从摆动期开始到摆动期中期，髋关节从伸展变成屈曲，并保持屈曲直至足跟着地。正常成人髋关节步态屈伸活动范围是 –10° ～ +30°，并伴有冠状面近 10° 弧形运动和水平面近 15° 的运动。值得注意的是，关节间隙狭窄的患者往往表现出活动范围减小的异常步态。

当髋关节在运动时，还应考虑其相对应的关节面的相互情况，以及不能忽视股骨颈的长度及颈干角。当大腿屈或伸时，股骨头在髋臼内沿近于横行的轴旋转；与之相应，当股骨头静止不动，而躯干前屈或后伸时，髋臼沿同一轴旋转。当脚着地固定不动时，股骨沿穿过股骨头中心及内、外侧髁的垂直轴旋内和旋外，这种旋转必然是联合运动，并伴随着膝关节微屈。由于垂直轴与整个股骨有关，当股骨内旋时，股骨内侧髁在胫骨内侧髁之上做向后的弧形移动，与此同时，大转子向前呈弧形移动，外旋时运动则相反。当脚稍着地或游离时，整个下肢可沿所有从股骨头至脚的任何部位的可变轴做附加的旋内或旋外运动。相反，一只脚固定，另一只脚游离时，整个躯干可沿一侧股骨头旋转。沿穿过股骨头的前后轴可做外展和内收运动；但由于股骨头不是一个真正的圆球形，因此没有一个标准的轴。某些运动学家提出当最有效地紧张或松弛关节囊韧带、股骨头在髋臼内完全"自旋"使大腿做伸和屈的运动时，一个力学的轴与股骨颈局部解剖学的长轴一致，此轴靠近股骨头关节面的中心，所有其他的运动被认为是完全或不完全旋转。虽然这个分析对于解剖学姿势而言比一个基本的三轴系统更接近实际关节的功能状况，但有学者认为力学轴本身是动态的，因为显而易见动态的"旋转"形式可发生于任何姿势，这种观点是由关节运动学中应用的轴种类的定义不明确造成的。力学的轴对于股骨而言不是动态的。当分别做完全或不完全旋转时，力学的轴对于相互的两关节面而言是在直线或弓形轨道上摆动。髋关节单纯前屈距垂直面可达100°；后伸超过垂直面则受限制（10°～100°）。由于脊柱和骨盆的调节、膝关节的屈曲及伴随髋关节的旋内或旋外，可使髋关节屈和伸的运动幅度增大。例如，屈膝时股后肌群放松，髋关节的屈曲度可增至120°，大腿可抵达腹前壁，同时脊柱也有一定程度的前屈。在行走、跑步等运动中，由于身体前倾、骨盆倾斜并旋转、髋关节外旋而使髋关节后伸的幅度加大，同样也能增加髋关节外展和内收的幅度。

人体活动产生的地面反作用力加强了髋关节的外力和外力力矩，这些必须被另一组内力所平衡。这些内力由接触力、肌力和软组织约束力组成。肌肉具有对抗外力力矩的重要作用，因为它们有充足的力臂，力臂臂长是从肌肉的作用线到关节的接触点。通常，在足跟着地时外力力矩倾向于使髋屈曲。身体为了平衡这种运动，伸肌必须发挥作用。当髋关节活动进入步态运动中期，外力力矩变成0，然后变成相反方向，步态运动后期需要的是屈肌运动。在冠状面上，外力的内收力矩贯穿整个步态周期，因此需要外展肌进行平衡。在水平面上，旋转力矩比屈/伸、内收/外展力矩要小得多。然而，旋转力矩异常通常提示可能出现了病理情况。通常静止期的前半期是外旋力矩，随之而来的后半期是内旋力矩。

解剖学上的个体差异影响髋关节的功能，并对关节病理起到重要的作用。髋关节骨形态是影响关节生物力学的根本因素，其异常可导致肌肉功能障碍、软组织损伤，最终导致关节破坏。股骨颈与股骨干之间的角度即颈干角，成人为120°～135°。此角可以增加下肢的运动范围，并使躯干的力量传递至较宽的基底部。股骨干偏斜所致的髋外翻（≥135°）和髋内翻（≤120°）都会改变与髋关节有关的力。股骨颈长轴与股骨远端两髁横轴之间的夹角为股骨颈前倾角，通常在12°～15°，前倾角大于15°会使一部分股骨头失去髋臼的覆盖。股骨距是股骨上段偏心受力的着力点，为直立负重时最大压应力部位，同时也受到弯矩和扭矩的作用，其存在增加了颈干连接部对应力的承受能力。股骨前倾角（或颈干角）和股骨扭转度都是影响髋关节功能的解剖特性。颈干角决定了偏心距的尺寸，即股骨头的旋转中心到股骨长轴中线的距离。股骨的颈干角和偏心距合量影响髋关节外展肌的机械效率。减小股骨颈干角（髋内翻）可增加外展肌的力矩臂，增加髋臼内股骨头覆盖度可增加关节的稳定性。短而外翻的股骨颈能减小偏心距和降低髋关节外展肌力矩臂，后者需要大量外展力和潜在增加髋关节接触力（图2-1）。前倾角还对髋关节外展肌的活动具有意义。特别需要注意的是，增大前倾角以替代大转子后移，将会缩短臀中肌的力臂，从而降低肌肉的力量。髋关节接触应力随股骨前倾角变大和股骨颈长度的增加而增加。

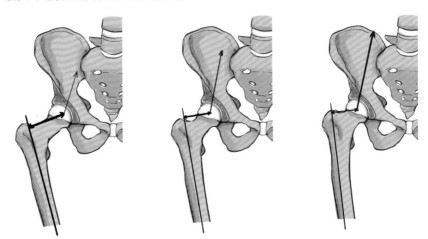

图 2-1 不同股骨颈形态对髋关节外展肌力臂的影响

正常状态下，髋关节各个方向的力保持平衡。双足对称站立时，体重平均分布于双下肢，每侧髋关节承担体重除下肢重量之外的 1/2。一侧下肢负重时，髋关节负担为体重除去一侧下肢重量加上外展肌肌力。此时在负重髋关节股骨头上部一处形成类似平衡杠杆系统中的支点。为了保持身体平衡，需要外展肌紧张，从而发挥平衡作用。若重心远离负重髋关节，则承力增加；若重心移向负重之髋关节，则承力减少；重心全部移到负重的髋关节上，则外展肌承力为 0，髋关节仅承受部分体重。

髋关节是一个球轴承运动结构，主要动作可分解为在三个互相垂直平面上的运动：矢状面上的屈伸、冠状面上的内收与外展，以及横断面上的内、外旋转。髋关节在这三个平面的活动范围不同，其最大幅度的活动在矢状面，前屈幅度为 0°～140°，后伸幅度为 0°～15°；在冠状面，外展幅度为 0°～30°，内收幅度为 0°～25°；在横断面，当髋关节屈曲时外旋 0°～90°，内旋 0°～70°。髋关节伸直时由于软组织的约束功能而使旋转角度较小，内外旋则分别为 45°。上楼梯时活动范围较大，屈伸活动范围为 67°，内收、外展及内、外旋动作分别为 28°及 26°。而在跑步时，矢状面上的屈伸动作范围会增加。髋关节的关节表面活动可以认为是股骨头在髋臼内的滑动。球与窝在三个平面内围绕股骨头旋转中心的转动产生关节表面的滑动。如果股骨头与髋臼不相适应，滑动将不平行于表面或不沿表面切向，从而使关节软骨受到异常应力，导致压缩或分离。

髋关节在不同位置时受力情况不同，站立位时同时受重力及外展肌的拉力。单足站立和行走时，由于人体重心在两侧股骨头连线之后，重力对关节产生扭矩作用，此时外展肌产生反向力矩以维持平衡，股骨近端不仅受到压应力和张应力，还接受横向环形应力和剪切应力。做各种动作时，常需要髋部肌肉平衡体重，因此会对髋关节产生相应大的压力。因为在此过程中，若以髋关节为支点，则从支点到身体重心的力臂远大于支点到髋部肌肉的力臂，髋部肌肉的力量远大于人体重量，因此关节受力便会大于体重。

髋部肌肉除增加稳定性外，还可以调节股骨的受力状态。正常人站立时，若肌肉（如臀中肌）未紧张，股骨颈将受到一个弯曲力矩，会在上方产生张应力，在下方产生压应力。因此，若负荷过大，很容易产生张应力破坏。肌肉产生的收缩作用会抵消上方部分张应力，从而避免股骨颈骨折。

髋关节通过头、臼软骨面相互接触传导重力，负重面为以负重中心为极点的股骨头上半球与半球形臼的重叠部分。具有弹性的关节软骨将应力分散传递到各作用点。正常的股骨颈应力分布为合力通过颈中心的偏下方，内侧有较高的压应力，外侧有较高的张应力。当髋关节畸形时应力分布改变：髋内翻时内侧压力、外侧张力均增大；髋外翻时，随外翻程度增加，张应力逐渐减小以至消失。当合力通过颈中心时，内、外侧承受平均压力。

第二节　全髋关节置换术后的生物力学

全髋关节置换术后所引起的关节解剖学改变可导致接触面和接触力的改变，从而影响髋关节的力学结构。步行时髋关节接触应力的峰值为体重的 3.5 ~ 5 倍，单肢站立时髋关节受力可达体重的6倍。假体植入后步态中单肢站立相髋关节接触压力为体重的2.6 ~ 3倍。然而，在提重物、奔跑或跳跃时，髋关节负荷可达体重的10倍。因此，身体过重和过大的体力活动量可明显增加髋关节受力，从而导致股骨假体的松动、弯曲或柄的断裂。

人工髋关节的力量传递路线由骨盆开始，经股骨头、股骨颈、股骨柄传递至股骨近端。良好的力量传递可避免股骨应力遮挡现象，使股骨柄和股骨近端骨干充分贴合，让股骨柄更稳定。影响股骨柄力量传递的因素有股骨颈干角、偏心距、近端吻合度及远端稳定性。大部分接受全髋关节置换的患者具有肌肉松弛现象，而偏心距的增加可有效增加外展肌群力臂，使外展肌群在同样的施力状态下对髋关节产生更大的力效应；而且软组织张力的增加可使髋关节更稳定，降低置换后髋关节脱位的发生率。外展肌力臂增加后，做相同的动作时，肌肉施力会相对减小，对关节产生的力量会减小，从而减轻超高分子量聚乙烯衬垫的磨损，降低骨溶解发生率。

股骨颈干角一定时，股骨柄假体的头颈段越长，力臂和力矩越大，越有倾向使髋关节假体弯曲或断裂。假体放置于髓腔后，由于颈干角的存在而有一定的内翻倾向，如果假体内缘锐利，应力向下传导时会使应力集中，对股骨内侧皮质产生切割作用，使骨水泥发生断裂，导致假体松动。颈干角大于140°时髋关节呈外翻位，弯矩减小，轴向载荷成比例增加，轻度外翻位可以缩短外展肌作用的力臂。对骨水泥固定的股骨柄而言，其表面特征与假体的稳定性有重要关系。股骨柄颈领可将股骨柄承托住，防止股骨柄下沉，并可提供定位作用。

人工髋关节如欲达到适当的力量传递，吻合度是一个重要因素。近端吻合会减小应力遮挡效应，使股骨柄适当传递力量给周围股骨，不至于产生骨吸收现象；而远端吻合可增加股骨柄远端的稳定性。如何达到近端及远端皆吻合的设计，则有赖于与股骨几何形状的配合，保持股骨柄与骨之间的稳定，避免人工髋关节置换术后的并发症。髋关节活动中作用于股骨头及其周围的力有压缩力和弯曲力，二力的联合作用会影响股骨上段的应力分布。

第三章

全髋关节置换常见疾病的临床病理及特点

第一节 髋骨关节炎

骨关节炎是一种常见、多发的关节疾病，也称为退行性骨关节病或退行性关节炎，在我国总体发病率在 10% 左右，60 岁以上人群发病率超过 50%，是慢性致残性疾病。在髋关节骨关节炎（简称髋骨关节炎）中，包括关节软骨、滑膜和骨组织在内的髋关节组织结构退变使整个关节的结构和功能均受到影响。髋关节的退行性疾病包含一组不同的原发疾病，最终导致共同的影像学和组织病理学表现。

髋骨关节炎（图 3-1）根据病因学可分为原发性骨关节炎和继发性骨关节炎两大类。原发性骨关节炎的定义目前还不明确，通常认为与关节老化过程和磨损有关，往往无法

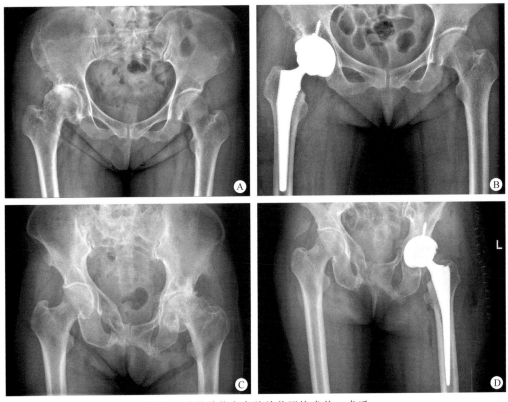

图 3-1 髋骨关节炎全髋关节置换术前、术后

A.原发性骨关节炎术前；B.原发性骨关节炎术后；C.继发性骨关节炎术前；D.继发性骨关节炎术后

找到明确的导致退变的潜在解剖异常或者特定疾病进程。继发性骨关节炎由导致软骨所处环境发生改变的疾病造成，包括创伤、先天性或发育性关节异常、代谢性疾病、感染、内分泌疾病、神经系统疾病，也可以由影响透明软骨的正常结构和功能的疾病造成。因此，当某种疾病导致髋关节发生解剖异常时，这种异常可能是相对细微的，但仍可以使髋关节暴露于导致退变的不良力学环境下，从而导致髋关节继发性骨关节炎。

理论上，关节软骨损伤可以由一个单次突发的严重损伤造成，也可由重复性活动引起的多次微小创伤的累积超过关节和周围组织承受范围而导致。近年来，股骨髋臼撞击已被认为是造成早期骨关节炎的因素。发育上的微小异常可以造成过大的接触应力，从而导致早期骨关节炎。股骨髋臼撞击最常见的部位是髋臼环的前上缘，髋臼软骨的损伤取决于髋关节的形状。起初可以观察到髋臼软骨自盂唇上分离，如果力学损害没有得到干预，随后就会出现进展性的退变。目前的研究提示，盂唇撕裂可能仅仅是痛性髋关节病理改变的一部分，对造成股骨髋臼撞击的其他潜在原因也应给予关注，包括手枪柄样畸形、倾斜畸形、股骨前倾过大、股骨头颈交界处的变形、髋臼过深、髋臼内陷及髋臼后倾。发育性髋关节发育不良是儿童最常见的髋关节问题，包括新生儿人群的轻度不稳定到明显的脱位。髋关节发育不良的自然病程可以导致股骨头和髋臼生长发育紊乱、软组织挛缩，最终导致早发型骨关节炎。

骨关节炎是逐步发展形成的关节破坏过程，可以分为两个阶段：第一个阶段为生物合成期，此期内软骨细胞试图修复受损的细胞外基质；第二个阶段为降解期，此期内软骨细胞产生的酶类降解细胞外基质，细胞外基质的合成也受到抑制。随着关节软骨的丢失，软骨下骨的重建和硬化、软骨下骨囊性变及关节边缘骨赘形成开始出现。在这一过程中软骨的深层出现纵向的裂隙即微纤化，浅表层开始出现碎裂。软骨逐渐变薄并暴露在外。胶原纤维的结构发生了改变，蛋白聚糖含量减少。软骨下骨出现增厚、硬化。组织学检查可以见到骨小梁增粗并发生微骨折，软骨下骨内可以见到囊性变，这可能是由关节内滑液压力增高造成的。最后，在关节边缘开始出现骨赘并逐渐增大。

关节退变最早期的组织学改变包括关节软骨自浅表层到过渡层的微纤化、浅表层和过渡层蛋白聚糖染色变浅、来自软骨下骨的血管侵入潮线及软骨下骨的重塑。随着疾病的进展，表面的不规则变为肉眼可见的裂口，关节面变得更加粗糙和不规则。裂隙逐渐深入到软骨下骨。随着裂隙数量和深度的增加，小片的软骨会发生撕裂，释放小的游离碎块进入关节腔。与此同时，软骨基质的酶降解过程也进一步减少了软骨含量。软骨的进行性丢失导致形成致密、硬化的象牙质骨，这也是终末期骨关节炎的特征。

骨赘形成是骨关节炎的突出特点，股骨头和髋臼侧都可以出现。这些结构是生长在骨关节炎关节边缘的骨软骨性延伸部分，是骨关节炎的影像学标志。它们的形成可以被看作是退变中的关节对于过度机械负荷做出的生理性反应。骨赘的存在增加了有效关节面面积，可能具有一定的支撑作用。

髋骨关节炎患者是接受全髋关节置换的最大群体。骨关节炎的主要症状是关节疼痛和僵硬。疼痛通常与活动相关，常位于腹股沟前方。终末期髋关节骨关节炎的特点为髋臼侧、股骨侧增生硬化的骨质，伴随有骨赘形成。因而全髋关节置换时局部通常有足够的骨量，磨锉髋臼时会遇到明确的阻力；髋臼外上骨赘的适度保留有利于稳定髋臼假体，其他方向的骨赘可能造成假体撞击，需适度去除。慢性滑膜炎急性发作时可见滑膜广泛充血、增生，这可能是症状加重的原因，置换手术时切除这些滑膜有利于减轻或消除疼痛。

第二节　髋类风湿关节炎

类风湿关节炎是一种慢性全身性自身免疫性疾病，主要侵犯全身各处关节，呈多发性、慢性滑膜增生，由此引起关节软骨和关节囊的破坏，最后导致关节强直、畸形。关节病损多为多发性及对称性，常累及手足小关节，尤其是近侧指间关节、掌指关节及跖趾关节，其次为膝、踝、腕、肘、髋及脊椎等关节。

（1）滑膜病变：早期主要病变在滑膜，可分为急性及慢性两阶段，两者间没有明显界限。急性滑膜炎时关节肿胀，滑膜充血、水肿，表面滑膜组织可见灶性坏死和覆盖的纤维素。此期虽可见中性粒细胞浸润，但以淋巴细胞和巨噬细胞为主。关节腔内有混浊的乳状积液，或可见纤维蛋白凝块。慢性滑膜炎具有较特征性的改变，表现为滑膜内有大量淋巴细胞、巨噬细胞和浆细胞浸润，以及滑膜细胞增生活跃、滑膜绒毛状增生和血管翳形成。

（2）关节软骨变化：急性滑膜炎可以消退而不累及关节软骨，但当炎症反复发作并转变为慢性时，关节软骨必然受损。最早表现为基质的异染性减弱或消失。关节软骨边缘形成的血管翳直接侵蚀破坏关节软骨，两者交界面可见软骨糜烂和小灶性坏死。随着血管翳逐渐向心性伸展和覆盖整个关节软骨表面，关节软骨严重破坏，最终被血管翳取代。长期慢性炎症和炎症反复发作，滑膜不断增生，纤维组织日益堆积，关节腔内纤维素性渗出物又不断机化和瘢痕化，使关节腔变窄。同时，关节软骨破坏和被血管翳取代，两关节面发生纤维性粘连，形成纤维性关节强直，最后可发展为骨性关节强直。由于关节周围肌肉痉挛及肌腱松弛，可造成关节脱位或半脱位，加重关节畸形。

（3）关节相邻组织的变化：①慢性类风湿关节炎会引起关节邻近骨组织吸收和骨质疏松及软骨下骨质破坏，有时可见小囊腔形成，偶尔附近骨皮质被侵蚀破坏，可导致病理性骨折。这些改变与破骨细胞和巨噬细胞进行骨质吸收、长期应用糖皮质激素类药物及受关节炎症波及等有关。②关节附近肌腱、韧带和肌肉常受累，有局灶性淋巴细胞、浆细胞和巨噬细胞浸润，偶见类风湿结节。肌肉有失用性萎缩。③关节病变的引流淋巴结肿大，淋巴组织增生，偶见类风湿肉芽肿形成。

髋类风湿关节炎（图3-2）的临床病理特征是髋臼、股骨侧的骨质疏松，磨锉髋臼时一旦突破软骨下骨会突然失去阻力，经验不足时可能发生灾难性结果；疏松的骨质把持髋臼假体的力度可能较差，常需要选择大一号的假体；髋臼侧还可能形成多个由滑膜血管翳引起的囊性骨破坏，需要植骨充填；还可能在髋周围软组织中形成富含液体的类风湿囊肿，术前MRI可帮助鉴别。类风湿关节炎患者髋臼骨质往往较差，可能会导致术中髋臼磨锉过深，髋臼杯安放过于偏内，致使髋关节外展肌力矩过小，外展肌力不足，增加脱位风险；此外，此类患者也常出现髋臼内陷，过深放置的髋臼假体也可能会导致原有的髋臼缘过于突出，造成骨性撞击诱发脱位；对于合并重度骨质疏松的患者，在击打安放髋臼杯时，可能因为力量过大致使髋臼底骨折，造成髋臼假体中心性脱位，这一点在术中尤其需要注意（图3-3）。

股骨侧骨质疏松也可能导致术中或术后假体周围骨折，股骨柄假体下沉，继而出现脱位。

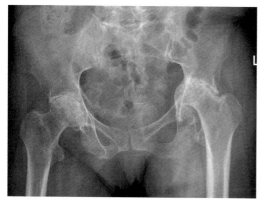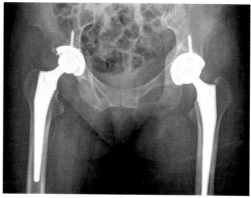

图 3-2 髋类风湿关节炎全髋关节置换术前、术后

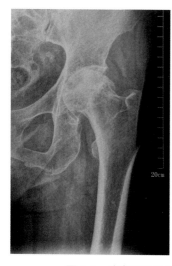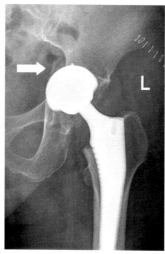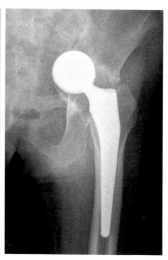

图 3-3 髋类风湿关节炎全髋关节置换术髋臼底骨折致髋臼假体中心性脱位

第三节 髋关节发育不良

髋关节发育不良是多种因素导致的骨科疾病，它包含了髋关节整体或局部的生长发育迟缓的病理形态学变化。髋关节发育不良主要发生在髋臼侧，严重的发育障碍会发生产前或真性先天性股骨头脱位。出生后发育不良的髋臼若不能被及时发现并恰当处理，也可发生脱位。完全性脱位的股骨头位于髋关节后方的高位或低位，可合并或不合并与髂骨形成假关节；轻微程度的发育缺陷将持续存在，治疗并不能解决所有不良外力导致的髋臼发育的最终后果，即股骨头仍位于髋臼中，但髋臼对其覆盖不足。

关于髋关节发育不良的发病率差异较大，这取决于出生时是否关节不稳定。使用超声或其他影像学检查可以进行筛选。女性发病率约为男性的 4 倍。虽然直接家族遗传并不常见，但是当父母一方患有此病时子女患病风险增加到 12%，当父母一方及一个子女患有此病时则其他子女患病的风险增加到 36%。子宫内臀位被认为是导致本病更高脱位发生率的机械性因素。随着超声筛查的普及及早期护具的广泛应用，全脱位的发病率已经大幅下降。同时，经常可看到髋关节残留髋臼发育不良的成年患者在出生时有着正常的超声表现，这说明在青春期时某些病变对髋臼边缘的骨化中心发育影响可能限制今后髋臼的正常塑形。

髋关节原始骨化中心在胚胎发育中伴随骨芽基双层排列而形成较早。内层通过原始成软骨细胞成球状集聚形成了股骨头，而外层由 3 块盘状组织聚集组成：原始的髂骨、坐骨及耻骨。在之后的生长过程中，Y 形软骨出现在上述 3 块组织的骨化中心间，在胎儿时期这是一个复杂的生长板构建髋臼的过程。股骨头对髋臼的机械刺激作用对于髋臼的外形及深度塑形起着决定性的作用，而边缘的次级骨化中心负责最终微调髋臼的形状。只有当 Y 形软骨生长板完全闭合后成熟过程才完成，这就凸显了骨化中心边缘的重要性。个体的生长迟缓可造成髋关节发育不良，不良机械应力的影响见于胎儿时期或出生后。通过重塑及维持髋臼同股骨头之间的同心应力，髋关节发育不良可以治愈；另一方面，缺乏股骨头的刺激也将会造成原发的浅窝、三角形态的髋臼。股骨头进入髋臼过晚会造成髋关节塑形障碍，最终不仅导致残余髋臼发育不良，而且会导致生长后期小部分的股骨头畸形。同样，未完全中心复位的股骨头形成的偏心及过大的压力会导致受累髋臼边缘发育缺陷，所形成畸形的程度大部分取决于生长时期不良刺激的出现时间和延续时间。

髋关节发育不良与骨关节炎之间存在确切的关联。残留髋臼发育不良的异常机械应力作用经常导致骨关节炎。50 岁之后，25% ～ 50% 的患者可能患有继发性关节退变。Murphy 等发现，由于负荷传导区域面积比正常的髋关节外侧 CE 角（lateral center edge，LCE）小 16°，所有髋关节发育不良的关节都将面临骨关节炎的终末期进展。当伴有股骨头半脱位时，将面临不可避免的髋关节病；另一项研究指出，髋臼发育不良伴有半脱位时，患者在 45 岁左右将接受全髋关节置换。MRI 可以早期发现髋关节发育不良患者的关节退变，不仅能看出髋臼骨性腔隙的偏心性，而且能早期显现肥厚的关节盂唇随着时间的推移发生变性或者盂唇的撕裂。盂唇的退变和撕裂不仅降低了股骨头的稳定性，而且降低了髋关节囊的密闭功能并因此减少了关节内滑液的润滑性及应力分布。有学者将髋关节发育不良患者的盂唇撕裂称为骨关节炎的早期病变。

髋关节发育不良的病理变化包括骨质变化及软组织变化两部分。

（1）骨质变化：包括髋臼、骨盆、股骨头、股骨颈等结构，严重者还可影响到脊柱。

1）髋臼：随着生长发育髋臼逐步变狭而浅，呈三角形。髋臼唇盂增厚，由于股骨头的不断挤压可造成内翻或外翻，髋臼后上方由于股骨头的挤压形成假臼，髋臼前缘内上方往往可见缺损。髋臼由于没有股骨头的造模作用而发育不良，髋臼逐渐变小、变浅，髋臼底充满脂肪纤维组织，圆韧带经过不断牵拉往往增厚肥大充填于髋臼中。

2）股骨头：新生儿的股骨头为畸形，表面有光滑的软骨面，而后由于脱位于髋臼外，股骨头的形状可逐步改变，股骨头可变大或变小，呈尖锥形，股骨头受压处往往出现部分股骨头扁平。股骨头骨骺出现发育迟缓。有时应用强大暴力手法复位，由于髋臼与股骨头不相适应，对股骨头的压力过大可造成股骨头无菌性坏死。

3）股骨颈：由于髋关节脱位，股骨颈一般变短而粗，是肢体缩短的一个原因。股骨颈前倾角变大，据 Caffey 报道，正常新生儿前倾角为 25°，以后逐步减小至 5° ～ 15°，当股骨头外移后，由于正常肌力作用，股骨头向前旋转，前倾角因而增大，一般在 60° ～ 90°。如果能早期复位，前倾角多能逐步自行纠正。尤其在 1 岁以内得到复位者几乎都能恢复正常。

4）骨盆和脊柱：脱位一侧的骨盆往往伴有发育不良情况，髂翼较斜，坐骨结节较分开。在两侧脱位时，除以上病变外，骨盆向前倾斜而使腰段脊柱前凸弧度增加，有时可以出现侧弯。

（2）软组织变化：髋关节周围的软组织包括皮肤、筋膜、肌肉、肌腱、关节囊、韧带及髋关节内盘状软骨，其中以髋关节内盘状软骨、关节囊与肌腱最重要。

1）盘状软骨：胚胎发育初始髋关节是一堆间质细胞，此后髋臼与股骨头之间出现间隙，间质细胞块中间开始吸收至仅存边缘。任何机械刺激在髋臼形成的主要阶段会使正常间质停止吸收，从而出现盘状软骨，实际上盘状软骨吸收不全多半见于髋臼后上部，它的增生与肥大使股骨头不能直接指向髋臼中心。在手术中3岁以上的患儿凡牵引后股骨头不能进入髋臼者，多半有肥厚的盘状软骨。这类软骨像膝关节中的盘状半月板一样，遮住了很大一部分关节面，使股骨头与髋臼不能接触，引起二者都发育不良。

2）关节囊：正常的髋关节囊是一层纤维组织，厚0.5～1.0mm。自从股骨头脱离髋臼向外向上移位，小孩负重后，关节囊受到牵拉而增长、增厚，有时可厚达2～3mm。长期牵拉使关节囊与髋臼上方髂骨翼粘连，加上圆韧带、盘状软骨与关节囊之间粘连，形成一整片结缔组织，阻碍股骨头进入髋臼。关节囊在后期呈葫芦形，有狭窄的颈部，股骨头不能通过此狭窄。髂腰肌腱经过关节囊前面，有时在很早期出现一个切迹，阻碍股骨头复位。关节囊附着在股骨头以下而不是大小粗隆之间。

3）圆韧带：正常圆韧带连接股骨头中心凹与髋臼之内下方。髋关节脱位病例中，关节囊与圆韧带同时受到牵拉而增长、增厚，久而久之圆韧带与关节囊粘连成一片而消失。圆韧带内的中心动脉亦因牵拉增厚而过早闭塞。

4）肌肉：由于股骨头向上移位，凡是起自骨盆沿股骨向下行走的大部分肌肉都发生短缩，其中以内收肌及髂腰肌更为明显，而且许多肌腱有纤维变性。后侧肌群包括臀肌，亦有缩短，肌力减弱，影响关节稳定性，出现摇摆步态。

5）筋膜：虽然外侧肌群在理论上是被拉长的，但可见到臀筋膜挛缩，患髋不能内收，这种筋膜都有纤维组织增生，严重者有胶原变性。手术中必须进行筋膜松解才能保证复位。

髋关节发育不良的分型最常用的是Crowe分型法，该法根据骨盆X线片股骨头相对于髋臼的移位程度分为Ⅰ～Ⅳ型，其中Ⅳ型髋关节发育不良的股骨头完全脱位于髋臼之外（图3-4）。该分型法为骨科医生所熟知，在此不再赘述。明确分型有利于术前计划和对预后及术后并发症的预测。

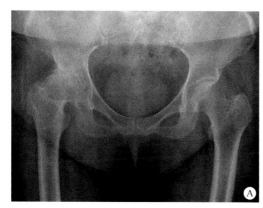
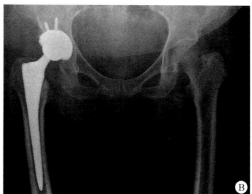

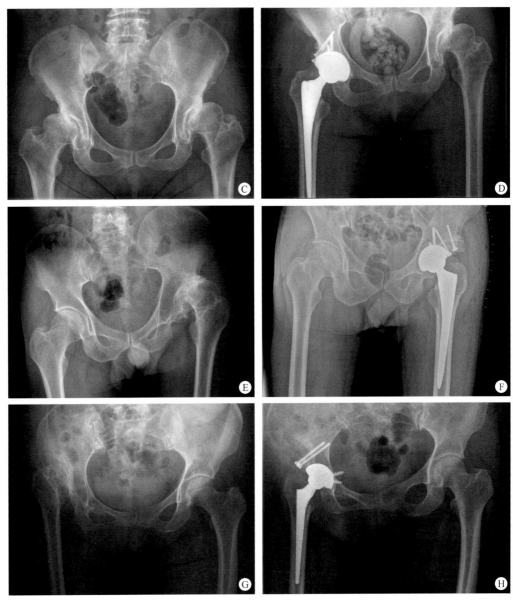

图 3-4　Crowe Ⅰ～Ⅳ型髋关节发育不良的全髋关节置换术前、术后

A、B. Crowe Ⅰ型髋关节发育不良的术前、术后表现；C、D. Crowe Ⅱ型髋关节发育不良的术前、术后表现；
E、F. Crowe Ⅲ型髋关节发育不良的术前、术后表现；G、H. Crowe Ⅳ型髋关节发育不良的术前、术后表现

　　髋关节发育不良的临床病理特点在于完全脱位时由于髋臼发育过程中缺乏股骨头的必要应力刺激，成年后髋臼浅、小，可呈三角形，髋臼底骨质亦不多。因此，全髋关节置换时需准备特别小号的髋臼假体；磨锉髋臼时容错度小，需特别注意避免某一方向髋臼壁穿透；可能出现髋臼外上方的假体覆盖不足，需磨锉前植骨或其他补救措施增加覆盖以保持假体稳定。股骨侧由于缺乏足够负重的应力刺激常表现为股骨细小，因此也需要充分进行术前计划，准备最小号的股骨假体甚至不同品牌的小号假体以便于术中选择最合适的。股

骨头颈前倾角增大是髋关节发育不良的另一临床病理特征，因而前倾角可调的股骨假体可使手术简化，否则旋转截骨不可避免。此外，高脱位时多需要转子下缩短截骨以使得复位容易并避免神经麻痹或损伤。对髋关节发育不良行全髋关节置换术时存在一些技术上的困难，这是由于股骨近端和髋臼解剖异常，以及相关患者群较为年轻。一些学者指出，股骨近端髓腔狭窄和前倾角增大的股骨形态学特点使其植入股骨假体柄具有挑战性，为了恢复适当的外展肌力臂和关节动力学，不仅要考虑增大的前倾角，还要考虑股骨偏心距。重建髋臼也是一大挑战，目前仍不能确定髋关节发育不良患者放置髋臼假体的适当位置，即可在高位植入抑或须在真臼原位重建。此外，并发症的发生率和疗效与髋关节畸形、脱位的严重程度、缺乏外侧骨质支撑及髋臼杯的倾斜角和位置有关。

第四节　股骨头坏死

股骨头坏死病因主要分为两大类：创伤性和非创伤性。在我国，非创伤性股骨头坏死的原因多为应用皮质类固醇和摄入酒精。

1. 创伤性股骨头坏死　股骨头血液由来自股深动脉的旋股内动脉分支与来自股动脉的旋股外动脉分支组成的动脉环提供；此环位于转子沟，动脉环围绕股骨颈发出许多分支，称为颈升支。最大的两支分别称为外骺动脉和下骺动脉。当股骨颈骨折，特别是骨折远端向上移位时，外骺动脉断裂的可能性很大。同时，髋部外伤后关节囊血肿可影响股骨头血运。股骨颈骨折后股骨头坏死的发生率超过80%。

2. 非创伤性股骨头坏死　我国应用皮质类固醇及摄入酒精占导致临床非创伤性股骨头坏死病因的90%以上。其他原因还包括镰状细胞病及地中海贫血、脂类代谢病、凝血性疾病、减压病等。

对非创伤性股骨头坏死的确切发病机制还未完全阐明。目前的理论有细胞学说、骨外机制学说及骨内机制学说。

（1）细胞学说：放射性因素、化疗药物、热损伤等直接对细胞发生毒性作用，从而引起骨坏死，但此理论难以解释激素及酒精性骨坏死，因为生理浓度的激素和酒精对骨细胞并无毒性作用。

（2）骨外机制学说：在创伤性股骨头坏死中，血供中断与骨坏死的发生关系明确，但在非创伤性股骨头坏死中则不清楚。目前已观察到股骨头坏死患者的血管内栓塞，但是因是果、是动脉栓塞还是静脉淤滞引起骨坏死仍不明确。

（3）骨内机制学说：骨坏死是血管内栓塞还是血管外压迫所致目前仍存在争议。一些研究显示微血管栓塞是引起骨坏死的原因，而另外有研究认为系肥大脂肪细胞压迫引起骨内压升高致骨细胞坏死。

在病理方面，无论是创伤性还是非创伤性股骨头坏死，其病理形态改变相似，基本改变为坏死、修复，部分股骨头最终出现塌陷。股骨头坏死一旦发生，坏死部位的修复反应随之启动。由于患者的年龄及病因不同，坏死体积及部位差异，患者之间的修复能力存在差异。

（1）Ⅰ期：此期的病理改变为骨髓造血细胞死亡，脂肪细胞肥大且融合成片，骨髓内出血，骨小梁中的骨细胞陷窝空虚，但骨的修复反应尚未启动。

（2）Ⅱ/Ⅲ期：此期坏死界限已明确，修复反应已启动，大致可分为三类。

1）有限性修复：此种病理改变发生于多数患者。其主要特点是修复从坏死病灶的远端开始，此处新生血管增加，坏死骨小梁周围由成骨细胞包绕且肥大，形成新生骨，此为沉积性修复方式，修复的同时破骨细胞也在不断吸收坏死骨小梁。由于坏死部位纤维肉芽组织生长较骨修复快，故位于修复边缘的新生血管被致密的纤维肉芽组织阻挡，反复在原位修复，形成硬化带。此硬化带一旦形成，阻碍坏死灶的中央修复，特别是软骨下骨难以完整修复而出现微骨折，最终导致关节面塌陷。

2）破坏性修复：少数患者修复初期破骨细胞活跃，成骨能力差，因而坏死区很快吸收形成大小不等的囊腔，有时融合成大空洞，甚至扩展到软骨下骨，因而出现早期快速的关节面塌陷。

3）重建性修复：小部分患者骨坏死体积小，病灶离关节面较远，修复能力强，新生成骨速度快、量大。这些患者的坏死骨周缘硬化带不明显，而在坏死病灶内出现新生修复骨，这些修复骨呈散在或片状硬化，其力学性能不能与正常排列的骨小梁相比拟，但其机械支撑力仍较强。

1992年国际骨循环学会（ARCO）根据Ficat、Steinberg分期和Arlet分期，以及坏死的病变程度和部位，提出了ARCO分期（表3-1），较之前的任何一种分期都更系统、更全面、更实用，在确定诊断、评估治疗效果和预后方面具有很高的价值（图3-5）。

表 3-1　股骨头坏死的 ARCO 分期

项目	分期				
	Ⅰ	Ⅱ	ⅢA（早期）	ⅢB（晚期）	Ⅳ
影像学表现	X线、CT检查正常，但骨扫描或MRI检查有异常	无新月征，X线片异常：硬化，骨小梁缺失，局部囊变	新月征，X线片出现新月征和（或）股骨头关节面变平，没有塌陷	X线片出现塌陷和（或）股骨头关节面变平	骨关节炎征象：关节间隙狭窄，髋臼改变，关节破坏
检查方法	骨扫描、MRI定量基于MRI	X线、CT、骨扫描、MRI定量基于MRI及X线片	X线、CT定量基于X线片	X线、CT定量基于X线片	X线
部位	内侧	中央	外侧		无
定量	股骨头受累面积 轻度A：<15% 中度B：15%~30% 重度C：>30%	新月征长度 A：<15% B：15%~30% C：>30%	股骨头表面塌陷面积及头面下沉 A：<15%或<2mm B：15%~30%或2~4mm C：>30%或>4mm		无

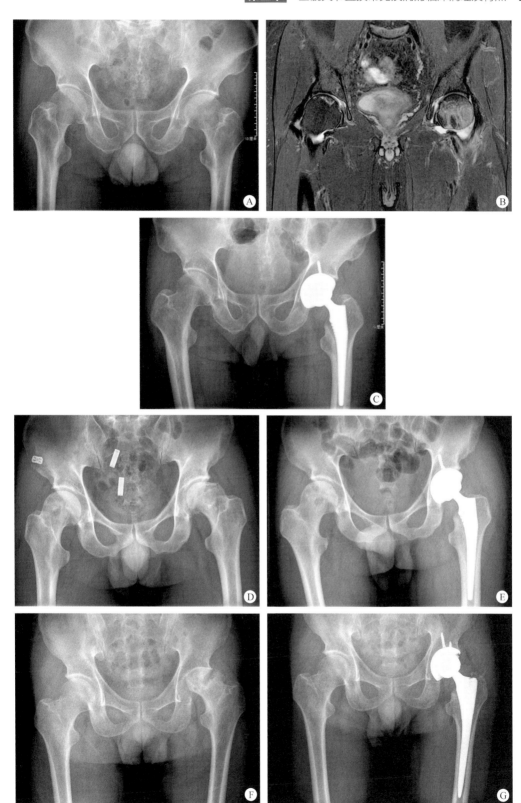

图 3-5 Ⅰ～Ⅳ期股骨头坏死全髋关节置换术前、术后

A、B. 右侧Ⅰ期、左侧Ⅱ期股骨头坏死术前；C. 右侧Ⅰ期、左侧Ⅱ期股骨头坏死术后；D. 左侧Ⅲ期股骨头坏死术前；
E. 左侧Ⅲ期股骨头坏死术后；F. 左侧Ⅳ期股骨头坏死术前；G. 左侧Ⅳ期股骨头坏死术后

　　我国于 2015 年制订了股骨头坏死中国分期（表 3-2），推荐临床工作中与 ARCO 分期同时应用。

表 3-2　股骨头坏死中国分期

分期		临床表现	影像学表现	病理改变
Ⅰ（临床前期，无塌陷）		无	MRI（+），核素（+），X 线片（−），CT（−）	骨髓组织坏死，骨细胞坏死
依坏死面积：	Ⅰa 小 < 15%			
	Ⅰb 中 15% ~ 30%			
	Ⅰc 大 > 30%			
Ⅱ（早期，无塌陷）		无或轻微	MRI（+），X 线片（±），CT（+）	坏死灶吸收，组织修复
依坏死面积：	Ⅱa 小 < 15%			
	Ⅱb 中 15% ~ 30%			
	Ⅱc 大 > 30%			
Ⅲ（中期，塌陷前期）		疼痛起始，跛行明显，疼痛中重度，内旋活动受限，内旋痛	MRI T_2WI 抑脂像示骨髓水肿，CT 示软骨下骨折，X 线片股骨头外轮廓中断，新月征阳性	软骨下骨折或经坏死骨骨折
依新月征占关节面长度：	Ⅲa 小 < 15%			
	Ⅲb 中 15% ~ 30%			
	Ⅲc 大 > 30%			
Ⅳ（中晚期，塌陷期）		疼痛较重，跛行加重，内旋活动受限，内旋疼痛加重，外展、内收活动稍受限	X 线片示股骨头塌陷，但关节间隙正常	股骨头塌陷
依股骨头塌陷程度：	Ⅳa 轻 < 2mm			
	Ⅳb 中 2 ~ 4mm			
	Ⅳc 重 4mm			
Ⅴ（晚期，骨关节炎）		疼痛重，跛行严重，所有活动（屈曲、外展、内收、内外旋）均受限	X 线片示股骨头变扁，关节间隙变窄，髋臼囊性变或硬化	软骨受累，骨关节炎

　　股骨头坏死患者往往病程较长，关节活动范围受限，主要与股骨头坏死后局部炎性反应刺激引起软组织纤维化挛缩有关。因此，对股骨头坏死的病例行全髋关节置换术，因股骨头周围软组织挛缩，且患者术前活动能力较差，术后活动度、功能恢复需要克服更多困难。文献报道，股骨头坏死病例全髋关节置换术后假体关节脱位率高于总体脱位水平，需要引起足够的重视。

第五节　强直性脊柱炎

　　强直性脊柱炎是一种主要累及脊柱、中轴关节及髋关节等部分四肢大关节并最终导致脊柱等受累部位骨性强直的慢性全身性炎症性疾病。本病发病率为 0.1% ~ 0.3%；好发于 16 ~ 25 岁青年男性，男女比例约为 10：1。本病受累的部位并非仅仅局限于脊柱、髋关节、膝关节、胸锁关节等，其他如眼、心脏、肾脏、肺脏等均有可能累及。

　　多数强直性脊柱炎患者表现为隐匿发病及慢性病程。一般先累及骶髂关节，以后沿脊柱呈上行性进展，逐渐累及腰椎、胸椎，甚至颈椎。受累脊柱段出现疼痛、僵硬感及进行性脊柱活动受限等表现，如病情得不到控制，则椎间盘、关节突间关节和椎间韧带均会发生骨化，使脊柱形成骨性强直，并常伴有不同程度的驼背畸形。疾病进展过程中髋关节、膝关节可被累及（图 3-6）。

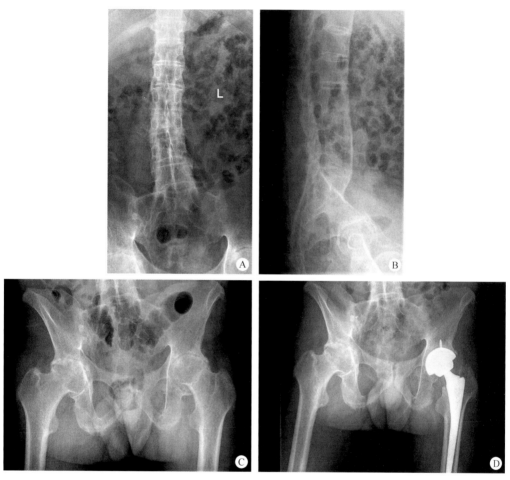

图 3-6　强直性脊柱炎髋关节病损全髋关节置换术前、术后
A ～ C. 术前；D. 术后

　　本病的病因至今仍然不明，现认为其发病原因可能与下列因素有关。

　　1. 遗传因素　近年来发现，在人类白细胞抗原 HLA-B27 阳性人群中，强直性脊柱炎的发病率明显高于对照组，由于 HLA 系统与血型抗原一样，是由遗传因素决定的，因此也支持遗传因素在强直性脊柱炎的发病中有不可低估的作用。然而，遗传因素又并非本病的唯一影响因素。因为在 HLA-B27 阳性人群中，本病的发病率仍低于 20%，而在已经确诊的强直性脊柱炎患者中，仍有约 10% 的患者 HLA-B27 为阴性，提示遗传因素很可能只是本病的重要内因之一。

　　2. 感染因素　近年来发现，强直性脊柱炎患者粪便中肺炎克雷伯菌检出率明显高于对照组，而肺炎克雷伯菌与 HLA-B27 有同源性氨基酸序列。另一些研究也证实，强直性脊柱炎患者中溃疡性结肠炎和局限性肠炎的患病率明显高于正常人群，提示感染很可能是本病重要的诱发因素。

3. 环境因素　从强直性脊柱炎患者的病史采集中可发现，半数以上的患者发病前有潮湿、寒冷环境生活史。因此，环境因素可能为本病发病的诱因之一。

强直性脊柱炎的病理变化主要集中在以下 3 个方面。

1. 滑膜关节病变　滑膜炎是强直性脊柱炎受累关节最早出现的病理改变，显微镜下可见炎性改变的滑膜组织增生肥厚，绒毛形成，小血管周围浆细胞和淋巴细胞浸润。这种炎性改变的滑膜组织及形成的血管翳可以释放炎性介质，造成关节肿痛，还可以释放多种酶类，破坏关节软骨和骨组织。晚期患者受累关节的关节囊和韧带骨化十分突出，最终关节间隙完全消失，在纤维性强直的基础上发生骨性强直。这种骨性强直常发生在骶髂关节、脊柱及髋关节。部分患者在患病过程中特别是患病早期，膝关节和踝关节也可出现肿胀、疼痛等临床表现，但多为一过性。

2. 韧带、肌腱及关节囊附着部病变　韧带、肌腱及关节囊附着部常发生无菌性炎症。早期，炎症过程中生成的肉芽组织可破坏骨松质。中晚期，在骨组织修复过程中，受炎症的刺激，骨质生成过多，新生的骨组织不仅填补了骨质缺损处，而且向附近的韧带、肌腱和关节囊内延伸，形成韧带骨赘。发生于强直性脊柱炎肌腱附着部的韧带骨赘有明显的特点，多见于股骨大转子、坐骨结节、跟骨结节、髂嵴和耻骨联合等处。

3. 其他　如非关节甚至非肌肉骨骼系统的病理改变。

强直性脊柱炎病例的全髋关节置换术首先需要关注并克服的是麻醉及体位摆放困难的问题。由于脊柱强直，脊柱与骨盆的融合固定影响脊柱 – 骨盆 – 髋臼的联动，髋臼假体安放角度需要做出适应性的改变以满足功能需求及防止撞击脱位。强直性脊柱炎性髋关节炎常多见髋臼和股骨侧骨质疏松，植入假体时应注意应对。因为该病的病理特点之一是关节囊、韧带、肌腱等软组织常被无菌性炎症累及，术后易再发生关节僵硬或活动度不满意，这需要在康复锻炼中引起重视。由于受累髋关节骨性强直，髋关节周围肌肉往往萎缩严重，术前最好行肌电图评估髋关节周围肌肉功能，尤其是外展肌功能，避免关节置换纠正了骨性强直后因肌力不足造成的髋关节脱位。

第六节　股骨颈骨折

股骨颈骨折是常见、多发疾病，多发生于老年人。随着人口老龄化，股骨颈骨折的发生率不断上升。股骨颈骨折存在两个主要问题：骨折不愈合及晚期股骨头缺血坏死。

股骨颈骨折分型很多，概括起来可分为三类：根据骨折的解剖部位分型；根据骨折线的方向分型；根据骨折移位程度分型。

1. 根据骨折的解剖部位分型　将股骨颈骨折分为三型：头下型、经颈型和基底型。其中头下型和经颈型属于关节囊内骨折，而基底型则属于关节囊外骨折。

2. 根据骨折线方向分型（Pauwels 分型）　Pauwels 根据股骨颈骨折线的方向将股骨颈骨折分为三型：Ⅰ型，骨折线与水平线夹角小于 30°；Ⅱ型，骨折线与水平线夹角为 30°～50°；Ⅲ型，骨折线与水平线夹角大于 50°。Pauwels 认为，夹角度数越大，即骨折线越垂直，骨折端受到的剪切应力越大，骨折越不稳定，不愈合率随之增加。

3. 根据骨折移位程度分型（Garden 分型） Garden 根据骨折移位程度将股骨颈骨折分为四型：Ⅰ型，不全骨折，股骨颈下方骨小梁部分完整。Ⅱ型，完全骨折，但无移位。Ⅲ型，完全骨折，部分移位。该型骨折 X 线片上可以看到骨折远端上移、外旋，股骨头常后倾，骨折端尚有部分接触。Ⅳ型，完全骨折，完全移位。该型骨折 X 线片上表现为骨折端完全失去接触，而股骨头与髋臼相对关系正常。Garden 分型中自Ⅰ型至Ⅳ型，股骨颈骨折严重程度递增，而不愈合率与股骨头缺血坏死率也随之增加。Garden 分型在国际上已被广泛应用。

大部分骨科医生提倡对无移位的股骨颈骨折行内固定术，这将骨折移位的风险从 15% 降至 3%。此外，如果老年患者骨折移位，则需要行关节置换术，而非创伤较小的内固定术。近年一项荟萃分析显示，与内固定相比，对于无移位和轻度移位的股骨颈骨折的老年患者，人工股骨头置换术可将再手术的相对风险降低 70%。

近年来，专家共识指出，对于所有无移位的股骨颈骨折均应采用内固定术。目前，许多医学中心也主张对无移位股骨颈骨折采用内固定术，同时对于行关节置换术的年龄限制越来越趋于老龄化。全髋关节置换术更适用于较年轻和相对健康的老年患者。全髋关节置换术更多参考的是患者的生理年龄而不是广义上的年龄数值。英国的 Parker 和 Pryor 建议将年龄限制在小于 70 岁。美国 Kyle 主张如患者的生理年龄超过 75 岁可行人工关节置换术；如果骨折不能复位，建议年龄超过 65 岁的患者行人工关节置换术；如果患者年龄不到 65 岁，则建议行切开复位内固定术。但并没有相关的临床研究来支持上述的各种年龄界限。

急性股骨颈骨折行全髋关节置换术与髋关节病行置换术的主要差别在于患者人群不同。由于髋部骨折在骨质疏松的女性中最常见，因此在手术操作中需要额外注意，避免全髋关节置换时对骨的磨锉导致髋臼穿孔或股骨干骨折。此外，这类患者的关节置换假体应选用较小的型号，因为这些老年女性患者通常身材相对矮小，体重较轻；所选择的手术方法还应当允许早期活动，术后限制应保持在最低限度。在理想的情况下，应允许术后直接负重。因此，手术过程中应尽量减少组织剥离，修复关节囊，以防术后关节脱位。

通常根据患者骨折前的生理年龄和活动水平决定选择人工股骨头置换术或全髋关节置换术。一般而言，人工股骨头置换术适用于年老的、有基础疾病的患者，而全髋关节置换术适用于相对年轻的、健康状况好的老年患者，但全髋关节置换术会增加关节脱位的发生风险。对于臀部肌肉不够发达和无法遵从指导的认知力差的患者不适用全髋关节置换术。

判定股骨颈骨折时股骨头血供损伤程度有助于术者制订治疗方案。对于无移位的股骨颈骨折，大部分学者推荐进行一期内固定治疗。对于移位的股骨颈骨折的年轻患者，也应该行内固定术治疗。在骨折愈合良好的情况下，没有任何一种关节置换术可以替代患者本身未损伤的股骨头。理想的治疗方案应该建立在对股骨头血供损伤程度的合理评估，即对预后的判断上。医生结合患者的骨折力学特点及患者的生理状况制订精准的治疗方案。Thomas A. Russell 对人工关节置换应用于急性股骨颈骨折的治疗提出了相对适应证和绝对适应证。

一、相对适应证

（1）患者生理年龄在 65 岁以上。由于其他疾病，预期寿命不超过 10 ～ 15 年。

（2）髋关节骨折脱位，主要是指髋关节脱位合并股骨头骨折，特别是股骨头严重粉碎骨折者。

（3）股骨近端严重骨质疏松，难以对骨折端牢固固定。严重疏松的骨质不但难以支撑内固定物，同样也难以支撑人工假体。如应用人工假体，常需同时应用骨水泥。

（4）预期无法离床行走的患者。其目的主要是缓解疼痛并有助于护理。

二、绝对适应证

（1）无法满意复位及牢固固定的骨折。

（2）股骨颈骨折内固定术后数周内固定物失效。

（3）髋关节原有疾病已适于行人工关节置换术。如原来已有股骨头无菌坏死、髋类风湿关节炎、髋关节发育不良、髋关节骨性关节炎等。

（4）恶性肿瘤。

（5）陈旧性股骨颈骨折，特别是已明确发生股骨头坏死塌陷者。

（6）失控性发作的疾病，如癫痫、帕金森病等。

（7）股骨颈骨折合并髋关节完全脱位。

（8）无法耐受再次手术。

（9）患有精神疾病无法配合手术。

文献报道，股骨颈骨折全髋关节置换术后脱位发生率高于总体的全髋关节置换术后脱位发生率。临床研究推测其原因是此类患者在伤前活动量相对较大，术后活动相对积极，患髋在术后仍具有较大的活动度；此外，患者股骨颈骨折后，局部出血会对髋关节周围的肌肉软组织产生刺激，导致髋关节周围肌肉麻痹，在一定程度上增加了术后脱位的发生风险。因此，对于股骨颈骨折的患者，可在行全髋关节置换术时保留关节囊，假体植入完成后缝合、修复关节囊，增加关节假体的包容，同时注意修复手术入路损伤的髋部周围肌肉。

第七节　Legg-Calvé-Perthes 病及股骨头骨骺滑脱

Legg-Calvé-Perthes 病（简称 Perthes 病）及股骨头骨骺滑脱是儿童髋关节疾病，可导致股骨近端永久畸形。继发于髋臼发育不良、Perthes 病、股骨头骨骺滑脱的髋关节畸形是症状性髋关节骨关节炎的最常见原因。当儿童发育停止时，近端股骨形态不匹配可导致继发性髋臼畸形。因此，Perthes 病及股骨头骨骺滑脱因继发性髋臼发育不良可导致两种截然不同的髋关节机械障碍，即髋臼股骨撞击和髋关节不稳。

Perthes 病是儿童股骨头坏死的一种。动物实验表明，股骨头骨骺血供破坏是 Perthes

病最主要的发病机制。缺血性坏死被认为破坏了整个股骨近端的血供，包括干骺端、生长板、骨骺及关节软骨。根据影像学检查可将 Perthes 病分为四期，即初始或坏死期、碎裂期、再骨化期及残余畸形期。现普遍认为患者年龄可直接影响受累股骨头重塑潜能及预后。随着儿童的成长，股骨头的再骨化和重塑改变了其形状，增加了股骨头的大小，导致不同的残余畸形。在儿童和青少年早期，股骨头畸形症状较少，且可以耐受，但通常至成年后将发生退变。

一旦 Perthes 病经过了坏死期、破碎期及再骨化期，股骨近端残留的异常畸形是影响长期预后的最重要因素。尽管儿童 Perthes 病可愈合并残留轻微畸形，但继发于已愈合 Perthes 病的残余畸形可能导致髋臼股骨撞击和早期软骨退变。最常见的残余畸形是受累股骨头骨骺的扩大（髋增大，coxa magna），严重的病例伴有短宽的股骨颈（短髋，coxa brevis）（图 3-7）。因大转子生长未受限，最终导致关节转子间距减小，临床上表现为因外展肌力臂不足而致外展力量减弱。颈干角通常被保留，高位的大转子表现出功能性髋内翻畸形。受累肢体短缩，下肢不等长可能影响步态及髋部力学。40% 的成人 Perthes 病患者存在髋臼的后倾。

股骨头骨骺滑脱是青少年最常见的髋部疾病，特点为异常的剪切力破坏通过股骨近端的生长板，股骨干骺端向前向头侧移位。通常只涉及一侧髋关节，但是后期对侧髋关节有较高的滑脱率。

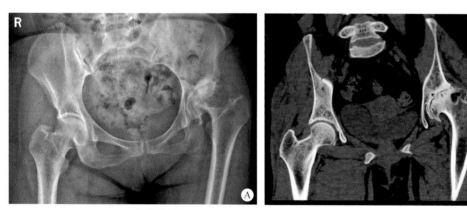

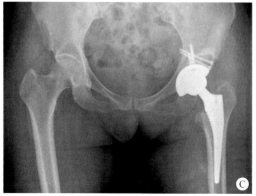

图 3-7　髋关节 Perthes 病全髋关节置换术前、术后

A、B. 术前；C. 术后

第四章

全髋关节假体的分类

第一节　按固定方式分类

全髋关节置换假体根据固定方式不同分为生物固定型假体和骨水泥固定型假体两大类。前者由金属髋臼杯、髋臼杯内衬、股骨头和股骨柄构成；后者由聚乙烯髋臼杯、股骨头和相应设计的股骨柄组成。选择时应综合考虑患者年龄、髋臼状况和股骨近端形态、骨质情况、骨缺损程度、医生操作习惯等方面。临床应用时还可根据实际需要将两种不同固定方式混合使用，即生物固定型髋臼假体对骨水泥固定型股骨假体或骨水泥固定型髋臼假体对生物固定型股骨假体构成混合固定的关节。

一、生物固定型假体

生物固定型假体的初始稳定性由假体的形态、表面处理等与髓腔和髋臼形成嵌入、压配等物理固定，其长期稳定性则依靠骨长入或骨长上后形成生物固定。

生物固定型假体根据表面处理工艺不同可以分为精钢砂表面、钛喷涂表面、珍珠表面、钛丝表面、小梁金属骨表面和羟基磷灰石表面等（图4-1）；也有先喷涂钛或其他材料，再喷羟基磷灰石，称为双涂层表面。其目的都是期望骨长入或骨长上，使假体与骨之间获得长期的稳定。目前认为双喷涂的表面即刻稳定性及长期稳定性均更佳。此外，小梁金属

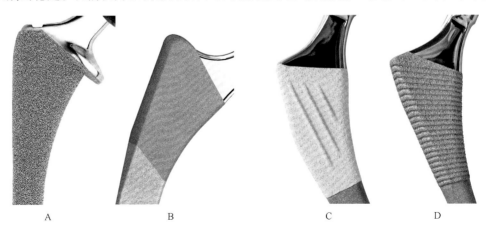

图 4-1　生物固定型假体不同类型的表面工艺

A.珍珠微孔表面；B.精钢砂表面；C.羟基磷灰石表面；D.钛喷涂表面

骨表面的假体骨长入更好，因为小梁金属骨具有三维立体结构，被认为对骨长入具有结构性的骨诱导作用。手术适应证选择正确、技术掌握得当时，不同类型的生物型假体均可获得良好的临床疗效。生物固定型假体适用于绝大多数髋关节置换的患者，尤其适用于骨质条件较好的患者。生物固定型假体的优点包括手术时间短，避免了骨水泥本身可能导致的并发症，且假体远期稳定性可能更优。但应用该型假体对手术技术要求较高，尤其是假体的型号要选择得当，否则会影响术后效果；另外，发生术中及术后假体周围骨折的可能性较骨水泥型假体稍高。

生物固定型股骨柄根据固定部位可以分为近端固定型股骨柄、远端固定型股骨柄和混合固定型股骨柄，各有优势。近端固定型股骨柄主要是利用股骨干骺端将假体把持住。由于股骨近端的变化较大，假体的大小是由股骨峡部决定的；假体通过与骨皮质相接触的部分获得稳定，其他部分与骨松质相接触。假体大多为无颈领设计，允许假体进行二次沉降。远端固定型股骨柄主要是利用股骨髓腔钻将股骨峡部附近锉成一定长度的圆柱形或圆锥形，使此部位与假体远端股骨干有一定长度的紧密接触，从而获得稳定。而该类型假体近端做得相对窄小，被骨松质所包绕，因此在假体与股骨紧密接触的近端有应力集中区。长期的应力作用可能会导致假体在此部位出现断裂。为防止假体的断裂，假体一定要保持足够的强度。混合固定型股骨柄主要是通过假体的近远端同时与股骨相匹配，使假体获得稳定。通过髓腔钻磨锉远端部位的髓腔确定假体的大小，通过股骨近端锉修整股骨近端，使股骨近端与假体近端相匹配，使假体的近远端同时获得稳定。这类假体大多为组配型假体，假体抗扭转应力的能力明显提高。对于初次置换的患者，应选用近端固定型股骨柄，尽量减少对远端髓腔的干扰，为将来可能的翻修手术保留骨量。根据假体的几何外形，生物固定型股骨柄又可以分为直柄型股骨柄、解剖型股骨柄、扁薄型股骨柄、矩形股骨柄、锥形股骨柄等（图 4-2、图 4-3）。直柄型股骨柄通过髓腔钻扩髓，确定假体大小，通过髓腔锉重塑股骨近端，使股骨与假体相匹配。解剖型股骨柄的设计考虑到了股骨的自然前弓，使假体与股骨近端的适配度更好，抗扭转力更强。扁薄型股骨柄的设计是利用扁薄的髓腔锉将髓腔内的骨松质挤压到髓腔周边，无须进行髓腔的磨锉，将髓腔内打压成股骨假体的形态，这样可以最大限度地保留骨量。初次全髋关节置换尽量选用锥形股骨柄或楔形股骨柄。另外，根据股骨假体颈干角及偏心距的大小又可以分为常规假体及高偏心距假体，在臀中肌张力不足、髋臼旋转中心有内移等情况下可能需要高偏心距股骨假体，以恢复臀中肌力臂，避免撞击或双下肢不等长的出现。

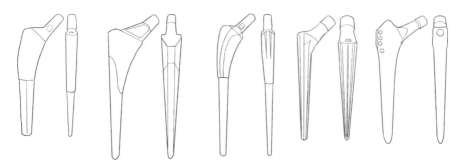

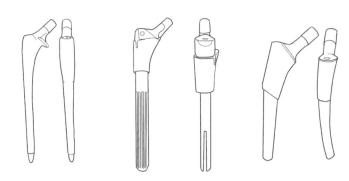

图 4-2 不同类型的生物固定型股骨柄设计示意图

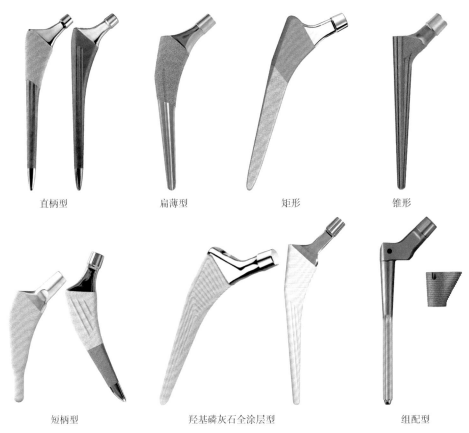

直柄型	扁薄型	矩形	锥形

短柄型	羟基磷灰石全涂层型	组配型

图 4-3 不同类型的生物固定型股骨柄

　　生物固定型髋臼假体（图 4-4）按形态分为球面压配固定型假体和螺旋固定型假体。对于球面压配固定型假体，髋臼要保持一定的深度，髋臼的稳定性依赖于髋臼壁的夹持作用，球面压配固定型假体又分为单半径、双半径和周边齿状设计。对于单半径髋臼，假体应该选择较试模大 1mm 的型号，而对于双半径髋臼，一般选择与试模假体型号相同的假体。对于螺旋固定型假体，髋臼假体是旋入骨性髋臼，靠假体周边螺纹稳定假体，因此髋臼的即刻稳定性较好，但不允许反复调整位置。其主要优势是可以任意选择植入位置，适用于髋臼前突或髋关节发育不良伴骨质较差的患者。此外，半球形螺纹髋臼杯与压配设计相比，切除的骨质较少。而球面压配固定型髋臼杯和螺旋固定型髋臼杯由于其设计理念的不同，其表面处理工艺也有所不同，前者处理工艺多样，后者则主要为喷砂工艺。随着近年来假体制备工艺的升级及手术技术的提升，球面压配固定型髋臼杯成为目前主流的髋臼假体，螺旋固定型假体呈逐渐被淘汰之势。

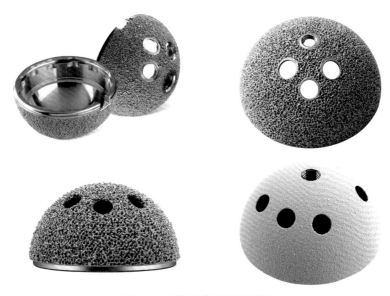

图 4-4　生物固定型髋臼假体

二、骨水泥固定型假体

骨水泥固定型假体的稳定性由骨水泥固化后与骨松质之间形成微交锁而提供，因此该类型假体可以提供即刻的稳定性，术后患者可以完全负重活动。

骨水泥固定型假体尤其是骨水泥固定型股骨柄适用于大部分髋关节置换患者，尤其适用于骨质疏松重、骨质条件差、合并症多的高龄患者，使用骨水泥人工髋关节有利于早期负重活动。骨水泥固定型假体的优点包括：①获得即刻的稳定性，患者可以术后完全负重锻炼；②术中可以根据患者的具体情况调整假体的角度。缺点包括：①由于需要等待骨水泥固化，因此手术时间较生物固定型假体更长；②骨水泥固化过程中有可能导致一过性血压、心率等变化；③一旦假体失败后翻修时取出骨水泥困难；另外，使用骨水泥固定型假体需要掌握骨水泥技术。

骨水泥固定型股骨柄根据表面处理方式分为抛光型和喷砂型；根据解剖形态分为解剖型、直柄型和弧形；根据是否有颈领分为无领型和有领型；根据假体锥度分为双锥型和三锥型等（图 4-5、图 4-6）。建议手术医生根据患者的具体情况和自己的经验进行选择。

骨水泥固定型髋臼假体（图 4-7）主要分为平口型假体和防脱位高边型假体，均通过其聚乙烯表面的纵横或不规则凹凸结构与周围骨水泥套形成紧密接触以固定假体。此类假体价格低廉、使用简便，其远期使用寿命被证实不及生物固定型髋臼假体，但对于骨质疏松严重的老年患者、基础疾病较多难以耐受长时间手术或活动需求较少的患者，其仍具有优势。

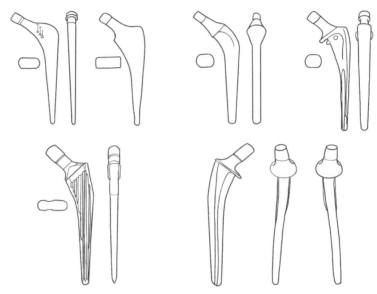

图 4-5　不同类型的骨水泥固定型股骨柄设计示意图

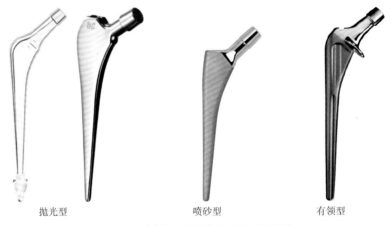

抛光型　　　　　　　喷砂型　　　　　　　有领型

图 4-6　不同类型的骨水泥固定型股骨柄

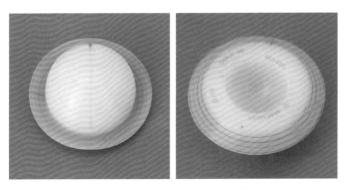

图 4-7　骨水泥固定型髋臼假体

第二节 按摩擦界面分类

全髋关节置换术后假体的生存率取决于固定的持久性和关节连接的持续性。因此，选择适当的假体柄、髋臼杯和摩擦界面材料至关重要。在骨水泥全髋关节置换术中，应用最广泛的是金属–聚乙烯关节界面。但研究发现，聚乙烯磨损是影响关节置换耐用性的主要因素。因此，研究者开发出了磨损较低的可替代承压界面材料。股骨头假体目前有金属头和摩擦系数更低的陶瓷头；髋臼内衬材料则包括聚乙烯、陶瓷和金属。目前常用的摩擦界面有以下4种（图4-8）。

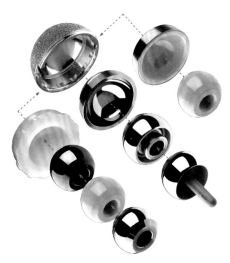

图4-8 不同类型假体摩擦界面

1. 陶瓷头–陶瓷内衬（图4-9） 陶瓷对陶瓷摩擦界面的最大优势在于其耐磨性在目前所有摩擦界面中最高，因此尤其适用于活动要求高、相对年轻的患者，但也存在陶瓷碎裂、异响等不足之处。

2. 陶瓷头–聚乙烯内衬（图4-9） 对于超高分子聚乙烯内衬，强烈建议使用高交联聚乙烯。陶瓷与高交联聚乙烯配伍的摩擦界面耐磨性好、碎裂率低、脱位率低。陶瓷对高交联聚乙烯的摩擦界面适用于所有行全髋关节置换的患者，可以根据患者的具体情况和手术医生的临床判断加以使用。

3. 金属头–聚乙烯内衬（图4-9） 金属对超高分子聚乙烯是经典的摩擦界面组合。聚乙烯的磨损颗粒有可能导致骨溶解，从而影响假体的远期使用寿命。金属对高交联聚乙烯的摩擦界面的磨损率显著低于金属对超高分子聚乙烯。因此，如果选择金属对聚乙烯的摩擦界面，则强烈建议选用高交联聚乙烯。但金属对高交联聚乙烯的磨损率要高于陶瓷对高交联聚乙烯。金属对高交联聚乙烯的摩擦界面可用于全髋关节置换的所有患者，高龄全髋关节置换患者尤为适用。

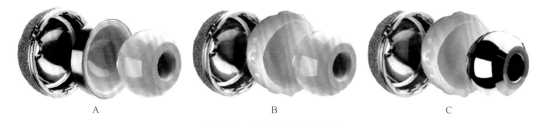

A B C

图4-9 三种常用摩擦界面

A.陶瓷头–陶瓷内衬；B.陶瓷头–聚乙烯内衬；C.金属头–聚乙烯内衬

4. 金属头–金属内衬 金属对金属界面的磨损率是金属–聚乙烯界面磨损率的1/（20～100）。然而，金属–金属的关节界面可引起局部不良反应即金属沉着病，如炎性假瘤等，更重要的是会导致体内钴和铬的含量增加。因此，目前金属–金属界面假体已少有应用，尤其不能用于肾功能不全、育龄期或金属过敏的患者。

第三节　按初次置换与翻修置换分类

根据全髋关节置换术适应证及目的不同，全髋关节假体又可分为初次置换假体和翻修置换假体，其中初次置换假体可按前文中内容进一步分类，这里只就翻修假体进行阐述。髋关节翻修假体在选择时不仅要重建稳定的髋关节，还要力求恢复合适的肢体长度和偏心距以获得理想的髋关节力矩。因此，不仅要考虑骨缺损的程度，还要考虑当前可供使用假体的实际情况。在股骨侧可根据患者骨的情况选用广泛微孔涂层股骨柄处理干骺端骨缺损，也可以选用组配式股骨柄。而在近端大量骨缺损且未累及外展肌止点时，可以采用近端股骨置换进行重建。髋臼少量骨缺损可以使用多孔涂层的半球形髋臼杯，必要时可以使用金属垫块或骨移植。而髋臼大量骨缺损则要使用加强环或定制的 3D 打印假体。此外，还可以通过特殊的髋臼内衬根据需要来改变髋臼杯的角度。

一、股骨翻修假体

股骨翻修假体的选择取决于股骨在骨缺损的情况下假体固定的方式。初次髋关节假体的锥形股骨柄多采用股骨近端固定，而翻修时的股骨近端大多数骨质缺如或皮质支撑力不足，因此翻修股骨柄常采用远端骨干压配固定或骨水泥固定。如果股骨近端骨缺损过多，则可以考虑使用近端股骨置换。

翻修型骨水泥柄的设计相较生物固定型股骨柄更为单纯，可参见初次置换水泥柄，此处不做赘述。生物固定型股骨翻修柄常用的有以下 4 种：①广泛微孔涂层圆柱形股骨柄，它需要骨干部有良好的骨质条件固定。柄为圆柱形，可以在骨干区获得良好的压配（图 4-10），但要求骨干区至少 4cm 骨质完整才能获得满意的固定。该型柄有较好的远期生存率和骨长入，但也存在大腿痛和应力传递至远端骨干导致近端应力遮挡的问题。②组配式锥形柄，组配式非骨水泥股骨柄的近端和远端组件可以分别与股骨近远端髓腔形态相适应，因此常用于髋关节翻修，在骨干区获得良好固定的同时，还能恢复下肢长度、克服下肢不等长，且假体角度的调节有助于增强关节的稳定性。目前组配式股骨柄的远端形态各异，但最常见的还是锥形柄（图 4-11）。③股骨近端置换假体：如果股骨大量骨缺损则可以采用可固定外展肌的金属假体进行股骨近端置换。这种肿瘤型组配式假体同样适用于非肿瘤病例，且在调整假体角度和肢体长度方面存在一定优势。股骨近端置换的术后并发症包括脱位、无菌性或感染性松动，因此比较适用于要求不高、运动较少的老年患者。也有一些股骨近端假体采用钽金属涂层以期获得更好的骨长入。④定制股骨柄：在髋关节翻修假体中还有钽金属涂层的定制假体可以获得更好的固定效果，特别适合 Paprosky Ⅳ 型股骨髓腔宽大的病例。另外，在一些复杂的翻修病例中生物固定和骨水泥固定技术可混合使用，以获得最佳的近期及远期固定效果。

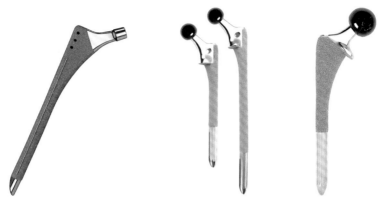

图 4-10　圆柱形长柄股骨翻修假体

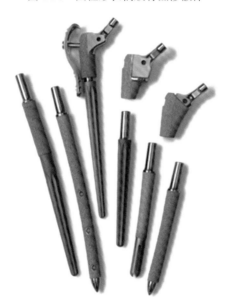

图 4-11　组配式股骨翻修假体

二、髋臼翻修假体及辅助件

1. 髋臼翻修杯　目前几乎所有的髋臼翻修杯为半球形（图 4-12）且有第二代多孔涂层以利于骨长入，这种涂层的多孔表面和成骨细胞有更好的生物相容性，同时也增加了假体和骨界面之间的摩擦力。远期随访结果显示，这种髋臼杯获得良好骨长入的同时骨丢失更少。髋臼杯螺钉还可以同时对自体骨、异体松质骨和金属充填垫块进行固定。在原有髋臼杯松动移位且伴有包容性骨缺损时，就可以使用这种半球形假体，但要求宿主骨的前、后柱结构均基本完整。因此，这种半球形髋臼杯主要用于 Paprosky Ⅰ 型和大部分 Paprosky Ⅱ 型骨缺损。

2. 金属充填垫块　如果髋臼存在节段性骨缺损，那么在植入髋臼杯时还要使用充填垫块对特定的骨缺损进行充填。以往对这种骨缺损多使用同种异体骨进行结构性植骨，但也要面对同种异体骨植骨存在的骨不连、感染、无菌性松动、骨吸收、免疫排斥反应等情况。

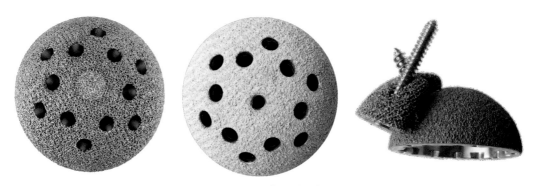

图 4-12　翻修型髋臼杯

最近出现的多孔涂层金属垫块已基本可替代同种异体骨对各种骨缺损进行充填，这种垫块既可以单独使用，也可以多个垫块组合使用，但在放置垫块前需使用髋臼锉处理髋臼骨缺损部位的骨床，并使用螺钉进行固定（图 4-13）。

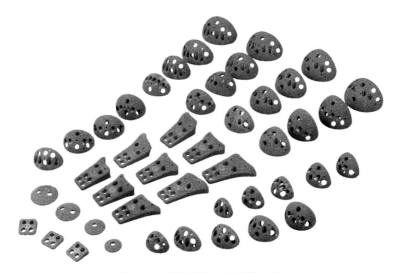

图 4-13　髋臼翻修金属充填垫块

3. 髋臼金属加强环　髋臼金属加强环的固定不仅仅依赖髋臼窝，还可以凭借自身带有的多个螺钉孔固定于坐骨和髂骨（图 4-14）。髋臼金属加强环的植入不仅可以桥接骨缺损，还可以对充填髋臼骨缺损处的异体骨起到保护作用，从而有利于异体骨与自体骨的融合。髋臼金属加强环通常需与骨水泥固定髋臼杯组合使用。虽然髋臼金属加强环可以在异体骨和宿主骨融合的过程中起到临时固定的作用，但这种方式因缺少生物固定而可能导致疲劳断裂。

4. 定制假体　在骨盆连续性中断，特别是存在大量骨缺损时，可以使用定制的 3D 打印髋臼杯（图 4-15）。这种假体可以更好地和骨性髋臼解剖匹配而减少骨丢失，因此该假体更具优势。但要制作这种假体首先要对骨盆及其骨缺损的情况进行 CT 扫描，再进行设计和制造。

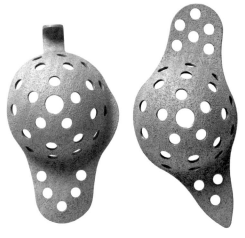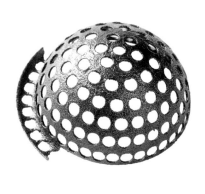

图 4-14 髋臼金属加强环

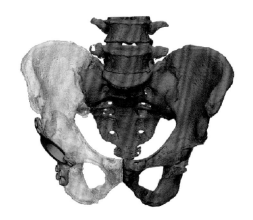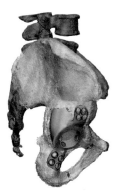

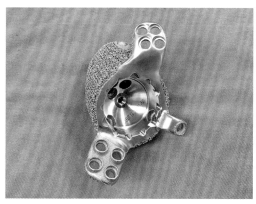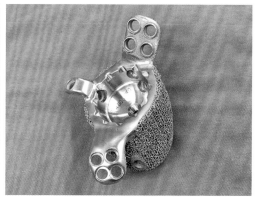

图 4-15 个性化定制的 3D 打印髋臼假体

三、股骨头和内衬

股骨头和内衬与术后髋关节的稳定性密切相关。在翻修过程中，软组织会更加松弛，因此需选用更大号的股骨头以减少术后脱位的可能性。随着头颈比的增加，股骨头在脱位

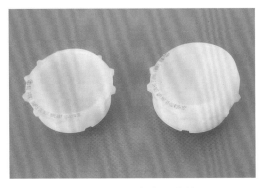

图 4-16　聚乙烯高边内衬

前和髋臼之间移动的距离也就越大。因此，在髋关节翻修中使用更大的股骨头可以减少撞击并增加股骨头的跳跃距离，从而减少关节脱位的可能性。

根据内衬的防脱位性能又可分为：①高边内衬。减少术后脱位的另一个方法是选择高边内衬（图 4-16）。在髋臼杯固定良好且位置偏差不大时，高边内衬能够让术者改变已植入髋臼杯的角度。此外，为了充分利用髋臼骨量而将髋臼杯放置于欠理想的位置时，高边内衬可以优化髋臼杯的外展角和前倾角。②双动内衬。双动髋臼杯是将一个小股骨头置于更大的聚乙烯头内，再与金属的髋臼组件形成关节（图 4-17）。这种设计相当于增加了股骨头的尺寸，其优势在于关节活动度增加且不易脱位。有研究认为，双动髋臼杯可用于因反复脱位而需要翻修的病例，且翻修术后因关节脱位而需要再次翻修的比例更低。③限制性内衬。为了解决髋关节翻修术后不稳，一种可以锁定股骨头的髋臼限制性内衬已应用于临床（图 4-18）。这种内衬适用于合并有神经系统或神经肌肉疾病导致外展肌张力、肌力问题的全髋关节置换患者，也适用于肌肉力量减弱或软组织松弛导致髋关节稳定性差的其他情形，尤其适用于反复出现的多个方向上的髋关节不稳。但这种限制性内衬由于应力过多地集中于髋臼 – 骨界面，易造成髋臼杯的松动而导致失败。正是因为这种高失败率，应当尽量避免骨水泥固定的限制性内衬和加强环组合使用。另外，限制性内衬的活动范围有限，也就更容易出现撞击。鉴于此，新一代的限制性内衬去除了高边，从而能获得更大的活动范围，这就在保留了限制性内衬优点的同时减小了脱位的可能。

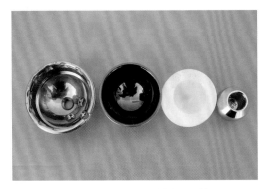

图 4-17　双动全髋内衬及组件

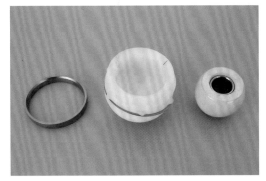

图 4-18　限制性全髋内衬及组件

第五章

全髋关节置换手术入路及假体安装标准

全髋关节置换术存在多种手术入路，良好的入路可以提供充分的显露，确保手术的顺利实施并尽可能减少损伤，规避或减少各种可能的并发症。目前全球范围内，关节外科医生多采用后入路亦称后外侧入路和直接外侧入路实施全髋关节置换术，两者分别占总体的 45% 和 42%，其次是直接前入路，占 10%。北美洲医生（69%）比欧洲医生（36%）和其他国家的医生（45%）更倾向于后外侧入路。但无论采取何种入路，规范的、手术医生熟悉的、适合患者具体病情的入路是确保置换手术成功的前提。

髋关节假体位置的正确安放是全髋关节置换手术的基本要求。假体安放位置不佳是全髋关节置换术后脱位的高危因素，这已是基本事实和所有关节外科医生的共识。在本书后续章节详述的全髋关节置换术后脱位的 Dorr 分型中，Ⅲ型和Ⅳ型脱位都属于假体位置不良性脱位。这类脱位包括髋臼杯和股骨柄假体位置与方向的植入错误。因而，正确的假体位置及角度是预防髋关节术后脱位的关键因素。本章将从手术入路、髋臼假体的植入、股骨假体的植入及髋关节假体植入的整体概念及考虑因素 4 个方面介绍全髋关节假体的植入及安装标准。

第一节　手术入路

一、后入路

von Langenbeck 于 1874 年首次描述了经典的后入路，其后经历了多种改良。现在使用的后入路与 Moore 于 1952 年所描述的最为相似，通常也被称为 Southern 或 Moore 入路，亦称后外侧入路。据统计，后入路是目前全球最常用的全髋关节置换手术入路。后入路全髋关节置换手术的方法与步骤如下：患者取侧卧位，患髋在上，骶尾部和耻骨联合部各垫平垫并用固定架固定。健侧下肢呈半屈髋屈膝位；患肢伸直，骨盆垂直于床面。从股骨干外侧中心、大转子远端约 5cm 处开始做 10～15cm 弧形切口，切口的一部分位于大转子后上方，弧形弯向髂后上棘，余部沿股骨干向下。切开皮肤和皮下脂肪直至阔筋膜和髂胫束，在近端纵向切开，并沿臀大肌纤维进行分离。内旋股骨，暴露位于臀小肌后缘的梨状肌肌腱，留置缝线便于术后缝合。紧贴梨状肌的股骨止点处离断，向后牵开肌腱。在关节囊后上方置入 Hohmann 拉钩，纵向或 T 形切开关节囊（图 5-1）。清理关节囊周围骨赘，屈髋、内收并内旋患肢使髋关节脱位。如果脱位困难，可进一步松解外旋肌肌组其余肌腱。按照术前模板测量位置，用摆锯在股骨颈截骨。取出股骨头，测量股骨头大小。显露髋臼，切除横韧带、髋臼盂唇和阻碍操作的软组织，充分暴露后用髋臼锉磨锉髋臼至合适大小。外展约 45°、前倾约 15° 植入相应大小的髋臼杯，装入内衬。然后屈曲、内收和内旋髋关节，将拉钩置于股骨颈下方，向上翘起股骨近端，使股骨近端髓腔充分显露，开槽扩髓至合适大小，将不同型号髓腔锉依次打入股骨髓腔至合适大小，选择颈长合适的股骨头试模安装，复位关节测试。根据测试结果选择相应型号股骨柄、股骨头假体并安装，复位髋关节，检查下肢长度及髋关节的活动度和稳定性。冲洗并关闭切口。

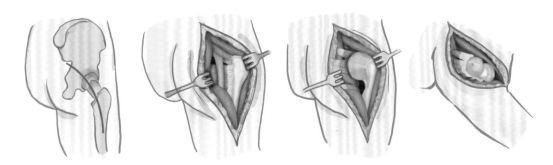

图 5-1　后入路全髋关节置换术示意图

二、直接外侧入路

Hardinge 于 1982 年描述了直接外侧入路全髋关节置换术。Mulliken 等在 1998 年对 Hardinge 提出的入路进行了改良，形成现在使用的直接外侧入路全髋关节置换术。这是目前在全球应用广泛程度仅次于后入路的全髋关节置换入路。直接外侧入路全髋关节置换术的方法与步骤如下：患者取仰卧位或侧卧位，仰卧时对侧髂嵴处置固定架支撑，侧卧时固定方法同后入路。切口以大转子为中心，由远及近、由前向后略为倾斜纵向切开皮肤，一般切口长度为 10～15cm。切开皮肤，分离皮下组织，并沿阔筋膜张肌与臀大肌的间隙切开阔筋膜。确定臀中肌前、后缘，在其前、中 1/3 交界处纵行劈裂剥离，劈裂臀中肌范围应不超过大转子上方 5cm 以避免损伤臀上神经（图 5-2）。向前方牵开劈裂的臀中肌与部分股外侧肌，外旋髋关节，沿肌纤维方向劈开臀小肌，显露关节囊。切开关节囊，内收、外旋及伸髋关节，使股骨头从前方脱位。股骨颈截骨、髋臼显露及磨锉、股骨侧显露及处理，以及假体安装同后入路。

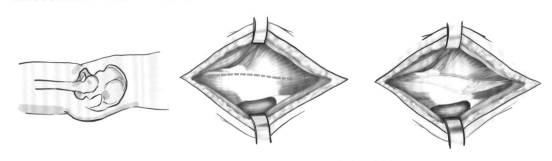

图 5-2　直接外侧入路全髋关节置换术示意图

三、直接前入路

直接前入路亦习惯性称为 DAA 入路，它属于肌保留入路中改良 Smith-Petersen 入路中的一种。为了减少全髋关节置换术后髋关节脱位的发生，Smith-Petersen 于 1917 年首次描述了髋关节直接前入路，并于 1949 年完成了第 1 台直接前入路全髋关节置换术。在之后的几十年中，随着新工具的出现，直接前入路技术得到不断改进，损伤更小，更易于操作。该入路是利用不同神经支配的肌肉之间的间隙进行手术操作，浅层利用缝匠肌和阔筋膜张肌之间的间隙，深层则是利用股直肌和臀中肌之间的间隙。该入路过程如下：患者取仰卧位，将充气垫或其他软垫放在双侧臀部，使骨盆前倾并轻度伸展下肢。以髂前上棘为标志，在其远端外侧各 3cm 处纵向切开皮肤，向远侧腓骨头方向延伸 6 ~ 8cm，使其与阔筋膜张肌的方向保持一致，切开皮下脂肪至深筋膜。在辨认阔筋膜张肌和缝匠肌及二者的间隔后，切开深筋膜。从阔筋膜张肌内侧缘钝性分离，通常可见阔筋膜张肌和缝匠肌之间的脂肪条纹，并将其作为间隔辨识的标志。沿该脂肪条纹以手指进行钝性分离显露股骨颈，在股骨颈上方放置 1 个弯曲的钝性拉钩。以 Hohmann 拉钩将阔筋膜张肌和臀中肌向外侧牵开，向内侧拉开缝匠肌和股直肌，显露深部肌间隔。处理越过间隔的旋股外侧动脉升支。切开关节囊，显露股骨头。原位进行股骨颈双截骨。第 1 次截骨沿着股骨颈上外侧的骨鞍到股骨颈内侧的一条线进行。在距离第 1 次平行截骨近端约 1cm 处进行第 2 次平行截骨。取出双截骨形成的中央盘，随后取出股骨头。使用拉钩以显露髋臼（图 5-3）。松解关节囊，用标准锉磨髋臼，植入髋臼杯。在大转子、小转子后方放置拉钩以显露股骨近端，如显露或操作困难，可松解后方关节囊。充分显露后开槽扩髓、植入假体，然后复位。

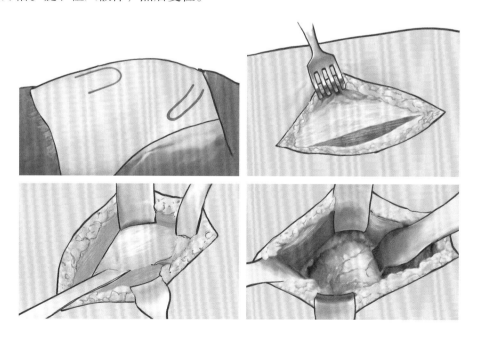

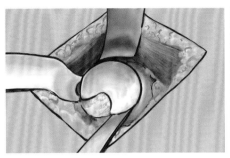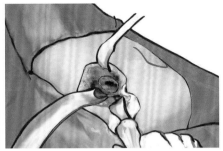

图 5-3　直接前入路全髋关节置换术示意图

四、肌间隙入路

肌间隙入路属于改良 Watson-Jones 入路中的前外侧入路。该肌间隙入路最初由 Sayre 于 1874 年报道，后由 Watson-Jones 进行改良，之后由 Berger 等在 2004 年提出并应用。该入路位于外展肌前方、阔筋膜张肌后方，利用该肌间隙可有效避免外展肌的损伤。该入路方法与步骤如下：患者取侧卧位，患侧向上。手术准备的一个重要部分是手术台的下半部可调节成折刀位以满足截骨的需要。从大转子前结节开始延伸至髂前上棘的一条线上做皮肤切口，向远处延伸 6～7cm。切口其余部分位于近端。沿皮肤切口继续分离皮下组织和筋膜，辨识臀中肌与阔筋膜张肌的肌间隙，通过股骨颈前部和上部沿臀小肌用手指钝性分开该间隙。用改良 Hohmann 拉钩放置在股骨颈上、下方将肌肉牵开。使用中等宽度圆形边缘的拉钩以保护肌纤维。以保留内侧为基础行关节囊 U 形切开，近端边缘靠近髋臼前缘，上缘在股骨颈上尽可能靠外侧，外侧缘在股骨转子间线的关节囊止点（图 5-4）。拉开切开的关节囊。髋关节外旋，分两次截除股骨头和股骨颈。在股骨头和股骨颈交界处进行第 1 次截骨。将股骨近端向前抬高，进一步外旋股骨，按照术前计划确定的水平进行第 2 次截骨。取出骨块和股骨头。将 2 个拉钩中的 1 个置于 5 点方向，另外一个置于 7 点方向，拉开关节囊以便更好地显露髋臼。磨锉髋臼、植入假体。将患肢后伸、外旋、内收，并在股骨颈内侧和后方放置拉钩，充分暴露股骨端，开槽、扩髓，植入假体。

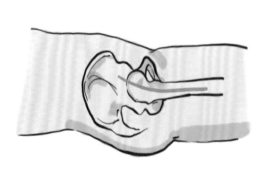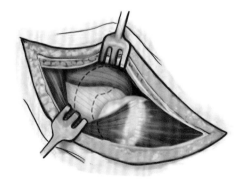

图 5-4　肌间隙入路全髋关节置换术示意图

五、SuperPath 入路

SuperPath 入路属于小切口入路，又称为直接上方入路，也称为经梨状肌入路。该入路由 Chow 等于 2011 年提出，系在经皮穿刺通道的辅助下，利用臀小肌和梨状肌之间的间隙进入髋关节，保留前、后方关节囊及外旋肌群。SuperPath 入路全髋关节置换术的方法与步骤如下：患者取侧卧位，牢固固定体位，患肢屈曲 45°～ 60°，内旋 20°～ 30°，轻微内收。在大转子顶近端做 6 ～ 8cm 皮肤切口，与股骨成一直线，沿肌纤维钝性分离臀大肌，将臀中肌和臀小肌向前牵开，梨状肌肌腱向后牵开，不切断任何肌肉，显露关节囊（图 5-5）。沿股骨颈至髋臼缘近端 1cm 处开关节囊，经马蹄窝处向股骨髓腔中心开髓，然后使用连续的股骨髓腔锉处理股骨，根据术前计划及术中具体情况选择合适的髓腔锉，并根据最后一把髓腔锉的高度行股骨颈截骨；完成股骨颈截骨后，将 2 枚直径为 3.0mm 的斯氏针交叉打入股骨头，旋转股骨头以去除圆韧带等软组织连接，取出股骨头；显露髋臼，切除关节盂唇及关节囊等以充分显露髋臼骨性边缘，将瞄准手柄、定位器、髋臼试模等装配好，通过调整髋臼试模的方位在导向器定位下于主切口远端建立合适的辅助切口；通过主切口放置髋臼锉，利用辅助切口将动力连接杆连接髋臼锉并磨锉髋臼，并以类似的方式安装髋臼外杯和内衬；选择与最后一把髓腔锉对应型号的股骨假体植入，最后根据关节稳定情况选择合适颈长的股骨头，完成假体组配并复位髋关节。

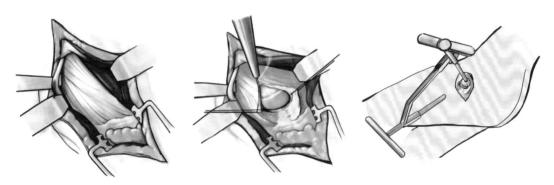

图 5-5 SuperPath 入路全髋关节置换术示意图

第二节 髋臼假体的植入

一、髋关节旋转中心

生理状态下，正常髋关节旋转中心位于双侧泪滴连线以上 12 ～ 14mm，同侧泪滴外侧 33 ～ 43mm；对于不同疾病个体，其健侧髋关节是最佳的数据参照。对于全髋关节置换术而言，旋转中心的位置涉及下肢的长度、外展肌力臂和张力，以及髋关节动力学等诸多方面。通常，恢复病损关节的旋转中心是全髋关节置换术应该达到的目标，这有利于术后功能的恢复及减少并发症的发生。文献表明，正确地重建髋关节旋转中心对于降低初次

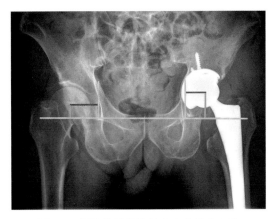

图5-6　假体髋关节旋转中心内移和上移

红线：水平旋转中心；绿线：垂直旋转中心；黄线：双侧泪滴连线及经泪滴的垂线

全髋关节置换术后脱位率至关重要。旋转中心上移会导致臀中肌松弛、张力不足；文献表明，旋转中心2cm的上移会减少髋外展肌43%的肌力。旋转中心内移导致的结果是臀中肌力臂变短，力量减弱；相对于健侧，假体髋5mm的旋转中心内移就可明显降低髋外展肌张力和肌力强度，增加髋关节脱位的风险。因此，旋转中心的上移和内移均会造成髋外展力减弱甚至无力，是全髋关节置换术后关节脱位的危险因素（图5-6）。但有时因骨质、骨量等原因，置换手术需要上移旋转中心，如Crowe Ⅳ型髋关节发育不良、髋关节翻修手术等，这部分病例置换术后脱位率较高也与旋转中心改变有关。目前衡量髋关节假体旋转中心的指标最常用的是垂直旋转中心和水平旋转中心，可分别反映其是否发生了上移和内移，这两个指标的具体测量其他章节会详细介绍。

二、髋臼杯外展角与前倾角

关于髋臼杯假体的安装，经典的原则是遵循1978年Lewinnek提出的髋臼安全区概念，即髋臼杯安装时外展40°±10°，前倾15°±10°（图5-7）。Lewinnek之后这一原则得到广泛应用和普遍认可，并为临床结果所论证。这一概念也被称为Lewinnek安全区。当髋臼假体过度前倾时（前倾大于24°），伸直、内收、外旋髋关节容易导致前脱位；当髋臼假体后倾时（前倾小于4°），屈曲、内收、内旋髋关节则易发生后脱位。当外展角过大，髋关节内收时易导致外上脱位；如果外展角接近水平，则髋关节屈曲时发生前方撞击会导致后脱位，在前倾角不足时尤其明显。但也并不意味着在安全区内就不会发生脱位。研究表明，髋臼假体在安全区内的脱位率为1.5%，在此安全区之外的脱位率为6.1%。

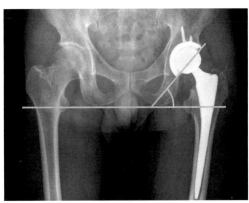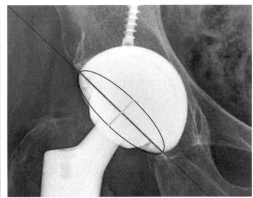

图5-7　全髋关节置换术后髋臼杯的外展角和前倾角

　　近年来，这一广为接受的安全区概念开始逐步受到不同程度的挑战。Abdel 等回顾分析了 9784 例初次全髋关节置换病例，对其中 206 例全髋关节置换术后脱位患者测量其髋臼杯前倾角、外展角、旋转中心及肢体长度的差异。结果发现，脱位病例 58% 的假体位于 Lewinnek 安全区内。因此，Lewinnek 安全区只能作为降低全髋关节置换术后脱位的一个参考因素，并不能消除脱位的可能性。基于此，有更多关于髋臼假体安装位置的研究涌现出来。Ha 等基于 Lewinnek 安全区理念提出利用髋臼解剖标志，计算出髋臼假体的安放位置。术前 CT 扫描获得患者原始髋臼外展角和前倾角，以髋臼横切迹和髋臼前切迹在 X 线上的位置为参照点，再参照 Lewinnek 安全区的髋臼假体安放标准，通过计算进行定位。通过该方法完成的 45 例全髋关节置换均未发生脱位，但该研究的缺憾是纳入的病例数太少。

　　有研究者提出通过不同患者髋关节的个体形态差异，寻找共有的结构标志作为参照来定位髋臼假体。目前在安装髋臼假体寻找解剖标志时可以参照的标志包括骨性标志及软组织标志。骨性标志常用的是髋臼切迹（图 5-8）。Mamyama 等提出了髋臼切迹角的概念，这个角是指从坐骨大切迹到髋臼后壁的延长线与通过髋臼前后壁的直线之间的夹角。髋臼切迹角的解剖变异很小，在所有患者中几乎都成直角，且术中容易辨认。该研究发现，术中参照髋臼切迹角和坐骨大切迹来安装髋臼假体，完成 631 例初次全髋关节置换术，术后脱位率仅为 0.34%。软组织标志常用的是髋臼横韧带。Archbold 等提出应用髋臼横韧带作为参照标志来个体化地确定髋臼杯的位置，术中需要充分显露髋臼、去除骨赘，直视髋臼横韧带，首先采用直径小的髋臼锉磨锉，然后使髋臼锉与髋臼平行进行磨锉，直至髋臼锉差不多恰好位于韧带内。按照这种方法完成 936 例初次全髋关节置换术，术后脱位率为 0.6%。Yoon 等利用 CT 技术，通过髋臼横韧带测量与直接髋臼杯的前倾角度测量相对比，认为髋臼横韧带可作为纠正髋臼位置不良的一个重要解剖标志（图 5-9）。但对于髋臼发育不良等髋臼畸形的患者，髋臼横韧带并不能作为辅助定位的标志。髋臼假体的理想位置目前没有统一的标准，虽然 Lewinnek 安全区依然可以作为髋臼假体安放角度的参考标准，但仍报道有脱位的发生，因此不能作为一个绝对的安全范围。

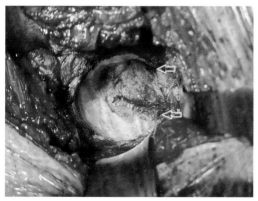
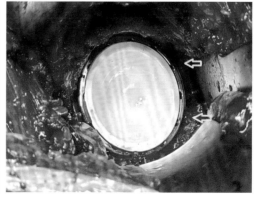

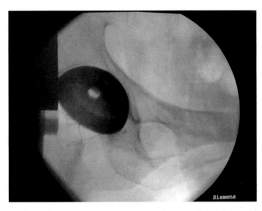

图 5-8　全髋关节置换术中以髋臼切迹作为髋臼杯安放的参照标志

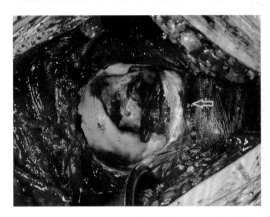

图 5-9　全髋关节置换术中以髋臼横韧带作为髋臼杯安放的参照标志

除髋臼假体的位置、角度外，髋臼假体的牢固程度也是初次全髋关节置换术中值得关注的问题。虽然目前髋臼假体安放后会常规进行螺钉固定，但如果髋臼假体牢固程度不够，单纯依靠螺钉固定是不足以支撑髋臼假体稳定性的。有荟萃分析研究表明，髋臼假体螺钉固定与不固定对于初次全髋关节置换术效果无影响，表明髋臼假体安放时其自身的稳定可靠是起主要作用的。一般可通过假体上的孔洞探查软骨下骨，确保假体与骨质紧密接触。髋臼假体打入后，需要进行稳定性测试，使用血管钳钳夹假体边缘，确保假体与骨质之间无活动方可放入内衬，否则需要重新磨锉髋臼，更换髋臼假体。

第三节　股骨假体的植入

股骨假体的位置和选择不当同样会导致初次全髋关节置换术后脱位的风险增加，过度的股骨假体前倾也可能导致脱位。有研究认为，股骨假体的位置不如髋臼假体显得重要，其原因可能是相对于髋臼侧假体的植入，股骨侧假体操作部位更表浅，易于掌控，且股骨假体安装后也不易旋转。为使患者术后获得满意的功能，减少术后脱位等并发症并延长假体的使用寿命，有研究提出了全髋关节置换中股骨假体的安装标准（图 5-10）：①股骨距的距离高度。截除股骨头颈后股骨距应根据要求保留 1 ～ 1.5cm，假体股骨头的中心应与大转子顶点在同一水平（实际上这一点要视颈干角大小而定）；②股骨假体柄的轴线与股骨干轴线应重合一致；③股骨假体应保持 5°～10° 前倾角；④保留适当的股骨偏心距；⑤股骨假体柄与周围骨质压配紧密。这些标准中，股骨假体的前倾角、偏心距和假体安装轴线与术后关节稳定性及脱位相关。

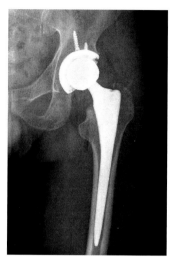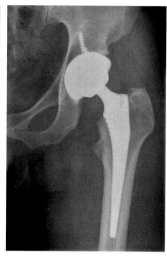

图 5-10　全髋关节置换术股骨假体位置及假体大小

　　股骨假体安放时柄的轴线应与股骨髓腔的轴线重合一致，即保持股骨柄位于髓腔中心。当股骨柄放置与髓腔不一致时，除了容易导致术中股骨皮质骨折外，也会影响其偏心距，进而影响假体髋关节术后的稳定。股骨干骨折采用髓内钉固定时，髓内钉同样应位于股骨干的髓腔中心，只有入钉点准确才能保证髓内钉位于中心线上。同样，在股骨假体放置前，股骨髓腔的开槽定位亦非常重要。Farhang 等报道结合股骨的解剖形态，确定转子间骨折的最佳入钉点在大转子尖端后方 5mm 处，此入钉点置入髓内钉时抵消因股骨大转子尖端偏倚而造成的髓内钉置入误差，可确保髓内钉在矢状位上处于股骨髓腔的中间。换言之，股骨髓腔中心延长线位于大转子尖端偏后 5mm 处；再结合股骨头相对于股骨髁向前倾 10°～15° 的解剖学特点，可知股骨髓腔中心线位于股骨颈截骨平面后外侧。因此，股骨颈截骨完成后，在截骨平面的后外侧进行开槽扩髓可使股骨假体的轴线与髓腔的轴线尽可能重合一致。

　　正常股骨颈的长轴与股骨的冠状面形成 10°～15° 的前倾角，由于人工关节假体形态与人体解剖形态不能完全无痕迹匹配，因此在股骨柄放置时应保持 5°～10° 的前倾角。前倾角不能太大或者太小。当股骨假体过度前倾时（大于 10°），髋关节伸直、外旋容易发生前脱位；当股骨假体后倾时（小于 5°），髋关节屈曲、内收则容易导致后脱位。此外，前倾角太大或太小时，也容易出现股骨骨折，造成假体的不稳定。术中开槽完毕扩髓时，应注意维持 10° 左右的前倾，以确保扩髓后安装假体时股骨柄具有一定的前倾角（图 5-11）。

　　偏心距是指假体股骨头旋转中心到股骨干长轴的垂直距离，它代表的是髋外展肌的力臂。髋关节可以看作一个杠杆，股骨头旋转中心是杠杆的支点。单腿站立时，杠杆内侧的力量是体重，力臂是股骨头中心至身体重心重力线的垂直距离；杠杆外侧的作用

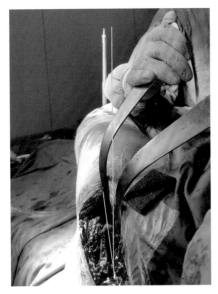

图 5-11 仰卧位外侧入路全髋关节置换
术中股骨开槽 10° 前倾
小腿平行地面，长线为通髁线

力是外展肌肌力，力臂就是偏心距。全髋关节置换术中的软组织平衡，尤其是外展肌力对术后髋关节功能有重要的影响。研究表明，在行走支撑相时，髋外展肌群负荷可达体重的 2.6～2.8 倍，因此髋外展肌力量减弱将极大影响髋关节的稳定性。而术中股骨假体偏心距的调节是这一软组织平衡的主要手段（图 5-12）。接受全髋关节置换术的患者术前多存在不同程度的外展肌力臂减小、肌力差等表现；在手术过程中，手术切口会对臀中肌、臀小肌造成直接损伤；加之全髋关节置换可能会改变髋关节的旋转中心，使其两侧的力臂长度发生变化，从而干扰髋关节作为杠杆支点的内、外侧原有的动力平衡，造成全髋关节置换术后的髋关节不稳，诱发脱位。因此，恢复或适度增加外展肌力臂成为全髋关节置换术过程中的重要考虑因素，重建偏心距则具有重要意义。

正常或增大的偏心距可使股骨外移，改善髋关节周围软组织的张力，较小的外展肌肌力即可使骨盆得到平衡；还可改善行走步态，减小跛行和关节脱位的可能性，使髋关节更加稳定。但偏心距也不是越大越好，偏心距过大会使股骨近端应力增加；同时过大的偏心距会使应力传导不均，更容易产生微动，增加假体松动及骨溶解的发生概率。

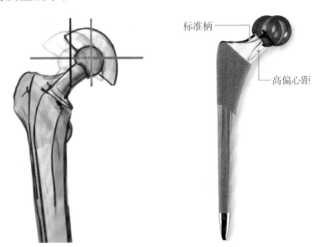

图 5-12 股骨假体偏心距对臀中肌外展力臂的影响
标准柄偏心距：红线与蓝线交汇；高偏心距：绿线与蓝线交汇

第四节　髋关节假体植入的整体概念及考虑因素

研究表明，只根据髋臼假体的前倾角、外展角并不能充分预测髋关节的稳定性，因为相当一部分脱位患者的髋臼假体位于安全区。研究还证实，单纯髋臼杯的安放角度不能完全决定全髋关节置换术后假体关节的稳定性，关节的脱位风险与髋臼假体和股骨假体的安装角度均相关。髋臼假体和股骨假体的安装角度共同决定了髋关节的无撞击活动范围。为满足全髋关节置换术后日常活动的需要，假体髋关节的活动度必须达到一定程度范围，否则关节会出现不稳，甚至发生脱位。研究证实，髋臼杯前倾角和股骨假体的前倾角之和，即所谓联合前倾角（combined anteversion，CA），其在一定的、合适的范围之内时能达到满足日常生活的要求，即前屈大于110°、后伸大于30°、屈髋90°时内旋大于30°、外旋大于40°的D'Lima标准。联合前倾角理论最早是由Mckibbin在1970年首次提出，由Ranawat在1991年引入并倡导，后经多位学者的不断验证、改善，认为理想的联合前倾角角度应在25°～40°。随后Dorr等通过计算机导航技术证明，理想的联合前倾角范围为25°～50°，联合前倾角过大时可能导致关节前方不稳，而联合前倾角＜25°时，易引起后方不稳，其研究结果亦得到临床医生的广泛认可。

联合前倾角过大，伸髋、外旋时股骨假体颈部与髋臼杯后部发生撞击，容易发生前脱位。联合前倾角过小，屈髋、内收、内旋时股骨假体颈部与髋臼杯前部发生撞击，容易产生后脱位。术中如何判断、评估联合前倾角，不同学者采用的方法不尽相同。有研究认为，在全髋关节置换术时，采用屈髋45°法判断假体联合前倾角较为容易且方便，其具体标准是屈髋45°时，股骨头试模的边缘平面与髋臼内衬或髋臼杯试模开口的平面平行（图5-13）；屈髋0°时股骨头前部外露多，后部外露少；屈

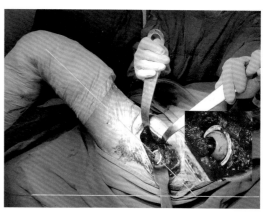

图5-13 全髋关节置换术联合前倾角的屈髋45°测量法

曲髋关节90°时股骨头后部外露多，前部外露少，此为合适的联合前倾角。如果屈髋小于45°时股骨头试模的出口边缘平面与髋臼内衬试模开口的平面平行，说明髋臼杯试模的前倾角小，需要增加髋臼侧的前倾角。如果屈曲髋关节大于45°时股骨头试模的边缘平面与髋臼内衬试模开口的平面平行，说明髋臼假体的前倾角过大，需要减小髋臼假体的前倾角。还可采用Coplanar测试法测量术中联合前倾角，具体实施方法如下：患者取侧卧位手术时，伸髋0°、屈膝90°，大腿与地面平行、逐渐屈髋内旋使假体股骨颈与髋臼杯出口平面垂直或假体股骨头出口平面与髋臼出口平面平行，小腿与水平面的夹角即为联合前倾角；患者取仰卧位时，患肢伸直、内旋，调整下肢位置，逐渐屈髋内旋使假体股骨颈与髋臼杯出口平面垂直或人工股骨头出口平面与髋臼出口平面平行，此时小腿置于手术台边缘外屈膝，小腿与垂直面的夹角即为联合前倾角（图5-14）。将髋臼假体的前倾角调整合适后，根据股骨头旋转中心与大转子顶端的关系、软组织张力等决定所用股骨头试模的颈长。然后，屈髋内收位时检查股骨颈截骨的前内侧角与髂前下棘之间有无撞击，伸髋外旋位检查髋臼后缘与股骨转子后部有无撞击，有撞击时去除假体试模外多余的骨质，使髋关节的活动度达到D'Lima标准。

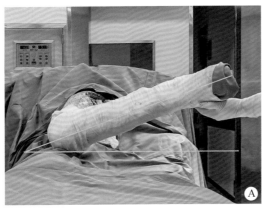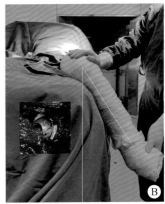

图 5-14　全髋关节置换术联合前倾角的测量法
A. 侧卧位；B. 仰卧位

Hiroshi Imai 等认为无论是骨水泥型假体，还是生物型假体，在对髋关节骨关节炎和髋关节发育不良的全髋关节置换术中应用联合前倾角理念均可获得满意的假体植入位置及角度。Yasuharu 等发现，联合前倾角技术可以降低生物型全髋关节置换术后的脱位率，而这一结论也在多数文献报道的结果中得到验证。联合前倾角技术已被广泛应用于髋关节发育不良的全髋关节置换术中，通过该技术可获得较为满意的髋臼假体植入位置、角度及股骨前倾角。通常全髋关节置换采用的是"髋臼侧优先"技术，首先准备髋臼侧，参照身体的冠状面按照恒定的前倾角或参照局部解剖标志（髋臼缘或髋臼横韧带）安装髋臼杯；然后再准备股骨侧，安装股骨假体。然而，目前最常用的股骨假体是干骺端填充型，股骨颈截骨的形状、股骨干的生理弯曲、股骨转子间区的峡部决定了股骨假体的前倾角；股骨扩髓和最终的假体植入实际上是通过轻微旋转，使股骨柄到达最适合股骨近端髓腔的形状，此时股骨柄在髓腔内已充分固定、不能再旋转调整。对于股骨颈前倾角异常的患者，尤其是髋关节发育不良的患者，应用"髋臼侧优先"技术经常会出现假体的联合前倾角超出安全范围的情况，容易发生脱位。由于股骨假体的前倾角很难调整，而髋臼杯假体的角度易于调整，为了使假体的联合前倾角在安全范围内，有学者提出了全髋关节置换的"股骨侧优先"的理念。即术中先进行股骨扩髓，确定股骨柄的前倾角，然后再调整髋臼杯的前倾角。文献表明，应用"髋臼侧优先"技术的髋关节脱位概率是"股骨侧优先"技术的 5.8 倍，该研究回顾性分析了 579 名患者 634 侧全髋关节置换，其中采用"股骨侧优先"技术 230 例，发生脱位 1 例；"髋臼侧优先"技术 404 例，发生脱位 10 例。王先泉等使用"股骨侧优先"联合前倾角技术行 133 例全髋关节置换，术后随访 6 个月未见脱位发生。

第六章

全髋关节置换影像学评估及术前规划

第一节　髋关节的影像学检查

　　髋关节是人体最大的承重关节，也是关节疾病的多发部位之一。髋关节疾病主要包括创伤性、退行性、炎症性、缺血坏死性及发育性疾病等。影像学检查在髋关节疾病诊断及鉴别诊断中起重要作用。目前，髋关节疾病的影像学检查手段主要有 X 线摄片、CT 扫描、MRI 和放射性核素骨显像。X 线摄片及 CT 扫描可以清晰显示关节骨性结构，对于关节创伤性疾病、退行性病变、炎症性疾病、发育性疾病、缺血坏死性疾病及肿瘤性病变等都有较高的诊断价值，但对软组织、韧带及骨髓等方面疾病的诊断存在局限性。除可以清晰显示骨组织外，MRI 对关节软骨、髋关节周围韧带、滑膜及肌肉等结构及病变的显示有明显的优势，能早期发现股骨头坏死、骨关节炎和关节盂唇撕裂等疾病。但对于骨质增生性改变和撕脱性骨折等疾病的显示，MRI 在某些方面却不及 X 线摄片和 CT 扫描。因此，各种检查方法需要合理运用，取长补短，同时结合临床资料进行综合分析，以达到正确诊断的目的。

一、髋关节 X 线检查

　　从影像学角度了解髋关节的最基础而又效费比高的检查是髋关节 X 线摄片。髋关节置换术前应拍摄髋关节 X 线片，包括骨盆正位片和髋关节侧位片（图 6-1），两者都需包含股骨近端。这可以为手术医生提供足够多的信息，包括患侧髋关节的轮廓、完整性、骨质量、病损种类及性质、有无骨缺损、骨性融合、脱位或畸形等。标准的站立负重位双下肢全长 X 线片（图 6-2）可以帮助了解下肢力线、双下肢是否等长等重要信息。阅读骨盆 X 线片时应特别注意评估髋臼结构的完整性，预估所需假体的大小和需要磨锉的骨量，并决定是否需要植骨。髋关节周围骨赘形成或髋臼明显内陷会使术中关节脱位困难，X 线片可提供其基本信息。对于髋关节发育不良的患者，需要仔细评估骨盆骨储量能否充分固定髋臼假体、髋臼状况及脱位高度，包括真、假臼的位置、大小、形态；双下肢全长 X 线片有助于了解双下肢长度，有无骨盆倾斜等。对于髋臼壁可能有骨缺损的疾病，除常规拍摄髋关节前后位 X 线片外，还应加拍闭孔位和髂骨斜位片。由于脊柱、骨盆的联动关系，对于合并有强直性脊柱炎（图 6-3）、腰椎退变等脊柱疾病和脊柱固定手术的患者，置换术前还应拍摄脊柱 X 线片以充分评估病情和预后。股骨侧的阅片应注意股骨近段的形态、轮廓有无异常，髓腔形态是漏斗形抑或烟囱形，骨皮质厚度及质量，大小转子的情况，股

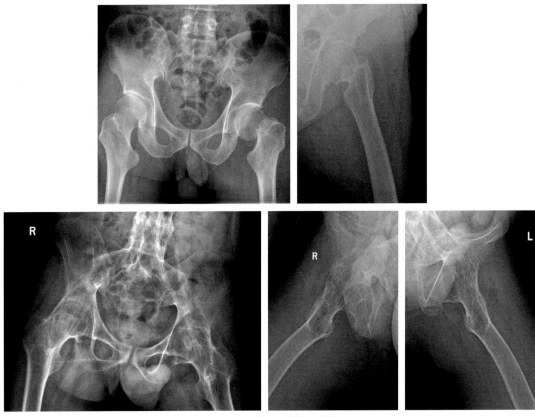

图 6-1 术前骨盆正位、髋关节侧位 X 线片

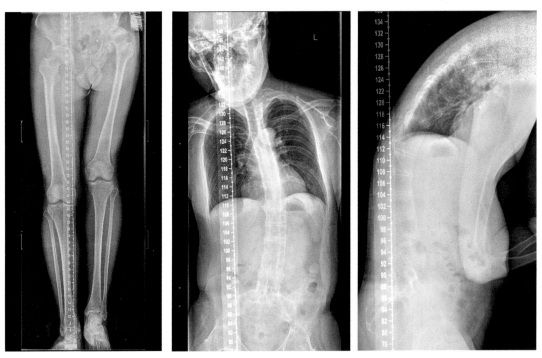

图 6-2 站立负重位双下肢全长
X 线片

图 6-3 脊柱 X 线片

骨头的病理变化等。由于个体差异及既往疾病可能导致股骨髓腔狭窄，骨皮质强度不足及厚薄不一，阅片时需注意髓腔宽度，特别是年老患者、髋关节发育不良患者及体型矮小患者。在这些情况下，可能需要准备直柄或特制的细柄股骨假体。对于 Paget 病、股骨干陈旧性骨折或先天性畸形患者，侧位 X 线片可显示股骨近端是否存在明显的前弓。审阅髋关节 X 线片时需要关注的其他细节和信息在本章术前规划部分会详细阐述。

二、髋关节 CT 检查

目前临床上对于髋关节疾病的诊断和评估，X 线检查是最基本且普遍可行的方式。然而，X 线片在宏观上良好显示关节结构的同时，存在骨质及结构的重叠、对细微结构或病损无法清楚显示、空间感不足等缺陷。CT 检查可充分弥补 X 线片的不足，为术者提供髋关节横断面、冠状面、矢状面的细节及空间位置关系（图 6-4）。很多情况下还可以规避 X 线检查可能的漏诊，如股骨颈隐匿性骨折或髋臼前后缘骨折等。CT 因其自身优势已成为临床上广泛应用的影像学检查方法，在髋关节疾病的诊断和评估中具有显著的价值和意义。与常规 X 线检查相比，CT 扫描得到的断面图像层厚准确，图像清晰、分辨率高，无层面以外结构的干扰。髋关节的多平面重建图像较轴面图像能够提供更多和更直观的信息。基于上述信息可对髋臼大小和深浅、股骨髓腔直径及骨皮质厚度等参数做出较为准确的细节预测，为术者制订手术方案提供重要的依据。

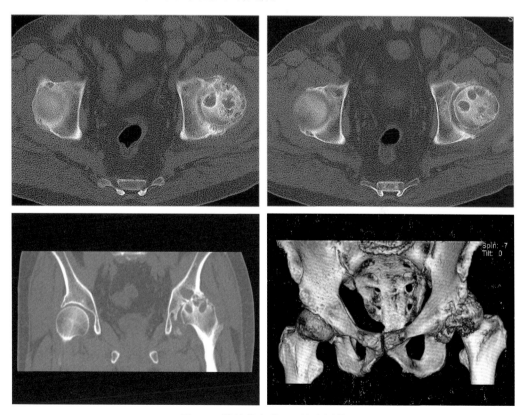

图 6-4 髋关节术前 CT 检查图像

　　由于骨骼系统与周围结构具有较大的自然对比，髋关节炎症性、创伤性、缺血性、发育性病变，以及以成骨、囊变为主的肿瘤或肿瘤样病变，可行 CT 平扫加三维重建。软组织窗可对髋关节非骨性结构进行分析，骨窗则有助于对骨性细微结构进行评估。髋关节 CT 三维重建主要采用容积重建方法，结合剥离股骨头，可清楚显示髋关节结构、股骨头及髋臼形态。CT 密度分辨率较高，可显示细微骨质结构及早期骨质改变，诊断骨性病患的敏感性和特异性较高，在显示早期股骨头坏死、细微骨折及骨溶解等诸多方面优于 X 线检查。CT 检查能精确评估病变的范围、髋关节周围是否出现囊性或实性肿块、关节积液及周围有无脓肿形成等。CT 增强扫描主要用于显示软组织肿块及血管成像，有利于肿瘤的鉴别诊断。如平扫发现定性困难的病变，也可选择 MRI 进一步检查。

三、髋关节 MRI 检查

　　不同于 X 线片和 CT 扫描，MRI 是一种无辐射的检查，它可以先于 CT 扫描发现骨组织的早期病损和微小病变，还可清晰显示软骨及各种软组织的影像和病损细节。对于髋关节，该检查可充分展示软骨形态和质量、滑膜炎症及关节积液等情况；其增强影像还可用于鉴别骨和软组织肿瘤。目前，髋关节 MRI 检查已逐步成为髋关节疾病的常用检查，是 X 线和 CT 检查的重要补充。

　　在涉及髋关节骨性损伤及破坏等疾病的评估方面，如判断是否存在髋部隐匿性骨折时，MRI 检查优于 CT。对于 X 线和 CT 检查尚无线索可循的早期股骨头坏死，MRI 检查常可明确显示；对于已确诊的股骨头坏死，MRI 检查则可以明确其分期，为临床治疗措施的选择提供重要的客观依据；对于拟做髋关节置换的晚期、静止期化脓性髋关节炎、髋关节结核，MRI 检查通过显示骨水肿反应、关节积液、关节滑膜炎症征象及周围软组织水肿等信息，可帮助手术医生判断感染性炎症是否真实地处于可手术的静止期（图 6-5）。对于髋类风湿关节炎、强直性脊柱炎累及髋关节这类滑膜侵蚀性关节疾病，MRI 检查可以帮助判断关节间隙及骨质情况、周围软组织状况、有无伴随的软组织囊性病灶等。对于髋骨关节炎，在 X 线和 CT 检查基础上，通常不需要额外进行 MRI 检查。此外，对于关节软骨损伤、髋臼盂唇撕裂、股骨头圆韧带损伤及关节内游离体等疾病，MRI 检查常可明确诊断。

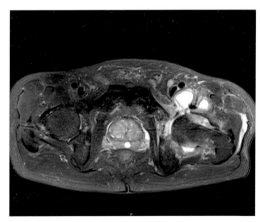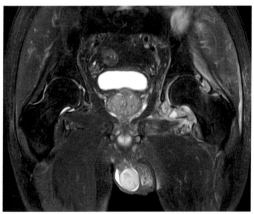

图 6-5　MRI 检查显示活动期化脓性髋关节炎

四、放射性核素骨显像

放射性核素骨显像是将能被骨和关节浓聚的放射性核素或标记的化合物如 ^{99m}Tc、^{113m}In 等引入体内，使骨和关节显像。其敏感度高，能比 X 线检查早发现病变，假阴性率小于 3%，假阳性率小于 5%。目前最常用的是发射计算机断层显像（ECT），主要用于早期发现骨肿瘤和转移灶，判断骨血供及骨坏死，观察骨和关节的炎症变化，发现微小骨折及为不明原因的疼痛查因。

五、髋关节超声

髋关节超声主要用于检查髋关节脱位，是进行小儿髋关节发育不良的一种筛查手段，因为小儿的髋关节大部分为软骨组织，拍摄 X 线片不容易发现病变，所以可进行髋关节超声检查，以明确是否存在髋关节脱位。另外，髋关节超声可以检查髋关节积液，如果患者有滑膜炎、髋关节积液，可以在超声引导下进行穿刺抽液；全髋关节置换术后假体周围感染的关节诊断性穿刺也常在超声引导下进行。此外，下肢血管超声也是排除术前、术后深静脉血栓的常用方法。

第二节　全髋关节置换术前规划

全髋关节置换是治疗股骨头坏死、髋骨关节炎等终末期髋关节疾病的有效手段。假体匹配是实现理想力学传导的基础，是获得关节长期稳定的关键。如果假体匹配不当，早期易出现松动，引起下肢疼痛等并发症。术前模板测量在决定假体型号、假体位置、旋转中心及双下肢长度纠正等方面具有重要意义，可使得手术快速高效，以便于患者更好地恢复功能，防止术后脱位等并发症的发生。传统术前模板测量方法是模板胶片覆盖于 X 线片上进行测量，由经验丰富的术者进行预判，但由于个体差异，得到精确放大率的影像资料非常困难，准确度存在争议。随着数字化技术的发展，数字化模板进行术前测量逐渐取得了一定优势。但无论是胶片模板还是数字化模板，都只能在二维平面进行术前设计，对于髋关节这个三维结构肯定存在测量上的局限性；目前已有基于 CT 的三维规划软件，虽然在精度和可重复性方面有所改善，但存在耗时长和操作复杂等问题。近年来，基于人工智能深度学习技术的图像分割算法越来越被广泛应用，该技术通过提取医学图像上的关键特征，在疾病发生、影像辨识、病理诊断等方面展现出强大的实力，因此基于人工智能深度学习技术的三维规划软件系统在理论上能精准、高效地解决当前问题。但无论如何，基于 X 线片的术前规划是这项工作的基础，它具备普适性和良好的可实行性。

一、基于 X 线片的术前规划

（一）X 线检查

骨盆前后位（带标尺）：可用于了解骨质量、下肢长度、骨盆倾斜度。

髋关节正侧位（带标尺）：可用于了解股骨髓腔大小、股骨有无畸形、股骨皮质质量、远端股骨髓腔是否通畅。

股骨侧位：可用于了解股骨前倾、近端股骨髓腔大小、股骨前弓。

其他可能需要进行的检查：主要包括下肢全长摄片、CT、MRI、骨扫描、心血管检查、下肢血管检查，必要时甚至需要行关节穿刺。

（二）术前模板测量

术前模板测量的目的主要是确定人工关节旋转中心和股骨截骨部位，确保双下肢等长，确保偏心距正常，测量双下肢长度差异，探明解剖变异和选择合适的假体。在放大率120%双髋正位X线片上用模板进行测量，预测髋臼杯直径、位置、股骨柄型号和植入深度、颈长和股骨颈截骨位置。如果病变侧髋关节畸形严重或下肢旋转，难以准确测量时，可以测量相对正常一侧来替代，并记录假体放置位置的解剖标志；在术中参照髋臼骨性标志、股骨小转子和大转子。模板测量法是目前临床常用的全髋关节置换术前股骨假体型号选择方法，但临床实践表明，该方法受到X线片放大率不统一、测量精确度差异、股骨上段髓腔多形性、股骨扭转现象等多种因素的影响，导致预测假体型号的准确性受到限制。股骨峡部是股骨的重要结构，能够对股骨假体植入起到限制作用，同时会直接影响假体的即时固定和远期稳定。股骨峡部在减少微动、促进骨长入、增强假体抗旋转能力和维持纵向稳定性方面具有重要的作用。此外，它还与截骨方向、截骨量及肢体骨与假体的相互匹配有很大的关系。在临床操作中，术前设计是全髋关节置换术的重要步骤（图6-6）。

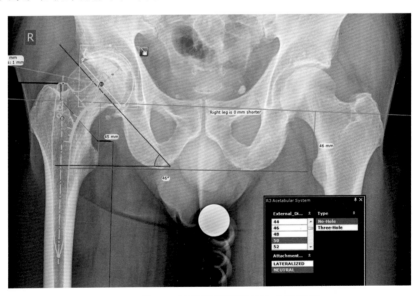

图 6-6　基于 X 线片的模板测量和术前规划

（三）髋臼侧

髋臼侧的解剖标志包括泪滴、外侧缘和内壁。泪滴是髋臼杯下缘位置的参照标志；髋臼外上缘主要用于髋臼杯覆盖率评估；两侧泪滴最低点的连线、两侧坐骨结节最低点的连线及骨盆上缘的水平线这三条线平行则说明骨盆对称，不平行表明髋关节发育不良、肢体不等长；髂坐线（Kohler 线）即髂骨内缘切线与坐骨内缘的连线，以及大转子是股骨偏心距、股骨头旋转中心重建的参照指标；小转子是测量双下肢长度差异的参照指标；旋转中心是髋关节活动的中心点，理想状态下骨性髋臼、髋臼杯及股骨头假体为一同心圆。

　　首先需要定位髋臼假体角度，同时定位旋转中心。在骨盆正位片上连接两侧泪滴下缘的连线，也可以连接两侧坐骨结节连线作为水平参照线，比较两侧小转子顶点到该水平线的距离，计算该距离的差值作为恢复双下肢长度的参照。一般先测量髋臼侧假体大小并确定髋臼旋转中心，测量时髋臼假体模板的内缘（髋臼底）靠近泪滴外侧缘预留 2 ～ 3mm 软骨下骨，模板的下缘与泪滴下缘平齐，在清除骨赘干扰的情况下模板的外上缘能良好覆盖髋臼外上缘，按外展 45° 放置是比较合适的，如果选择陶瓷对陶瓷的关节界面，建议外展角放置在 40°。髋臼杯假体位置确定后，新的髋关节旋转中心即被确定，可以用记号笔做标记。需要指出的是，在髋关节发育不良患者中髋臼往往发育不完全且存在股骨头向上方脱位或半脱位情况，这个时候做髋臼侧模板测量时髋臼底一定要紧贴髂坐线模拟把髋臼假体放回到真髋臼中，因为髋关节发育不良患者髋臼通常后上方骨质比较充分而前上方不足。手术锉磨髋臼时也要尽量往后锉磨以便获得较好的骨质覆盖。如果前上方不能获得充分的假体覆盖，可以进行股骨头结构性植骨。

　　生物型假体全髋关节置换术前规划的主要内容是预估髋臼假体型号、安放位置及角度。精准的术前规划十分必要，可以有效预防不良事件发生。在髋臼杯型号的预测上，骨盆 X 线片正位片仅仅能展示髋关节的二维信息，髋臼前倾角、髋臼前后壁骨量及髋臼径线长度在二维 X 线片上难以得到准确呈现，因而髋臼侧的模板测量可能并不准确。Osmani 等认为，基于二维 X 线片的术前规划及模板测量会得到更大的髋臼杯型号。部分髋关节发育不良患者髋臼发育异常，其髋臼上壁可能存在缺损，髋臼前壁骨量减少，髋臼前倾角增大，二维模板测量为了获得髋臼杯上缘更好的覆盖而选择大号髋臼杯时，髋臼杯的直径可能已经大于髋臼前后壁的径线，这可能引起术后患者髋部功能受到限制，甚至可能导致假体松动而减少假体使用寿命。

　　CE 角能够较好地表示髋臼覆盖及髋关节表面接触应力。CE 角是股骨头中心点的垂线与髋臼外侧缘的夹角，是衡量髋关节表面接触面积的重要指标，髋臼覆盖随 CE 角的变小而减少。髋关节表面应力峰值变化趋势随 CE 角的减小而逐渐增大，且 CE 角越小，应力峰值增大速度越快。因此，理论上 CE 角越大，对髋关节越有利，但临床上发现 CE 角大于 39° 时容易发生髋关节钳夹样撞击（pincer impingement）。

（四）股骨侧

　　在股骨侧需要测量股骨假体是否与股骨髓腔匹配及大小、预估安放高度以平衡下肢长度、估计适合的偏心距。偏心距主要有髋臼偏心距和股骨偏心距。髋臼偏心距是髋臼的旋转中心到泪滴垂线的垂直距离；股骨偏心距是股骨头旋转中心到股骨干长轴的垂直距离；联合偏心距为髋臼偏心距加股骨偏心距。下肢长度差异（limb length discrepancy）一般指两侧小转子尖至两侧泪滴最低点连线水平线的长度差值或两侧小转子尖至两侧坐骨结节最低点连线水平线的长度差值。

测量股骨侧假体时，如果双下肢等长，则使股骨头假体的旋转中心与髋臼旋转中心重叠，以维持下肢长度及偏心距。如果存在双下肢不等长，股骨头假体的旋转中心与髋臼旋转中心的垂直距离应等于双下肢长度差异值。但是，有时会遇到股骨头旋转中心不能与髋臼旋转中心重叠的情况。如果测量的股骨头旋转中心位于髋臼旋转中心的内侧，则假体植入时假体头和臼复位后会增加股骨偏心距。如果股骨头旋转中心位于髋臼旋转中心的外侧，则复位后将会减小股骨偏心距。偏心距增加几毫米是有利的，偏心距减小会导致外展肌力臂减小，进而减小外展张力和收缩效率，需要避免这种情况。当模板测量股骨头旋转中心落在髋臼旋转中心外侧时可以通过降低股骨颈截骨高度，同时使用加长头来补偿偏心距。也可以选择高偏心距的假体来恢复正常偏心距。完成正位片上的测量和规划后，还需要在侧位片上对所选定尺寸的假体进行模板测量，以确保所选择假体的直径及长度能够与髓腔匹配。有些术者在进行股骨模板测量时喜欢用大转子顶点的水平线来确定股骨头旋转中心，其实这是一种不准确的方法。大转子顶点的水平线是否和股骨头旋转中心重合要看股骨颈干角的大小。如果颈干角偏大，大转子顶点的水平线会低于股骨头旋转中心；颈干角偏小，该水平线会高于股骨头旋转中心。

对于生物型股骨假体，假体与骨界面间隙超过 2mm 会影响假体的稳定性。如果假体匹配不合适，在体重的应力负荷下，微动增加，容易出现假体早期松动、疼痛等并发症。因此，要求通过术前模板测量选择合适的假体，尽可能实现假体与骨的匹配，以达到关节假体的长期生存。髋关节置换术前 X 线片拍摄时要求患者髋内旋 15° 以抵消股骨颈的前倾角，以反映真实的股骨偏心距。然而事实上，不同患者股骨前倾角变异较大；对于重度髋骨关节炎、髋关节强直、股骨颈骨折的患者，髋内旋 15° 摄片并不容易做到。这可能是二维模板测量时股骨侧产生测量误差的原因。

股骨近段作为人工关节假体固定重要解剖结构之一，其髓腔形态不仅影响术前假体选择的准确性，而且关系到术后假体固定的稳定性。只有股骨假体与股骨上段髓腔非常匹配，假体与骨紧密接触，股骨上段才能对假体起到最大的支撑作用。因此，生物型的股骨假体与股骨上段髓腔的匹配尤为重要，是手术成功的关键。由于股骨上段髓腔内部形态的个体差异甚大，股骨假体与股骨髓腔在三维方向的完全贴合与充填较难实现。生物型股骨假体柄上端呈锥形设计，与股骨近端髓腔更为匹配，假体近端不仅能与股骨干骺端内侧皮质密贴，还可接触前内或后内方皮质。那么，在全髋关节置换的股骨髓腔准备中，股骨颈平面处的内侧皮质间的宽度应该会成为影响扩髓程度的因素，进而影响假体型号的选择。股骨峡部皮质与年龄呈负线性关系，即随着年龄的增长，皮质会变薄，股骨干髓腔会扩大。对于年轻患者而言，大多股骨皮质厚，髓腔狭窄将成为术中扩髓的主要障碍，进而影响到假体型号的选择，而这部分患者根据股骨峡部髓腔径大小选择假体型号可获得更好的匹配。股骨前弓的异常亦影响到假体型号的选择。在侧位片上，股骨髓腔中心线呈 S 形弯曲，并非直筒状。而目前临床通用的髓腔锉多为直柄形，两者不相匹配，髓腔锉扩髓过程中受到股骨远端后方皮质限制，使术中假体选择产生误差。股骨颈内侧径测量法预测假体型号偏小的原因可能与假体近段处于轻度外翻位或假体整体位置偏外侧有关。

二、基于 CT 的术前规划

计算机的应用使得全髋关节置换术前规划更加方便、容易。如有电子模板或 AI 软件，可以在计算机上测量并规划手术；如果没有上述工具，可以在计算机上参照泪滴下缘、坐骨结节、小转子等解剖标志进行手术预测。随着技术的快速发展，计算机可以利用连续髋关节断层图像进行三维重建，并且对重建的髋关节模型进行测量并获取参数。已有学者利用基于患者 CT 数据，经过 Mimics、Amira 等影像处理系统及 Geomagic 等逆向工程处理软件，将髋关节进行三维重建，然后导入假体模型并在髋关节模型上进行术前规划，使得全髋关节置换规划由传统的二维平面到三维立体的精准规划。

实际上，模板测量法只是目前临床上术前预测假体型号的方法之一，既往研究显示其准确率为 20%～70%。模板测量影响因素较多，如繁多的假体种类和体位因素等，而且不同厂家假体模板放大率不恒定，通常在 10%～20% 变动。常规的模板测量得到的假体型号存在较大的误差，导致术中发生股骨距骨折的风险高达 3%～18%。一项 210 例髋关节置换的随机对照研究对比了传统模板测量和数字化模板测量两种术前规划，结果显示，前者的髋臼侧和股骨侧型号吻合率分别为 69% 和 68%，而后者的髋臼侧和股骨侧型号吻合率为 81% 和 76%。这充分证实了数字化二维模板测量在髋臼侧假体型号预测方面优于传统模板测量。

髋臼骨折、髋臼发育不良及重度股骨头坏死等所致的髋臼异常解剖形态显著增加了术中髋臼选择及安放位置操作的难度。目前关节置换术前预测假体规格主要依赖 X 线片的模板测量法，但术前常规的 X 线片仅提供一个单纯二维图像，无法准确直观地了解髋臼前后壁及髋臼周围骨缺损的变化。而异常髋臼的患者常存在旋转中心的变化，髋臼大小及位置有较大的变异，X 线片提供的信息非常有限。螺旋 CT 可以在扫描的基础上进行髋臼及骨盆解剖结构的三维重建，精确显示髋臼的解剖，如髋臼旋转中心、髋臼的外展角及前倾角，弥补 X 线片测量法的不足。因此，术前进行 CT 扫描和重建能准确判断植入髋臼假体的大小及精确定位髋臼假体的外展角和前倾角，从而在减少手术时间的同时能准确安放髋臼假体，减少手术并发症。

术前 CT 扫描并三维重建可进行相关的数据采集，不受投照角度的影响，有利于相关参数的测量。结合 CT 扫描和计算机三维重建方法，可以由 CT 断层图像精确重建它们原来的三维模型，并根据不同患者骨骼的形状、尺寸特征在术前精确设计假体植入位置。自计算机辅助设计（computer aided design，CAD）技术和计算机辅助工程（computer aided engineering，CAE）技术引入医学领域以来，数字医学已成为现代医学的重要组成部分，从而促使医学技术向个性化、精确化、微创化方向快速发展。由于数字化技术的导入，数字医学成像系统及计算机系统可将患者的影像模型化，建立个性化三维图像模型（图 6-7）。同时应用数字可视技术实现术前准确定位、术中精确导航，从而使手术更加规范，增加了手术的可靠性与安全性。

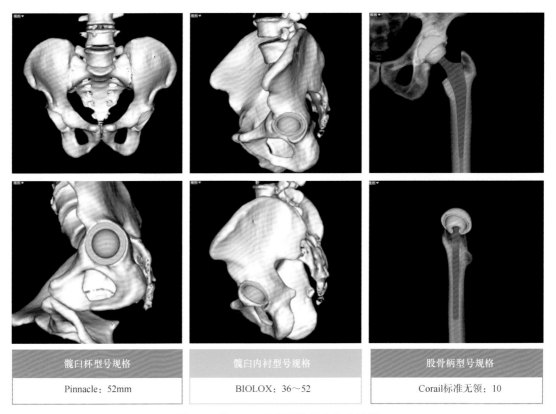

髋臼杯型号规格	髋臼内衬型号规格	股骨柄型号规格
Pinnacle：52mm	BIOLOX：36～52	Corail标准无领：10

图 6-7　基于 CT 的模板测量和术前规划

三、数字化术前规划与机器人手术

　　信息技术的飞速发展，特别是医学影像学的突飞猛进及计算机图形学技术的不断进步，为开展全髋关节置换术前数字化测量系统的研究提供了很好的技术保障。数字骨科学（digital orthopedics）是计算机科学与骨科学相结合的一门新兴交叉学科，通过数字骨科学技术可以实现对影像资料的精细观察、精确测量、精准定位，模拟手术过程甚至指导机器人自动完成手术。数字骨科的出现推动了生物型假体全髋关节置换术前规划技术的进步，从传统的 X 线片测量法发展到当今的人工智能三维智能规划，各种数字化新规划技术已经得到广泛应用。

　　机器人手术已经开始进入骨科领域，它作为一种改善手术准确性与精密度的方式，旨在为患者提供更好的结果和更低的翻修率。自 20 世纪 90 年代机器人辅助髋关节手术系统用于人工髋关节置换术后，该项技术开始发展。1992 年加利福尼亚州萨克拉门托市萨特（Sutter）医学中心使用加利福尼亚大学戴维斯分校研发的 ROBODOC® 系统成功地进行了人类历史上首次机器人辅助全髋关节置换术。目前市面上可用于全髋关节置换术的机器人辅助系统有 Rio®、ROBODOC®、T Solution One®、ARTHROBOT®、锟铻® 等品牌。机器人辅助系统一般由术前规划工作站、机械臂、定位监测导航三个模块组成，也可分为术前规划系统和术中动力系统。通过计算机辅助术前三维规划、术中实时导航、术中客观数据与触觉反馈、机械臂毫米级精准操作可以最大限度地减少潜在的人为误差，提高假体选择与安放的精准度。通过机器人辅助系统进行的手术在假体放置位置、偏心距重建、肢体长度改善方面显著优于传统手术。短期评估显示，尽管机器人技术相比于传统技术可能会存在软组织剥离不足或过度、手术时间增加、失血率增加等不可控因素，但仍得到了较好的临床结果。尤其是针对肥胖患者，机器人技术带来了术前规划和手术质量的显著提升，手术时间和髋臼杯放置的准确性不受体重指数的影响。同样成形于 20 世纪 90 年代的 HipNav®（Hip navigation system，USA）导航系统是非商业性的髋关节导航和仿真程序，包括术前规划工作站、运动范围模拟器和术中跟踪导航系统三个部分，可高度精确地模拟髋关节运动，有效避免撞击。HipNav® 系统术前规划允许医生根据术前 CT 图像手动指定髋臼杯位置，运动范围模拟器根据髋臼杯放置参数估计股骨活动范围，模拟器提供的反馈可以帮助确定最佳的髋臼杯安放位置，增加安全活动范围并减少假体股骨颈与髋臼边缘撞击而产生的磨损碎屑。一项纳入了 198 例髋关节置换术患者的研究显示，使用 CT 导航安放股骨柄，假体的准确度和精密度明显优于非导航组。机器人辅助系统或导航系统基于 CT 数据的三维规划功能优势在于将术前规划与术中操作紧密结合，术中可有效执行术前规划，规划与实施不再是前后割裂的两个步骤。鉴于相对高昂的成本，机器人辅助全髋关节置换术在世界范围内仍然开展得较少，但它却拥有光明的前景。

一台成功的全髋关节置换术取决于四大基本要素：术前精准规划、精湛手术技术、假体材料工艺、术后康复护理。精确的术前规划是髋关节置换术中精准重建至关重要的第一步，可以提前获取术中重建结果的信息。术前规划有助于医生确定假体型号与摆放位置，最大限度地恢复髋部的力学结构。因此，术前医生即可很大程度地避免如术后双下肢不等长、术中假体周围骨折、假体位置不良导致早期翻修等手术并发症，同时术前规划可以缩短手术时间。早在 20 世纪八九十年代 Capello 和 Eggli 就强调了二维模板术前规划对全髋关节置换术的重要性。随着科学技术的发展，计算机技术、人工智能、大数据在医学领域的广泛应用推动了医学的快速发展。术前规划从最初胶片模板、数字模板的二维平面影像到建模软件的三维立体模型，再到三维打印的实体模型，以及如今基于人工智能技术的智能规划，这使得骨科医生对髋关节解剖观测更直观，以及术前评估更全面，术前规划更精准、快速和便捷。

第三节　全髋关节置换术后影像学评估

全髋关节置换术已成为解除髋关节疼痛、改善功能、矫正畸形的有效方法。尽管全髋关节置换术后大多数患者可以获得无痛、功能良好、稳定的关节，却仍有些患者会发生术后早期不稳定、脱位、假体周围骨折、松动等并发症。这些都与手术技术本身密切相关。判断手术质量的好坏，术后影像学评估是非常重要的一个环节，它可以提供假体位置、角度、匹配度、下肢力线及长度等重要信息。

全髋关节置换术后，在髋关节正位片上，髋臼杯窝应略大于假体髋臼杯边缘 2～3mm，髋臼假体的外展角应为 40°±10°，股骨假体的颈基底应与大转子、小转子连线相平行，股骨假体柄应位于股骨髓腔中间或轻度外翻并充分充填股骨近端。侧位片上，根据正常人体髋关节的力线要求，股骨假体应保持 10°～15° 前倾角。骨水泥型假体髋臼侧骨水泥应在骨床面均匀分布，厚度 3～4mm；股骨侧近端骨水泥因应力高度集中，其厚度应为 4～7mm，远端为 2～3mm。为了避免假体与骨组织直接接触，骨水泥应均匀分布于假体四周。生物型假体分别在正位和侧位 X 线片上，在小转子上缘、柄中部、柄尖端近侧 1cm 的三个水平位检测假体与髓腔宽度之比。正位片上大于 80%、侧位片上大于 70% 则为匹配满意。

　　人工全髋关节影像学评价的基础是有正确投照的 X 线片。①骨盆前后（正）位片：包含两侧髋关节及两侧股骨干上 1/2，中心线对准两髋关节间的中点，以利于两侧髋关节对比（图 6-8）；②患侧髋关节前后（正）位片：X 线中心线对准髋臼，便于分析髋臼假体是否有前倾或后倾；③患侧髋关节侧位片：X 线中心线对准人工股骨头投照，可以显示髋臼及股骨假体是否前倾合适。CT 扫描在显示髋臼杯前倾角、股骨假体前倾角、假体与周围骨质的毗邻关系等方面优于 X 线检查，一旦发生假体髋关节脱位时可以清楚显示假体头的脱位方向。MRI 检查具有多序列、多方位、较高的软组织分辨率及无电离辐射等优点，能清晰显示软组织、骨组织等结构，但通常不作为全髋关节置换后评价的常用检查方法。CT 及 MRI 检查可在必要时作为 X 线片的重要补充。

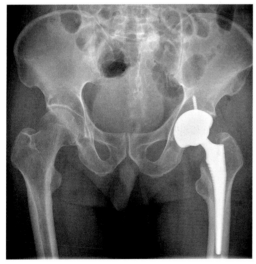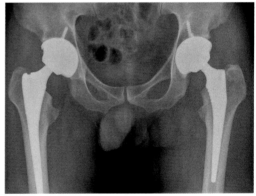

图 6-8　全髋关节置换术后骨盆前后位 X 线片

　　全髋关节置换术后影像学评价指标：

　　1. 髋臼外展角　用于评估假体的倾斜程度。髋臼假体的开口在 X 线片上呈窄椭圆形，沿椭圆的长径作一直线并延长，再通过双侧坐骨结节作一直线，两直线相交所形成的夹角即为髋臼外展角，其正常范围为 40°±10°（图 6-9）。较小的髋臼外展角有利于增加髋关节的稳定性，但不利于髋关节的外展运动；相反，较大的髋臼外展角则会降低其稳定性而增加脱位的概率。

2. 髋臼前倾角　髋臼假体前倾角可通过侧位 X 线片测得（图 6-10），也可在髋关节正位 X 线片上根据髋臼杯开口的椭圆形投影的长轴（*D*）和短轴（*d*）计算得出（图 6-11）。通过正位片观察时，无法分辨髋臼假体口的椭圆形影像是前倾还是后倾，因此必须结合侧位片判断。通常情况下，髋臼假体应保持15°±10°的前倾角，后倾会有髋关节后脱位的危险，而过度前倾则会降低髋关节外旋时的前方稳定性。

3. 髋臼杯的高度　在两侧泪滴底端画一条连线，从假体股骨头中心到这条连线的垂直距离就是髋关节假体位置高低的参数（图 6-12）。如果金属髋臼杯遮挡了股骨头，可以将髋臼杯的中心点作为关节的中心点。

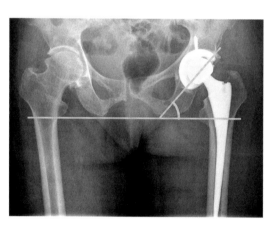

图 6-9　髋臼外展角

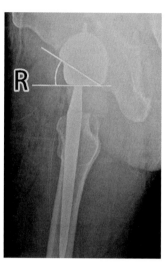

图 6-10　髋关节侧位 X 线片
测量髋臼前倾角

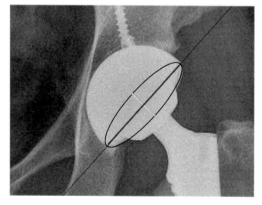

图 6-11　X 线正位片髋臼前倾角 $A=\sin^{-1}(d/D)$
D 为椭圆的长轴，用红线表示；*d* 为椭圆的短轴，用黄线表示

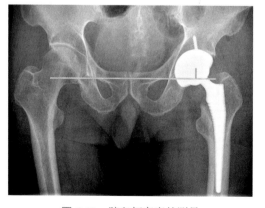

图 6-12　髋臼杯高度的测量
黄线为双侧泪滴连线；绿线为髋臼杯高度

4. 髋臼杯内置程度　经过骨盆髂骨内缘到坐骨体内缘作一直线，即为髂坐线（Kohler线）。正常情况下髋臼位于该线外侧，如超越该线即为髋臼内置，其内置度可通过髂坐线到髋臼杯缘的距离进行评估（图 6-13）。

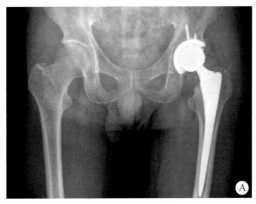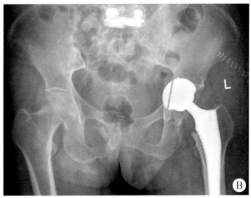

图 6-13　通过髂坐线判断髋臼杯内置程度
A. 髋臼杯位置正常；B. 髋臼杯位置超过髂坐线。黄线为髂坐线

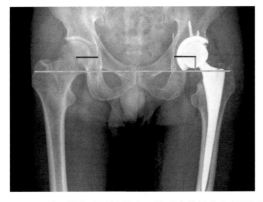

图 6-14　髋臼假体水平旋转中心及垂直旋转中心的测量
红线为水平旋转中心；绿线为垂直旋转中心

5. 髋臼假体水平旋转中心　经过泪滴中点作一垂直于两侧泪滴连线的直线，股骨头中心至这一直线的垂线即髋臼假体水平旋转中心的长度或数值（图6-14），髂腰肌于股骨头外侧通过，这样的结构有利于保持股骨头不发生脱位。如果髋臼假体置于过度靠外的位置，则髂腰肌从股骨头内侧通过，这样当髂腰肌收缩时会引起股骨头脱离髋臼，从而增加脱位的风险。

6. 髋臼假体垂直旋转中心　通过股骨头假体中心向两泪滴的连线作一垂线即为髋臼假体垂直旋转中心的长度或数值（图6-14）。通常情况下，全髋关节置换术应该恢复髋关节的水平和垂直旋转中心。

7. 颈干角　通过测量颈干角确定是否有髋内外翻。通常情况下，外翻对假体的影响较小，而内翻会增加假体松动的概率。

8. 股骨柄的位置　在正位片上，股骨柄的顶端应该位于骨髓腔的正中或偏向内侧。股骨颈的前倾角通过侧位 X 线片可以观测到（图6-15），CT 检查可以更客观地显示该指标。

9. 下肢长度　髋臼假体的位置与患侧下肢长度密切相关，高位髋臼假体有可能导致下肢缩短，进而引起经过髋关节的肌肉收缩效率下降。相反，低位髋臼假体则有可能导致下肢长度增加，使肌肉受到牵拉引起疼挛。同时股骨假体的大小、位置、颈长等也会对肢体的长度产生影响。通过大转子或小转子作水平线可以很容易地对下肢长度进行评估，也

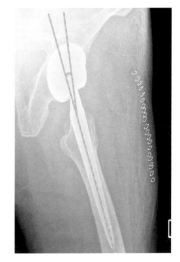

图 6-15　髋关节侧位 X 线测量股骨假体前倾角

可与经过两侧坐骨结节的连线做对比以进行评估（图 6-16）。下肢全长片可以客观地反映双侧下肢长度是否存在差异。

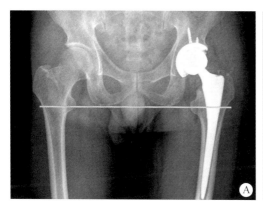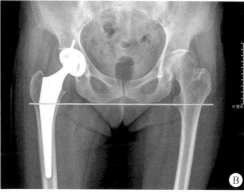

图 6-16　全髋关节置换术后下肢长度在骨盆正位 X 线片上的测量

A. 双侧等长；B. 肢体延长，置换侧小转子位于坐骨结节连线之下。黄线为双侧坐骨结节连线

第七章

全髋关节置换功能学评分

　　髋关节是人体活动中最重要的负重关节之一，病损引起的髋关节疼痛、功能障碍会不同程度地影响患者日常生活和工作，降低生活质量。因此，正确、客观地评估髋关节功能状况对于髋部疾病的诊治十分必要和重要。基于此，较长时期以来衍生出多种髋关节功能评分方法，这些评分方法在临床工作中发挥了积极作用。髋关节功能评分可发挥的主要作用包括：①术前评估髋关节功能情况，判断疾病严重程度，帮助确定治疗方案。②术后评价髋关节功能状态及手术结局。③量化患者的术后复诊功能状况，并根据评分指导术后康复；及时发现可能存在的隐患，以利于进一步处理。④便于临床科研更好地收集和分析数据，之后再反馈临床以改善疗效。

　　目前用于评估髋关节功能的方法和系统众多，主要分为以临床医生为中心和以患者为中心的两大类疗效评价体系。评估时，从医生和从患者角度评价的侧重点不同。医生主要根据临床症状、体征及相应的影像学检查进行评估，而患者则主要根据自我感受进行评估。以临床医生为中心的评价主要包括 Harris 评分、Charnley 评分、Mayo 评分及我国的北京方案和北戴河标准等。以患者为中心的评价分为 3 个类别：①特定疾病评估问卷，如 WOMAC 问卷、日常生活功能恢复量表（FRS）等；②特定干预调查问卷，如牛津髋关节量表（Oxford hip score，OHS）等；③通用调查问卷，如 SF-36 等。目前国际上尚无统一的髋关节功能评分系统，理想的髋关节评分应适用于大部分髋部疾病，包含髋关节评分的基本要素（功能、疼痛），且客观可靠、简单易行，便于使用。

第一节　以临床医生为中心的疗效评价

一、Harris 评分

　　术后髋部功能恢复情况是医生及患者都很关心的问题。Harris 在研究了 Shephed 评分和 Larson 评分后发现二者在评价疾病治疗效果时都存在不足，于 1969 年提出了自己的评价方式，即 Harris 评分（表 7-1）。Harris 评分综合了 Shephed 评分和 Larson 评分的优点，使其简易、实用，其内容包括疼痛 44 分、功能 47 分、关节活动度 5 分、畸形 4 分，共 4 个方面，总分 100 分。得分越高，表明髋关节功能恢复越好。优：≥ 90 分；良：80 ～ 89 分；中：70 ～ 79 分；差：< 70 分。Harris 评分强调疼痛和功能的重要性，已被广泛应用于人工髋关节置换、髋部疾病的保守及其他手术后的疗效评价。国内外学者应用 Harris 评分评价髋骨关节炎、股骨头缺血性坏死、股骨颈骨折等疾病的疗效，研究结论证明其具有良好的信度和效度。

表 7-1 髋关节 Harris 评分表

姓名 _____ 性别 _____ 年龄 _____ 住院号 _____ 联系电话 _____
评分日期 _____ 评分人 _____

内容			条目		分数	得分
疼痛			无或可忽略		44	
			轻微，偶然的，不影响活动		40	
			轻度疼痛，对日常生活基本无影响，做特殊动作时偶有中度疼痛，可能需要服用阿司匹林		30	
			中度疼痛，可忍受但须对疼痛做出让步，对日常生活与工作有些影响，可能需要服用比阿司匹林更有效的镇痛药		20	
			显著疼痛，对生活有严重影响		10	
			完全残疾，变跛，卧床疼痛或卧床不起		0	
功能	步态	跛行		无	11	
				轻度	8	
				中度	5	
				严重	0	
		支持物		不需	11	
				长距离需要手杖	7	
				常备手杖	5	
				单拐	3	
				双手杖	2	
				双拐	0	
				无法行走（指定原因）	0	
		行走距离		无限制	11	
				6 个街区	8	
				2 个或 3 个街区	5	
				只在卧室	2	
				卧床或轮椅	0	
	日常活动	上下楼梯		正常	4	
				需要扶栏杆	2	
				动作异常	1	
				无法上下	0	
		自主穿鞋袜		轻易	4	
				困难但可穿上	2	
				无法穿	0	
		坐		在普通椅子上坐 1 小时舒适	5	
				能在高椅上坐 1 小时	3	
				在任何椅子上都无法舒适地坐	0	
		交通工具		可以使用公共交通工具	1	
				无法使用公共交通工具	0	

续表

内容	条目			分数	得分
畸形	固定屈曲挛缩＜30°			1	
	固定内收＜10°			1	
	固定牵引内旋＜10°			1	
	双下肢长度偏差＜3.2cm			1	
关节活动度	屈	0°～45°	（　）×1×0.05		
		45°～90°	{[（　）−45°]×0.6+45}×0.05		
		90°～100°	{[（　）−90°]×0.3+72}×0.05		
	外展	0°～15°	（　）×0.8×0.05		
		15°～20°	{[（　）−15°]×0.3+12}×0.05		
		＞20°	13.5×0.05=0.675		
	外旋	0°～15°	（　）×0.4×0.05		
		＞15°	6×0.05=0.3		
	内旋	任何度数	0		
	内收	0°～15°	（　）×0.2×0.05		
		＞15°	3×0.05=0.15		

注：以患者实际度数减去该等级下限，所得数乘以该等级所对应分值，最后 5 项数值相加所得总和，再乘以 0.05

合计					

尽管 Harris 评分应用广泛，但也有不足，其评价方法是对疼痛、功能、畸形、关节活动度 4 项指标进行综合计分，评价在于总分制，不能直观反映髋关节在疼痛、功能和关节活动度方面的改善情况，总分制对临床指导工作会产生误导。另外，该评分在关节活动度方面计分方式相对复杂，患者自我报告的功能状态与实际活动能力测量结果并不一致，部分有较大偏差。因此，国外学者对体格检查这部分进行改良并建立了以患者为中心的 Harris 评分。

二、Charnley 评分

Charnley 在基于对侧髋关节条件和其他疾病可能影响全髋关节置换术后功能恢复的观点上，于 1972 年提出 Charnley 评分标准并得到广泛认可。该评分包括疼痛、行走能力和活动度 3 项，每项 6 分，根据行走能力对患者进行分层，操作简单省时，作用相对客观（表 7-2）。主要用于髋关节置换疗效的评价，在欧洲最为常用。评价由外科医生进行，得分越少，症状越重。Charnley 评分有较好的信度和效度。我国学者分析比较了 Charnley 评分和 Harris 评分在髋关节置换疗效评价方面的差异，结果发现两者没有显著差异，但各有特点。Charnley 评分简单方便，等差评分易于记忆使用，提出按行走能力分级对单侧、双侧术后患者评价有重要的指导意义，但所评项目无轻重差异，可能无法准确客观地反映患者的康复情况。

表 7-2 Charnley 评分表

姓名 _____ 性别 _____ 年龄 _____ 住院号 _____ 评分日期 _____ 评分人 _____

维度	内容	评分
疼痛	0 分：持续剧烈疼痛	
	1 分：疼痛影响睡眠	
	2 分：活动时疼痛	
	3 分：疼痛可忍受，允许一定的活动	
	4 分：活动后疼痛，休息后消退	
	5 分：偶有轻度疼痛	
	6 分：无疼痛	
运动幅度	0 分：髋关节强直在畸形位	
	1 分：髋关节强直在功能位	
	2 分：屈 40° 以内，可少许外展	
	3 分：屈 40° ～ 60°	
	4 分：屈 60° ～ 80°，可系鞋带	
	5 分：屈 80° ～ 90°，外展 25°	
	6 分：屈 90° 以上，外展 40°	
步行	0 分：卧床	
	1 分：用拐杖能走几步	
	2 分：行走时间、距离明显受限	
	3 分：用手杖行走不足 1 小时，不用手杖行走困难	
	4 分：手杖行走 1 小时以上，不用手杖可短距离行走	
	5 分：行走不用手杖，轻度跛行	
	6 分：步行正常	

注：三项评分相加 17 分或 18 分为优，13 ～ 16 分为良，9 ～ 12 分为中，8 分或以下为差

三、Mayo 评分

Kavanagh 和 Fitzgerald 于 1985 年提出 Mayo 评分（表 7-3），主要用于评价髋关节置换术的治疗效果。临床评价指标包括疼痛 40 分、功能 20 分、运动和肌力 20 分，影像学评价指标则主要观察骨、骨水泥、假体相互各界面间 X 线透亮区的大小，占 20 分。Mayo 评分重视影像学指标使得评价更加全面、准确，且因注重患者完成日常生活的能力，无须测量关节活动范围，不需要专用的检查工具，可由医生或者患者独立完成，使远程随访替代门诊随访成为可能，但是对患者的依从性要求较高。研究显示，Mayo 评分可以可靠地反馈临床治疗效果，具有较好的有效性、可靠性和敏感性。

表 7-3 Mayo 评分表

评分人 _____ 评分日期 _____

维度	内容		得分
疼痛（40 分）	无	40	
	轻度或偶尔	35	
	中度的	20	
	严重的	0	
功能（20 分）	行走距离（15 分）	多于 10 个街区	15
		6～10 个街区	12
		1～3 个街区	7
		仅室内行走	2
		不可行走	0
	辅助行走（5 分）	不需要拐杖	5
		偶尔需要	4
		一直需要	3
		需要双拐	2
		需要助行架	1
		不可行走	0
活动和肌力（20 分）	行车（5 分）	容易	5
		不易	3
		不可行车	0
	足部活动（5 分）	容易	5
		不易	3
		不可活动	0
	跛行（5 分）	无	5
		轻微	3
		严重	0
	爬楼梯（5 分）	正常爬楼梯	5
		扶着扶手	4
		两步一台阶	2
		不能爬楼梯	0
合计			

四、我国髋关节功能评分

我国学者 1982 年提出的北京方案以关节疼痛、功能和活动三者为主要项目。每项分成 6 级，每级计 1 分，6 级最好，1 级最差。疗效总评价由很差至优良分成 6 级。在我国该评分主要应用于股骨头缺血性坏死和髋关节置换疗效的评价。戴尅戎等将北京方案与 Harris 评分、Charnley 评分进行比较，提出评价前将患者按 Charnley 评分法分类是有意义的，北京方案在评价有伴发疾病患者时可靠性较差，较难精确地反映髋关节的真实功能情况，尚需要调整。1993 年提出的北戴河标准对北京方案进行了适当修改，包括疼痛、生活能力、关节活动、行走距离4项，采用6级计分法，总分100分，并增加X线评定标准为附加项目。

第二节 以患者为中心的疗效评价

以患者为中心的评价体系是一种基于患者自身感觉及日常生活的评价方法，其适应现代生物-心理-社会医学模式，在临床上的应用已较为广泛。特定疾病评价问卷如下：

一、WOMAC问卷

该问卷系由Bellamy等于1988年提出的专门针对髋关节炎、髋部疾病及治疗效果评价的评分系统，其量表分为3个维度：疼痛、僵直、躯体功能，共计24个条目，其中疼痛5条、僵直2条、躯体功能17条，包含了整个骨关节炎的基本症状和体征。作为最常用的特定疾病评价问卷，WOMAC问卷在关节疼痛和功能方面可以很好地反映及评价关节置换术后改善情况，对于骨关节炎患者的评价也有较好的可靠性和有效性，且容易使用，一般10分钟内可完成，但是需要患者有较高的依从性（表7-4）。不足之处在于该评分用于年轻和活力强的人群时，存在"天花板效应"，可能需要进行改良。

表7-4 WOMAC问卷

项目		得分
疼痛	平坦的地面上行走	
	上楼梯或下楼梯	
	晚上影响睡眠的疼痛	
	坐着或躺着	
	挺直身体站立	
从无疼痛到非常严重的疼痛，0分=无疼痛，1分=轻微疼痛，2分=疼痛，3分=明显疼痛，4分=非常严重的疼痛，疼痛总分为20分		
关节僵硬	僵硬状况在早晨刚醒来时有多严重	
	僵硬状况在以后时间坐、卧或休息之后有多严重	
从无僵硬到非常严重的僵硬，0分=无僵硬，1分=轻微僵硬，2分=僵硬，3分=明显僵硬，4分=非常严重的僵硬，僵硬总分为8分		
生理功能	下楼梯	
	上楼梯	
	由坐着站起	
	站着	
	弯腰	
	在平坦的地面上行走	
	进出小轿车或上下公交车	

续表

项目		得分
生理功能	出门购物	
	穿上短袜或长袜	
	从床上起来	
	脱掉短袜或长袜	
	躺在床上	
	进出浴缸	
	坐着的时候	
	坐到马桶上或从马桶上站起来	
	做繁重的家务劳动	
	做轻松的家务劳动	

请想一想在过去 48 小时内您用关节进行日常体力活动时所遇到的困难。这里的"困难"是指您活动和照顾自己的能力从无困难到非常严重的困难，0 分 = 无困难，1 分 = 轻微困难，2 分 = 困难，3 分 = 明显困难，4 分 = 非常严重的困难，困难总分为 68 分

| 评分人： | 评分日期： | | 总分 | |

二、牛津髋关节量表

牛津髋关节量表（OHS）是 1996 年由 Dawson 等提出的关节功能评估量表，内容为日常行为相关的生理功能问题。OHS 主要包括疼痛、功能、步行能力、工作 4 个方面，总分越低，功能越好。OHS 主要由患者本人自行完成，且是目前较常用的髋部量表之一，OHS 有较好的有效性及可靠性。

三、SF-36 量表

SF-36 量表是受欢迎的通用问卷之一，现已被广泛用于内科、外科疾病的结果评价。SF-36 量表涵盖患者满意度的各个方面，评价项目包括"健康相关生命质量"的 8 个方面：生理功能、生理职能、躯体疼痛、总体健康、活力、社会功能、情感职能、精神健康。另外还有健康变化，用于评价过去 1 年内的健康改变。36 个条目均设有备选答案 4 ～ 6 个，按不同情况给予正向或反向赋分，正向分值越高，生活质量越好（表 7-5）。计算好原始分数之后，按公式转换成 0 ～ 100 分，转换分数 =（原始分数 - 最低可能分数）/（最高可能分数 - 最低可能分数）×100。SF-36 量表对全髋关节置换患者置换结果评价的有效性和可靠性已被证实。但是，SF-36 量表的确也存在轻微的"地板效应"和"天花板效应"。

表 7-5 SF-36 量表

姓名 _____ 性别 _____ 年龄 _____ 住院号 _____ 联系电话 _____

评分日期 _____ 评分人 _____

项目	内容	得分
总体健康（GH）	1. 总体而言，您的健康状况是（权重或得分依次为 5、4、3、2、1） ①非常好　②很好　③好　④一般　⑤差	
健康变化（HT）	2. 与 1 年前比，您觉得自己的健康状况是（权重或得分依次为 1、2、3、4 和 5） ①比 1 年前好多了　②比 1 年前好一些　③跟 1 年前差不多　④比 1 年前差一些 ⑤比 1 年前差多了	
生理功能（PF）	3. 以下这些问题都和日常活动有关。请您想一想，您的健康状况是否限制了这些活动？如果有限制，程度如何？（权重或得分依次为 1、2、3）	
	（1）重体力活动，如跑步、举重、参加剧烈运动等 ①限制很大　②有些限制　③毫无限制	
	（2）适度的活动，如移动一张桌子、扫地、打太极拳、做简单体操等 ①限制很大　②有些限制　③毫无限制	
	（3）手提日用品，如买菜、购物等 ①限制很大　②有些限制　③毫无限制	
	（4）上几层楼梯 ①限制很大　②有些限制　③毫无限制	
	（5）上一层楼梯 ①限制很大　②有些限制　③毫无限制	
	（6）弯腰、屈膝、下蹲 ①限制很大　②有些限制　③毫无限制	
	（7）步行 1500m 以上的路程 ①限制很大　②有些限制　③毫无限制	
	（8）步行 1000m 的路程 ①限制很大　②有些限制　③毫无限制	
	（9）步行 100m 的路程 ①限制很大　②有些限制　③毫无限制	
	（10）自己洗澡、穿衣 ①限制很大　②有些限制　③毫无限制	
生理职能（RP）	4. 在过去 4 周里，您的工作和日常活动有无因身体健康问题出现以下这些情况？（权重或得分依次为 1、2）	
	（1）减少了工作或其他活动时间 ①是　②不是	
	（2）本来想要做的事情只能完成一部分 ①是　②不是	
	（3）想要干的工作或活动种类受到限制 ①是　②不是	
	（4）完成工作或其他活动困难增多（如需要额外的努力） ①是　②不是	

续表

项目	内容	得分
情感职能（RE）	5. 在过去 4 周里，您的工作和日常活动有无因为情绪问题（如压抑或忧虑）而出现以下这些情况？（权重或得分依次为 1、2）	
	（1）减少了工作或活动时间 ①是　②不是	
	（2）本来想要做的事情只能完成一部分 ①是　②不是	
	（3）做事情不如平时仔细 ①是　②不是	
社会功能（SF）	6. 在过去 4 周里，您的健康或情绪不好在多大程度上影响了您与家人、朋友、邻居或集体的正常社会交往？（权重或得分依次为 5、4、3、2、1） ①完全没有影响　②有一点影响　③中等影响　④影响很大　⑤影响非常大	
躯体疼痛（BP）	7. 在过去 4 周里，您有身体疼痛吗？（权重或得分依次为 6、5.4、4.2、3.1、2.2、1） ①完全没有疼痛　②有一点疼痛　③中等疼痛　④严重疼痛　⑤很严重疼痛	
	8. 在过去 4 周里，您的身体疼痛影响了您的工作和家务吗？（如果为 7 无 8 无，权重或得分依次为 6、4.75、3.5、2.25、1.0；如果为 7 有 8 无，则为 5、4、3、2、1） ①完全没有影响　②有一点影响　③中等影响　④影响很大　⑤影响非常大	
活力（VT）	9. 以下这些问题是关于过去 1 个月里您自己的感觉，对每一条问题，您的情况是什么样的？	
	（1）您觉得生活充实（权重或得分依次为 6、5、4、3、2、1） ①所有的时间　②大部分时间　③比较多时间　④一部分时间　⑤小部分时间 ⑥没有这种感觉	
	（2）您是一个敏感的人（权重或得分依次为 1、2、3、4、5、6） ①所有的时间　②大部分时间　③比较多时间　④一部分时间　⑤小部分时间 ⑥没有这种感觉	
	（3）您的情绪非常不好，什么事都不能使您高兴起来（权重或得分依次为 1、2、3、4、5、6） ①所有的时间　②大部分时间　③比较多时间　④一部分时间　⑤小部分时间 ⑥没有这种感觉	
	（4）您的内心很平静（权重或得分依次为 6、5、4、3、2、1） ①所有的时间　②大部分时间　③比较多时间　④一部分时间　⑤小部分时间 ⑥没有这种感觉	
	（5）您做事精力充沛（权重或得分依次为 6、5、4、3、2、1） ①所有的时间　②大部分时间　③比较多时间　④一部分时间　⑤小部分时间 ⑥没有这种感觉	
	（6）您的情绪低落（权重或得分依次为 1、2、3、4、5、6） ①所有的时间　②大部分时间　③比较多时间　④一部分时间　⑤小部分时间 ⑥没有这种感觉	
	（7）您觉得筋疲力尽（权重或得分依次为 1、2、3、4、5、6） ①所有的时间　②大部分时间　③比较多时间　④一部分时间　⑤小部分时间 ⑥没有这种感觉	

续表

项目	内容	得分
活力（VT）	（8）您是个快乐的人（权重或得分依次为 6、5、4、3、2、1） ①所有的时间　②大部分时间　③比较多时间　④一部分时间　⑤小部分时间 ⑥没有这种感觉	
	（9）您感觉厌烦（权重或得分依次为 1、2、3、4、5、6） ①所有的时间　②大部分时间　③比较多时间　④一部分时间　⑤小部分时间 ⑥没有这种感觉	
社会功能 （SF）	10. 不健康影响了您的社会活动（如走亲访友）（权重或得分依次为 1、2、3、4、5） ①所有的时间　②大部分时间　③比较多时间　④一部分时间　⑤小部分时间 ⑥没有这种感觉	
总体健康 （GH）	11. 请看下列每一条问题，哪一种答案最符合您的情况？	
	（1）我好像比别人容易生病（权重或得分依次为 1、2、3、4、5） ①绝对正确　②大部分正确　③不能肯定　④大部分错误　⑤绝对错误`	
	（2）我跟周围人一样健康（权重或得分依次为 5、4、3、2、1） ①绝对正确　②大部分正确　③不能肯定　④大部分错误　⑤绝对错误	
	（3）我认为我的健康状况在变坏（权重或得分依次为 1、2、3、4、5） ①绝对正确　②大部分正确　③不能肯定　④大部分错误　⑤绝对错误	
	（4）我的健康状况非常好（权重或得分依次为 5、4、3、2、1） ①绝对正确　②大部分正确　③不能肯定　④大部分错误　⑤绝对错误	
合计		

四、髋关节功能评定 JOA 量表

JOA 量表是日本矫形外科协会（Japanese Orthopaedic Association，JOA）制订的评定髋关节功能的量表，包括疼痛 40 分、活动度 20 分、步行能力 20 分、日常生活动作 20 分，满分 100 分。活动度包括屈曲、伸展、外展、内收角度。在活动度评定时，关节角度为 10° 时，屈曲为 1 分，外展为 2 分；但屈曲 120° 以上全部为 12 分，外展 30° 以上全部为 8 分，仅屈曲和外展角度有计分。髋关节屈曲、外展角度通过量角器测量。测量时以患者最大活动范围未出现疼痛、不适为准。

五、日常生活功能恢复量表

日常生活功能恢复量表（functional recovery scale，FRS）是美国纽约大学关节病医院的老年髋部骨折研究小组于 2000 年提出的，该研究小组以 Zuckerman 为首。FRS 含 11 个项目，是针对老年髋部骨折患者日常生活功能恢复的测评量表（表 7-6），包括基本日常生活活动（占总分的 44%）、工具性日常生活活动（占总分的 23%）、行走能力（占总分的 33%），满分 100 分。基本日常生活活动包括吃饭、穿衣、如厕、洗澡 4 项；工具性日常生活活动包括购买食物、做饭、轻家务、洗衣、银行理财、乘车 6 项，共 10 项。这 10 项活动中每项均有 5 个评分标准。行走能力方面也有单独的评分标准。由于该量表短小简洁、使用方便，并可采用电话随访方式进行测评，患者也可以自我评定打分，因此应答率高。该评分对功能变化的预测力、敏感性、区分度和可靠性均良好，适合临床应用。

表 7-6 日常生活功能恢复量表（FRS）

床号： 姓名： 住院号：	术后 2 周	术后 1.5 个月	术后 3 个月
B-ADL 基本日常生活活动			
1. 吃饭 0 1 2 3 4 2. 穿衣 0 1 2 3 4 3. 如厕 0 1 2 3 4 4. 洗澡 0 1 2 3 4			
B-ADL =（吃饭 + 穿衣 + 洗澡 + 如厕）/16 ×44%			
I-ADL 工具日常生活活动			
5. 购买食物 0 1 2 3 4 6. 做饭 0 1 2 3 4 7. 轻家务 0 1 2 3 4 8. 洗衣 0 1 2 3 4 9. 银行理财 0 1 2 3 4 10. 乘车 0 1 2 3 4			
I-ADL =（买食物 + 做饭 + 洗衣 + 轻家务 + 理财 + 乘车）/24 ×23%			
步行			
11. 行走能力 1 2 3 4 5 6 7			
步行 = 步数 /7×33%			
FRS（满分 100）= B-ADL +I-ADL+ 步行			

注：ADL 评分包括 0 ～ 4 分。评分标准：0. 完全不能、全靠别人帮助；1. 能完成部分，但需别人具体帮助（直接身体接触）与指导才能完成；2. 在别人从旁指导下可以完成，部分活动尚需要使用辅助器具后才能独立完成；3. 不需别人帮助和指导，但在动作的速度、意愿、持久力和安全方面存在明显困难；4. 能正常独立完成。

行走能力评分标准：1. 不能行走（轮椅或卧床）；2. 用步行器或拐杖在室内行走；3. 用拐杖在室内行走；4. 能独立在室内行走；5. 用步行器或拐杖能在居住小区内行走；6. 用拐杖能在居住小区内行走；7. 能独立在居住小区内行走。

目前，国际上使用的髋关节评分方法种类繁多。由于文化差异、缺乏统一标准、侧重点不同，各种方法的适用性不足，医生在使用时必须根据实际情况选择相应的标准。特别是在不确定哪种标准更适合的情况下，往往需综合使用两种或者数种评分方法，这会给医生的选择带来困扰。理想的髋关节评价标准应既适用于术前评估，又适用于术后随访；评分结果能真实、准确、详细地反映髋关节治疗的效果；可减少医生评价对医疗结果的影响及患者自身评价对结果产生的偏倚；能够满足有效性、可靠性、反应性和敏感性等 4 项基本要求。作者建议，手术医生应至少采用以临床医生为中心和以患者为中心的评价体系中各一种方法来从医患两方面对全髋关节置换疗效进行术后评价和随访。

（杨 旭 陈 彪 铁 楷 秦 俊 肖 浩 陈廖斌 文印宪）

参 考 文 献

边焱焱，程开源，常晓，等，2020. 2011 至 2019 年中国人工髋膝关节置换手术量的初步统计与分析. 中华骨科杂志，40（21）：1453-1460.

吕厚山，1998. 人工关节外科学. 北京：科学出版社，58.

王先泉，吴昌顺，孙水，等，2018. 股骨侧优先和联合前倾角技术行全髋关节置换术的疗效分析. 中华外科杂志，56（4）：279-283.

Abdel MP，von Roth P，Jennings MT，et al，2016. What safe zone? The vast majority of dislocated THAs are within the lewinnek safe zone for acetabular component position. Clin Orthop Relat Res，474（2）：386-391.

Aoude AA，Antoniou J，Epure LM，et al，2015. Midterm outcomes of the recently FDA approved ceramic on ceramic bearing in total hip arthroplasty patients under 65 years of age. J Arthroplasty，30（8）：1388-1392.

Archbold HA，Mockford B，Molloy D，et al，2006. The transverse acetabular ligament：an aid to orientation of the acetabular component during primary total hip replacement：a preliminary study of 1000 cases investigating postoperative stability. J Bone Joint Surg Br，88（7）：883-886.

Archibeck MJ，Cummins T，Tripuraneni KR，et al，2016. Inaccuracies in the use of magnification markers in digital hip radiographs. Clin Orthop Relat Res，474（8）：1812-1817.

Babisch JW，Layher F，Amiot LP，2008. The rationale for tilt-adjusted acetabular cup navigation. J Bone Joint Surg Am，90（2）：357-365.

Barrey C，Roussouly P，Perrin G，et al，2011. Sagittal balance disorders in severe degenerative spine. Can we identify the compensatory mechanisms? Eur Spine J，20（Suppl 5）：626-633.

Barry JJ，Sing DC，Vail TP，et al，2017. Early outcomes of primary total hip arthroplasty after prior lumbar spinal fusion. J Arthroplasty，32（2）：470-474.

Bayraktar V，Weber M，von Kunow F，et al，2017. Accuracy of measuring acetabular cup position after total hip arthroplasty：comparison between a radiographic planning software and three-dimensional computed tomography. Int Orthop，41（4）：731-738.

Bedard NA，Callaghan JJ，Stefl MD，et al，2015. Systematic review of literature of cemented femoral components：what is the durability at minimum 20 years followup? Clin Orthop Relat Res，473（2）：563-571.

Bernstein J，Charette R，Sloan M，et al，2019. Spinal fusion is associated with changes in acetabular orientation and reductions in pelvic mobility. Clin Orthop Relat Res，477（2）：324-330.

Biedermann R，Tonin A，Krismer M，et al，2005. Reducing the risk of dislocation after total hip arthroplasty：the effect of orientation of the acetabular component. J Bone Joint Surg Br，87（6）：762-769.

Bourne RB，Rorabeck CH，2002. Soft tissue balancing：the hip. J Arthroplasty，17（4 Suppl 1）：17-22.

Buckland AJ，Puvanesarajah V，Vigdorchik J，et al，2017. Dislocation of a primary total hip arthroplasty is more common in patients with a lumbar spinal fusion. Bone Joint J，99-B（5）：585-591.

Chamberlain R，2021. Hip pain in adults：evaluation and differential diagnosis. Am Fam Physician，103（2）：81-89.

Cho KJ，Park KS，Jang WY，et al，2019. Midterm results of fourth-generation ceramic-on-ceramic total hip arthroplasty. Indian J Orthop，53（5）：630-636.

Devin CJ，McCullough KA，Morris BJ，et al，2012. Hip-spine syndrome. J Am Acad Orthop Surg，20（7）：434-442.

Dion NT，Bragdon C，Muratoglu O，et al，2015. Durability of highly cross-linked polyethylene in total hip and total knee arthroplasty. Orthop Clin North Am，46（3）：321-327.

D'Lima DD，Urquhart AG，Buehler KO，et al，2000. The effect of the orientation of the acetabular and femoral components on the range of motion of the hip at different head-neck ratios. J Bone Joint Surg Am，82（3）：315-321.

Domb BG，El Bitar YF，Sadik AY，et al，2014. Comparison of robotic-assisted and conventional acetabular cup placement in THA：a matched-pair controlled study. Clin Orthop Relat Res，472（1）：329-336.

Dorr LD，Wan Z，1998. Causes of and treatment protocol for instability of total hip replacement. Clin Orthop Relat Res，355：144-151.

Dutka J，Kiepura S，Bukowczan M，2021. Is analog preoperative planning still applicable?Comparison of accuracy of analog and computer preoperative planning methods in total hip arthroplasty. Ann Transl Med，9（9）：749.

Eneqvist T，Nemes S，Brisby H，et al，2017. Lumbar surgery prior to total hip arthroplasty is associated with worse patient-reported outcomes. Bone Joint J，99-B（6）：759-765.

Esposito CI，Gladnick BP，Lee YY，et al，2015. Cup position alone does not predict risk of dislocation after hip arthroplasty. J Arthroplasty，30（1）：109-113.

Farhang K，Desai R，Wilber JH，et al，2014. An anatomical study of the entry point in the greater trochanter for intramedullary nailing. Bone Joint J，96-B（9）：1274-1281.

Fujishiro T，Hiranaka T，Hashimoto S，et al，2016. The effect of acetabular and femoral component version on dislocation in primary total hip arthroplasty. Int Orthop，40（4）：697-702.

Garvin KL，White TC，Dusad A，et al，2015. Low wear rates seen in THAs with highly crosslinked polyethylene at 9 to 14 years in patients younger than age 50 years. Clin Orthop Relat Res，473（12）：3829-3835.

Gergely RC，Toohey KS，Jones ME，et al，2016. Towards the optimization of the preparation procedures of PMMA bone cement. J Orthop Res，34（6）：915-923.

Girard J，2015. Femoral head diameter considerations for primary total hip arthroplasty. Orthop Traumatol Surg Res，101（Suppl 1）：S25-S29.

Gordon M，Frumento P，Sköldenberg O，et al，2014. Women in Charnley class C fail to improve in mobility to a higher degree after total hip replacement. Acta Orthop，85（4）：335-341.

Grieco PW，Pascal S，Newman JM，et al，2018. New alternate bearing surfaces in total hip arthroplasty：a review of the current literature. J Clin Orthop Trauma，9（1）：7-16.

Ha YC，Yoo JJ，Lee YK，et al，2012. Acetabular component positioning using anatomic landmarks of the acetabulum. Clin Orthop Relat Res，470（12）：3515-3523.

Hamilton WG，McAuley JP，Blumenfeld TJ，et al，2015. Midterm results of delta ceramic-on-ceramic total hip arthroplasty. J Arthroplasty，30（9 Suppl）：110-115.

Haughom BD，Plummer DR，Moric M，et al，2016. Is there a benefit to head size greater than 36mm in total hip arthroplasty? J Arthroplasty，31（1）：152-155.

Hey HWD，Teo AQA，Tan KA，et al，2017. How the spine differs in standing and in sitting-important considerations for correction of spinal deformity. Spine J，17（6）：799-806.

Hurley MV，1999. The role of muscle weakness in the pathogenesis of osteoarthritis. Rheum Dis Clin North Am，25（2）：283-298.

Illingworth KD，Mihalko WM，Parvizi J，et al，2013. How to minimize infection and thereby maximize patient outcomes in total joint arthroplasty：a multicenter approach：AAOS exhibit selection. J Bone Joint Surg Am，95（8）：e50.

Inaba Y，Dorr LD，Wan Z，et al，2005. Operative and patient care techniques for posterior mini-incision total hip arthroplasty. Clin Orthop Relat Res，441：104-114.

Innmann MM，Merle C，Gotterbarm T，et al，2019. Can spinopelvic mobility be predicted in patients awaiting total hip arthroplasty? A prospective, diagnostic study of patients with end-stage hip osteoarthritis. Bone Joint J, 101-B（8）：902-909.

Innocenti B, Bori E, 2021. Robotics in orthopaedic surgery：why, what and how? Arch Orthop Trauma Surg, 141（12）：2035-2042.

Jolles BM, Genoud P, Hoffmeyer P, 2004. Computer-assisted cup placement techniques in total hip arthroplasty improve accuracy of placement. Clin Orthop Relat Res, 426：174-179.

Jolles BM, Zangger P, Leyvraz PF, 2002. Factors predisposing to dislocation after primary total hip arthroplasty：a multivariate analysis. J Arthroplasty, 17（3）：282-288.

Josipović P, Moharič M, Salamon D, 2020. Translation, cross-cultural adaptation and validation of the Slovenian version of Harris Hip Score. Health Qual Life Outcomes, 18（1）：335.

Kniesel B, Konstantinidis L, Hirschmüller A, et al, 2014. Digital templating in total knee and hip replacement：an analysis of planning accuracy. Int Orthop, 38（4）：733-739.

Komeno M, Hasegawa M, Sudo A, et al, 2006. Computed tomographic evaluation of component position on dislocation after total hip arthroplasty. Orthopedics, 29（12）：1104-1108.

Lakstein D, Tan Z, Oren N, et al, 2017. Preoperative planning of total hip arthroplasty on dysplastic acetabuli. Hip Int, 27（1）：55-59.

Lazennec JY, Boyer P, Gorin M, et al, 2011. Acetabular anteversion with CT in supine, simulated standing, and sitting positions in a THA patient population. Clin Orthop Relat Res, 469（4）：1103-1109.

Lazennec JY, Rousseau MA, Brusson A, et al, 2015. Total hip prostheses in standing, sitting and squatting positions：an overview of our 8 years practice using the eos imaging technology. Open Orthop J, 9：26-44.

Lewinnek GE, Lewis JL, Tarr R, et al, 1978. Dislocations after total hip-replacement arthroplasties. J Bone Joint Surg Am, 60（2）：217-220.

Li F, Zhu L, Geng Y, et al, 2021. Effect of hip replacement surgery on clinical efficacy, VAS score and Harris hip score in patients with femoral head necrosis. Am J Transl Res, 13（4）：3851-3855.

Luthringer TA, Vigdorchik JM, 2019. A preoperative workup of a "hip-spine" total hip arthroplasty patient：a simplified approach to a complex problem. J Arthroplasty, 34（7S）：S57-S70.

Maruyama M, Feinberg JR, Capello WN, et al, 2001. The Frank Stinchfield Award：morphologic features of the acetabulum and femur：anteversion angle and implant positioning. Clin Orthop Relat Res, 393：52-65.

Nakashima Y, Hirata M, Akiyama M, et al, 2014. Combined anteversion technique reduced the dislocation in cementless total hip arthroplasty. Int Orthop, 38（1）：27-32.

Osmani FA, Thakkar S, Ramme A, et al, 2017. Variance in predicted cup size by 2-dimensional vs 3-dimensional computerized tomography-based templating in primary total hip arthroplasty. Arthroplast Today, 3（4）：289-293.

Perfetti DC, Schwarzkopf R, Buckland AJ, et al, 2017. Prosthetic dislocation and revision after primary total hip arthroplasty in lumbar fusion patients：a propensity score matched-pair analysis. J Arthroplasty, 32（5）：1635-1640.

Rajpura A, Kendoff D, Board TN, 2014. The current state of bearing surfaces in total hip replacement. Bone Joint J, 96-B（2）：147-156.

Ritter MA, Albohm MJ, 1997. Overview：maintaining outcomes for total hip arthroplasty. The past, present, and future. Clin Orthop Relat Res, 344：81-87.

Roussouly P, Nnadi C, 2010. Sagittal plane deformity：an overview of interpretation and management. Eur Spine J, 19（11）：1824-1836.

Sangaletti R, Spreafico A, Barbieri F, et al, 2018. Metal ion trend in patients with metal-on-metal total hip arthroplasty：a 10-year prospective study. Hip Int，28（Suppl 2）：43-47.

Sankar WN，Neubuerger CO，Moseley CF，2009. Femoral anteversion in developmental dysplasia of the hip. J Pediatr Orthop，29（8）：885-888.

Smith MV，Klein SE，Clohisy JC，et al，2012. Lower extremity-specific measures of disability and outcomes in orthopaedic surgery. J Bone Joint Surg Am，94（5）：468-477.

Stefl M，Lundergan W，Heckmann N，et al，2017. Spinopelvic mobility and acetabular component position for total hip arthroplasty. Bone Joint J，99-B（1 Supple A）：37-45.

Strøm NJ，Pripp AH，Reikerås O，2017. Templating in uncemented total hip arthroplasty-on intra- and interobserver reliability and professional experience. Ann Transl Med，5（3）：43.

Sultan AA，Khlopas A，Piuzzi NS，et al，2018. The impact of spino pelvic alignment on total hip arthroplasty outcomes：a critical analysis of current evidence. J Arthroplasty，33（5）：1606-1616.

Tezuka T，Heckmann ND，Bodner RJ，et al，2019. Functional safe zone is superior to the lewinnek safe zone for total hip arthroplasty：why the lewinnek safe zone is not always predictive of stability. J Arthroplasty，34（1）：3-8.

The B，Verdonschot N，van Horn JR，et al，2007. Digital versus analogue preoperative planning of total hip arthroplasties：a randomized clinical trial of 210 total hip arthroplasties. J Arthroplasty，22（6）：866-870.

Vaishya R，Chauhan M，Vaish A，2013. Bone cement. J Clin Orthop Trauma，4（4）：157-163.

Wan Z，Malik A，Jaramaz B，et al，2009. Imaging and navigation measurement of acetabular component position in THA. Clin Orthop Relat Res，467（1）：32-42.

Wang SY，Singh K，Lin SC，2012. Prevalence and predictors of depression among participants with glaucoma in a nationally representative population sample. Am J Ophthalmol，154（3）：436-444. e2.

Weber M，Woerner ML，Springorum HR，et al，2014. Plain radiographs fail to reflect femoral offset in total hip arthroplasty. J Arthroplasty，29（8）：1661-1665.

Wei Z，Xu Y，Feng B，et al，2023. The impact of COVID-19 on hip and knee arthroplasty surgical volume in China. Int Orthop. 2023 Aug 26.

Whitehouse MR，Atwal NS，Pabbruwe M，et al，2014. Osteonecrosis with the use of polymethylmethacrylate cement for hip replacement：thermal-induced damage evidenced in vivo by decreased osteocyte viability. Eur Cell Mater，27：50-62；discussion 62-63.

Widmer KH，Zurfluh B，2004. Compliant positioning of total hip components for optimal range of motion. J Orthop Res，22（4）：815-821.

Won SH，Lee YK，Ha YC，et al，2013. Improving pre-operative planning for complex total hip replacement with a rapid prototype model enabling surgical simulation. Bone Joint J，95-B（11）：1458-1463.

Yoon BH，Mont MA，Koo KH，et al，2020. The 2019 revised version of association research circulation osseous staging system of osteonecrosis of the femoral head. J Arthroplasty，35（4）：933-940.

Yoon BH，Y Ha YC，Lee YK，et al，2016. Is transverse acetabular ligament a reliable guide for aligning cup anteversion in total hip arthroplasty?A measurement by CT arthrography in 90 hips. J Orthop Sci，21（2）：199-204.

York PJ，McGee AW Jr，Dean CS，et al，2018. The relationship of pelvic incidence to post-operative total hip arthroplasty dislocation in patients with lumbar fusion. Int Orthop，42（10）：2301-2306.

第二部分

全髋关节置换术后关节脱位及分型

全髋关节置换术可有效解除髋关节疼痛、改善髋关节功能及提高患者的生活质量和工作能力，已成为近代骨科领域中最为成功的手术之一。随着人工髋关节材料学、工程学及假体设计理念的发展和手术技术的进步，人工全髋关节置换术在各级各类医院已普遍开展并为广大临床医生和患者所接受，全球手术量呈逐年递增的趋势。然而，与手术量增加相伴随的是全髋关节置换术后并发症发生率的升高及髋关节翻修手术量的急剧上升。据统计，全髋关节置换术后并发症是髋关节翻修手术的主要原因。而文献报道的全髋关节置换术后并发症发生率为2%～10%，这些并发症主要包括无菌性松动、关节脱位及感染等，其中假体无菌性松动约占所有并发症的36.5%，关节脱位约占17.7%，感染约占15.3%。因此，在全髋关节置换术后并发症中居第2位的假体关节脱位非常值得临床骨科医生重视。本部分将从人工全髋关节置换术后关节脱位的定义、流行病学特点、假体关节脱位的分型及临床表现与诊断方面进行详细阐述。

第八章

全髋关节置换术后关节脱位的定义及流行病学特点

第一节 全髋关节置换术后关节脱位的定义

人工全髋关节是由髋臼杯（骨水泥型关节为聚乙烯髋臼杯）、内衬、股骨柄、股骨头等组件组配成的经医生植入后具有良好活动度、能负重、可改善关节功能的假体关节。置换手术后可恢复患者髋关节的前屈、后伸、内外旋等活动，使患髋能完成站、坐、行走等日常功能。在任何活动状态或功能活动中，假体头和髋臼杯内衬都应该正常地形成关节接触，不发生相对位置改变。一旦失去这种应有的关节接触就意味着发生了类似于正常生理髋关节脱位的假体关节脱位。根据文献，全髋关节置换术后关节脱位的定义是组成人工髋关节的两个关节面组件之间完全失去正常的接触与对位关系（图8-1），使人工髋关节活动轨迹异常，从而导致假体髋关节功能丧失，且在无医疗辅助的情况下通常不可能复位。但此定义并不全面，不包括人工全髋关节的中心性脱位和半脱位。人工全髋关节置换的目的是实现骨盆和股骨之间的最佳负荷转移，以及恢复髋关节的正常多轴活动性和最佳肌肉功能。人工全髋关节植入后要达到上述生物力学功能标准，需要在手术过程中尽可能达到准确的假体定位、恢复髋臼的外倾和前倾、保留股骨侧的前倾、重建髋关节旋转中心和偏心距、选择型号合适的假体、保证双下肢长度一致及尽可能减少髋关节周围肌肉损伤的手术技术。如果在手术过程中忽略或者没有达到上述要求，就可能导致术后髋关节不稳定，进而发生假体脱位。假体髋关节一旦脱位，表明植入的人工髋关节所重新建立的髋关节力学活动单元失效，必须通过医疗干预予以纠正。

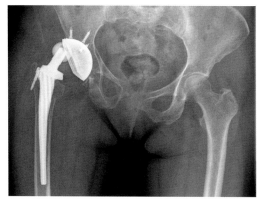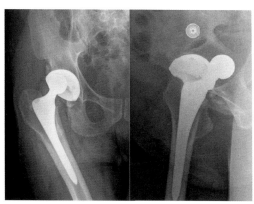

图 8-1 全髋关节置换术后关节脱位

第二节　全髋关节置换术后关节脱位的流行病学特点

自从人工关节先驱英国的 Charnley 开创现代全髋关节置换术以来，术后关节脱位一直都是被关注且未能解决的问题。理论上而言，全髋关节置换术后，假体生存期内的任何时候或患者的一生都有可能发生关节脱位。经典的 Charnley 骨水泥型全髋关节假体过去很长时期都被认为是全髋关节置换的金标准，但 Charnley 假体一直沿用直径 22mm 股骨头，因而活动弧小，更容易发生假体间撞击，从而导致脱位（图 8-2）。梅奥医学中心对其 1969 ～ 1984 年接受 Charnley 假体全髋关节置换的 5459 例患者共计 6623 侧髋关节进行了长期随访，结果显示关节脱位率为 4.8%。虽然最新的双动髋臼杯全髋关节假体降低了髋关节置换术后的脱位率，但仍然无法、也不可能完全避免术后假体关节脱位的发生。尽管如此，却仍然需要指出的是，手术医生清楚地认识引起脱位的各危险因素并采取有效规避措施，可以最大限度地减少术后关节脱位的发生，为患者提供一个活动良好、稳定、无痛、满足功能的置换关节。

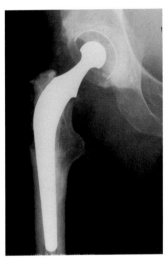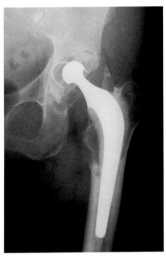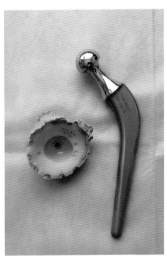

图 8-2　直径 22mm 股骨头的 Charnley 型全髋关节置换及翻修取出的假体

在多数欧美国家，人工关节植入术后均需在其国家建立的统一、完善的信息录入登记系统中进行信息填报。登记系统内容主要包括患者基本信息、手术相关医务人员及医院信息、人工关节假体类型和型号、假体的产地、是否出现相应的包括假体关节脱位在内的并发症等，以便于对人工关节置换术后患者进行跟踪随访并提供反馈信息。这一系统数据对专业人员开放，可进行查阅调取，因此也利于医生及医院开展高质量的多中心临床研究。然而，由于各个国家地域环境、人文知识、生活习俗等方面的差异，各国报道的全髋关节置换术后并发症发生率数据呈现多样性。我国目前人工关节术后信息登记系统仍在进一步完善中，整合各省、自治区、直辖市的人工关节登记数据形成以国家为单位的标准化信息登记系统尚未形成。因此，我国对于人工关节置换术后并发症发生情况的报道基本是以各个医院或医疗中心积累的数据为主，包含不同省或地区的多中心临床研究报道较少。由于经济条件、医院等级、手术量、手术者技术、患者自身依从性等因素，所报道并发症的发生率数据也呈现出多样性的特点。

　　欧美人工关节登记系统数据表明，全髋关节置换术后脱位是髋关节翻修的主要原因之一。瑞典、挪威、澳大利亚等国的人工关节登记系统数据表明，每年有 8%～12% 的全髋关节置换患者需要接受翻修手术，其中髋关节脱位导致的翻修占总翻修手术的 11%～24%。英国人工关节登记系统对苏格兰近期连续 8 年内的 14 314 例初次全髋关节置换患者进行了随访分析，结果显示，髋关节置换术后脱位率为 1.9%。而其他基于人工关节登记系统的文献表明，初次全髋关节置换术后髋关节脱位率在 0.2%～10%。一项针对 10 500 例初次全髋关节置换的随访研究表明，髋关节置换术后脱位率为 3.2%，该研究中置换手术采取了多种手术入路。耶鲁大学医学院 Gillinov 等对近 10 年间美国 PearlDiver 数据库中的 155 185 例初次全髋关节置换进行了回顾研究，结果显示其术后 2 年脱位率为 2.3%。因此，基于大量的文献报道，目前广为接受的观点是初次全髋关节置换术后假体关节总体脱位率为 2.0%～2.5%。对于初次全髋关节置换术后的复发性关节脱位，常需要进行翻修手术。Conroy 等对 5 年间澳大利亚人工关节置换登记系统中 65 992 例初次全髋关节置换病例进行了分析，发现全髋关节置换因术后脱位而需要翻修手术的发生率为 0.8%。相对于初次全髋关节置换，髋关节翻修术后的脱位率明显升高。研究表明，髋关节翻修术后的脱位率为 10%～25%，最高可达到 28%。Hermansen 等通过丹麦髋关节置换登记系统对 10 年间施行的 1687 例髋关节翻修术患者进行了回顾研究，结果表明，髋关节翻修术后假体关节脱位率为 22.4%。Sah 等研究发现，即便是对人工股骨头置换患者进行翻修的全髋关节置换，其假体脱位率也高达 22%。对于初次全髋关节置换而言，术后不同时间脱位的发生率也不同，其可能的原因与手术者的技术、假体的设计等因素有关。Woo 等通过对 10 500 例初次全髋关节置换患者的随访研究发现，196 例髋关节脱位发生在术后 3 个月内，约占总脱位的 59%；257 例髋关节脱位发生在术后 1 年内，占总脱位的 77%。另一项纳入 19 680 例初次全髋关节置换患者的队列研究发现，总共发生 513 例术后髋关节脱位，其中约有 32% 的病例脱位发生时间为术后 5 年以上，约 55% 的患者出现多次脱位。为此，有研究对上述病例进行了合并分析，结果表明，全髋关节置换术后第 1 个月内发生脱位的累积风险为 1%，第 1 年内约为 2%；此后，累积风险每 5 年持续增加约 1%，并在手术 2～5 年后达到约 7%。对于脱位 2 次或者复发性脱位的患者，10%～60% 会发生再次脱位。

　　我国的临床研究报道主要集中于某类假体、手术技术和手术入路等方面的临床疗效分析，或通过荟萃分析的方法进行文献合并研究全髋关节置换术后并发症发生的危险因素等。对于全髋关节置换术后脱位的研究则集中于对已发生脱位的系列病例的手术治疗效果进行分析，或者对脱位的危险因素进行分析研究。对于系列全髋关节置换病例脱位发生率的针对性报道少见，大多在进行临床结果描述时展现脱位的发生病例数，并没有报道详细准确的脱位发生率。郑志博等进行了全髋关节置换术后脱位因素分析及防治策略的研究，对 1906 例全髋关节置换患者进行随访发现，其脱位率为 3.31%。徐闯等采用荟萃分析的方法研究了肥胖对初次全髋关节置换术临床疗效的影响，共纳入 18 篇文献共 10 047 例全髋关节置换病例，结果表明肥胖组术后脱位的发生率为 3.29%，非肥胖组术后脱位发生率为 1.61%，提示肥胖是导致术后脱位发生的危险因素。田野等分析后入路全髋关节置换术后前脱位的危险因素，对 1586 例患者进行随访，发现髋关节前脱位发生率为 0.4%。祝云利等对 324 例初次全髋关节置换患者进行随访，结果显示，在术后早期失败的原因中，假体关节脱位占 24.3%。田京等对 412 例全髋关节置换患者进行术后随访，分析术后脱位的危险因素，发现脱位发生率为 2.52%。贾金领等对 428 例全髋关节置换术后患者进行随访并分析术后脱位的相关因素，结果表明脱位发生率为 5.6%。邓方等采用多元回归模型对 468 例全髋关节置换患者进行术后脱位的多因素分析，显示脱位发生率为 5.9%。

第九章

全髋关节置换术后关节脱位的分型和临床表现

第一节　假体髋关节脱位的分型

综合目前的研究结果，全髋关节置换术后脱位的危险因素包括手术技术、各类撞击、软组织张力、术后时间、超范围活动等。因此，全髋关节置换术后脱位的分型也大多是基于这些危险因素，主要包括以下几种分型方法。

一、根据脱位发生的时间分型

根据脱位发生的时间，全髋关节置换术后脱位可分为发生于术后 6 个月内的早期脱位、术后 6 个月至 5 年的中期脱位和术后 5 年以上的晚期脱位。引起早期、中期脱位的原因多为肌肉力量下降（多见于老年人及女性），神经系统病变，术前诊断为股骨颈骨折、股骨头坏死和患者依从性差等。该型脱位中的大多数通过保守治疗可以获得成功。引起晚期脱位的原因为术后曾有半脱位发生史、外伤、患有神经系统疾病、聚乙烯磨损、假体松动、假体位置不良、术后患肢活动范围过大（尤其屈曲过大）和肌肉力量下降；而且晚期脱位手法复位后容易出现复发性脱位，并且大多需要手术治疗。梅奥医学中心的一组 19 680 例初次全髋关节置换术后发生的 165 例晚期脱位病例数据中，55% 出现了再次脱位，33% 需要手术治疗。由于各个时间段发生脱位的原因、治疗方法和预后不一，因此对于临床医生而言，分析脱位原因和选择治疗方法十分重要。有关脱位原因及治疗方式的选择，本书后续有专门的章节进行详细分析、讨论。

二、根据脱位发生的原因分型

根据髋假体关节脱位发生的原因进行分型，共有下述两种分型方法，即 Dorr 分型和 Wear 分型。

（一）Dorr 分型

全髋关节置换术后假体关节脱位分型中最为常用的是 Dorr 分型。该分型是由 Dorr 回顾分析了 39 例全髋关节置换术后脱位患者的发生原因后于 1983 年首次提出的，共分为 3 型。Ⅰ型：体位性脱位，即患者髋关节的活动超过"安全范围"时发生的脱位，影像学可见假体位置正常，软组织平衡正常；该类脱位经麻醉下闭合复位多能成功治疗，恢复正常人工髋关节的对位关系；Ⅱ型：软组织失衡性脱位，多因大转子截骨后不愈合、大转子上移、高位髋臼杯（图9-1）和股骨颈截骨过多、神经系统病变等所致。保守治疗复位容易，但极易再次脱位，因此大多需再次手术解决脱位，手术后同样容易发生再次脱位；Ⅲ型：假体放置不良导致的脱位，包括髋臼侧和（或）股骨侧假体的位置不当、假体方向和角度的错误或不恰当（图9-2）；必须经再次手术纠正假体位置才能治愈脱位。随着手术量的增加和骨科医生对人工全髋关节置换认识的不断深入，研究者发现，全髋关节置换术后脱位的原因从上述三个方面并不能完全概括。Dorr结合后期出现的人工全髋关节脱位病例的

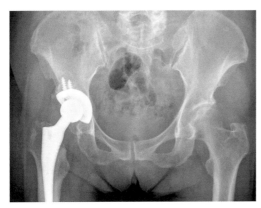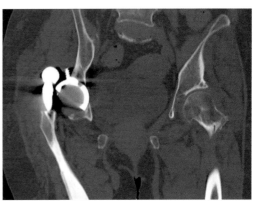

图 9-1　高位髋臼杯致软组织失衡性脱位

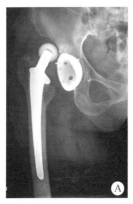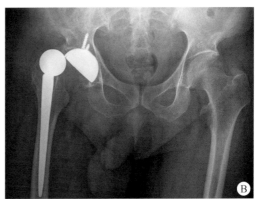

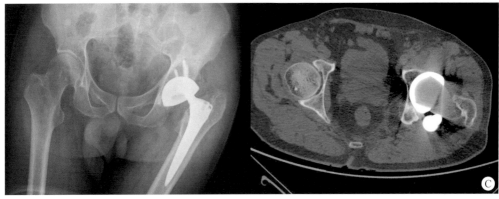

图 9-2　假体位置不良导致的脱位

A. 髋臼杯外展角过大致脱位；B. 髋臼杯前倾不足致脱位；C. 髋臼杯后倾致脱位

原因和翻修手术治疗的经验，于 1998 年对 Dorr 分型进行了补充，增加了第Ⅳ型，此型同时存在软组织失衡和假体位置不良性脱位，即Ⅱ型加Ⅲ型；该型脱位可能需多次手术才能解决脱位的问题。

（二）Wear 分型

除经典的 Dorr 分型外，Wear 等认为之前的人工全髋关节脱位分型还不够细致和全面，他们根据 75 例人工全髋关节脱位翻修病例的脱位原因、诊断与处理总结出新的分型。具体分型如下：①髋臼侧假体位置异常，可通过骨盆 X 线片和 CT 扫描及辅助测量软件诊断，需要进行髋臼侧的假体翻修来矫正。②股骨侧假体位置异常，同样根据骨盆 X 线片和 CT 扫描及辅助测量软件诊断，需要进行股骨侧的假体翻修来矫正。③外展肌功能不全，可应用功能 MRI 评估外展肌组织、步态分析及 Trendelenburg 试验诊断，通过康复训练矫正，部分医生采用双动全髋假体来解决脱位问题。④髋关节撞击，术前可进行髋关节多个方向的大幅度活动来判断撞击，通过术中探查，明确假体股骨颈和髋臼杯边缘存在细微的磨损痕迹可以确证。需要手术取出导致磨损的髋关节组件。⑤假体磨损，可通过骨盆影像学检查判断股骨头向上或向外侧移位来诊断（图 9-3），需要手术清理并处理骨缺损、翻修假体组件矫正脱位。⑥不明原因的脱位，根据相关的影像学检查并不能判断脱位的原因，通常进行康复等保守治疗。⑦脊柱骨盆失衡，通过影像学检查判断骶骨倾斜情况，评估骨盆的活动是否正常，根据骨盆的运动轨迹调整髋臼杯的位置。

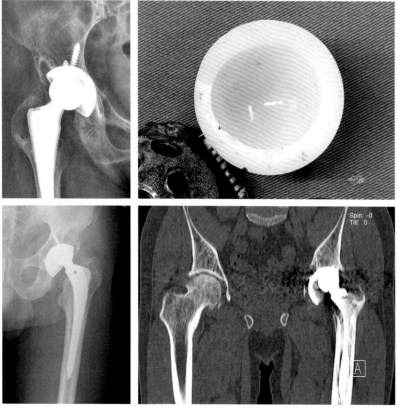

图 9-3 髋臼聚乙烯磨损，假体头上移、外移

三、根据脱位的方向分型

　　脱位的方向是指髋关节脱位后以髋臼为参照的假体头相对于髋臼杯的位置（图9-4）。根据脱位的方向不同可分为：①后脱位，假体头在髋臼后侧或后外侧，下肢处于屈曲内旋位体位。②前脱位，假体头在髋臼前侧或者前外侧，下肢出现短缩外旋畸形。③上脱位，假体头在髋臼上方，呈现出双下肢不等长。大多数假体髋关节脱位属于后脱位，占所有脱位的75%～90%。此外，还有中心性脱位，即由于髋臼周围骨溶解或骨性髋臼底骨折，髋

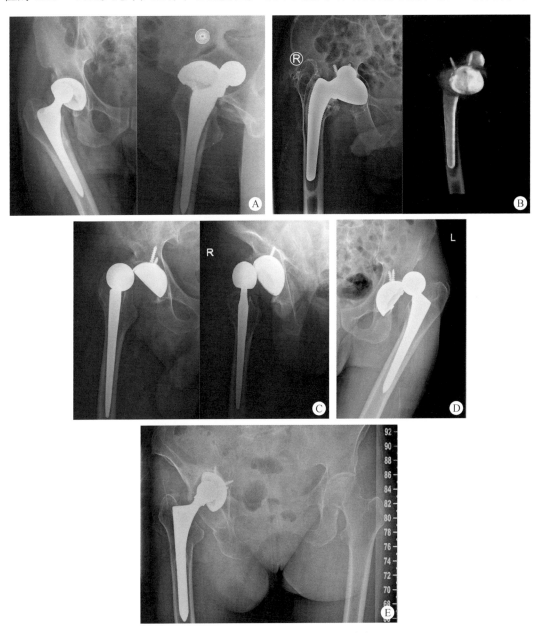

图9-4　全髋关节置换术后不同类型脱位
A.后脱位；B.晚期后脱位；C.前脱位；D.上脱位；E.晚期中心性脱位

臼杯与假体头一起向骨盆内侧壁移位，甚至凸入盆腔内。根据现有的文献报道，髋关节脱位的方向与假体安放错误及肢体活动方向有关，但髋关节假体脱位往往不是单一因素所致，可能由两个或者多个机制导致。虽然从影像学上可能呈现出上述三个方向的脱位，但脱位的方向可能并不仅仅是与假体的位置相关。因此，Biedermann 等结合导致脱位的机制与脱位发生的方向，将髋关节假体脱位分为三型：①冠状位脱位，主要由髋臼杯过度倾斜、外展角偏大或者聚乙烯磨损导致，当髋关节发生内收动作时出现冠状位方向的脱位。②后脱位，主要由髋臼杯前倾不足或后倾、髋关节过度松弛、原发或继发撞击所致，当髋关节发生内旋、内收并屈髋动作时出现向后的脱位。③前脱位，主要由髋臼杯和股骨柄的联合前倾角过大、原发或继发的撞击所致，当髋关节发生外旋、内收动作时出现向前的脱位。

全髋关节置换术后脱位是常见的术后并发症，其发生与不同维度的多因素相关。本书后续章节将对全髋关节置换术后脱位的危险因素进行重点阐述与讨论。当前，建立并完善我国的人工关节置换数据库登记系统，以分析脱位发生率、发生原因及脱位后的治疗是广大关节外科医生、骨科医生应该去努力配合实现的目标。

第二节　假体髋关节脱位的临床表现与诊断

正如其他任何骨科疾病的诊断一样，假体髋关节脱位的诊断也需要从病史、临床症状、体征与影像学检查这几个方面入手。

首先，患者应该有初次全髋关节置换的治疗史或髋关节翻修手术史，以及关节置换后本次疼痛与功能障碍的发生史，有的患者可能有多次脱位史。通常患者会主诉在某一活动的特殊体位时发生了患髋的突发性疼痛与活动受限，部分病例会描述感觉到发生时的弹响或移动感。由于假体髋关节脱位大多数系后脱位，患者多叙述在髋关节屈曲、内收时发生。也有部分病例脱位发生时是在做伸髋关节的动作，如向患侧髋后方置入便盆时发生，这往往提示发生了前脱位。脱位发生后患侧髋关节常处于一种弹性固定的状态，伴发疼痛并由家人或陪护送至医院。体检时脱位的患侧下肢一般会有明显的短缩。患髋如处于半屈曲、内收的状态常提示发生了后脱位（图9-5）；如患侧下肢伸直外旋则前脱位的可能性大。如脱位的假体头移动度较大，有时在臀部或腹股沟处可扪及假体头。体检时需留意观察置换手术的切口瘢痕以判断前次手术入路。此时不要忽视检查患侧足的感觉、运动及足背动脉搏动。

对于疑似脱位的病例，骨盆正位 X 线检查加患侧的髋关节侧位检查是最基本的影像学检查，这样

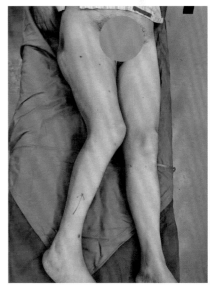

图 9-5　假体关节后脱位髋关节屈曲、内收

多可显示是否发生了假体关节脱位及脱位后假体股骨头移动的方向。必要时可以加照斜位片以帮助判断脱位的方向。在X线片仍不能充分判断脱位方向时，CT扫描可以更好地显示假体头与髋臼杯及各部骨质的三维毗邻关系（图9-6、图9-7）。但需尽可能排除金属伪影的干扰。至此，结合临床表现及影像学检查结果就可以做出是否发生假体髋关节脱位的诊断。

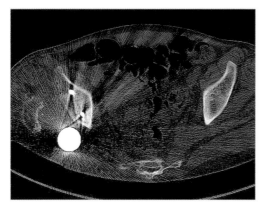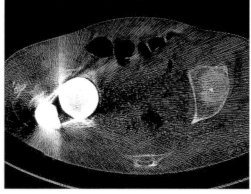

图 9-6　CT 扫描显示假体股骨头向后方脱位

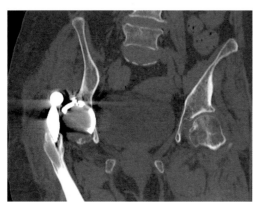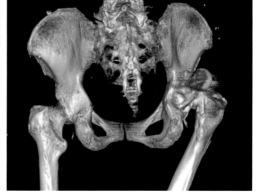

图 9-7　CT 扫描显示假体股骨头向上方脱位

为了给后续治疗提供尽量多的信息，临床医生还应收集患者更多的详细信息，如脱位发生距离置换手术的时间，以判断是早期、中期抑或晚期脱位；是否患有影响认知能力的伴发性疾病及影响肌力、肌张力的神经系统疾病；了解患者置换手术前的原发病，有无脊柱骨盆疾病等。通过脱位后的影像学检查及脱位前的X线片对髋臼侧、股骨侧假体的位置、角度做出初步的判断；对于晚期脱位病例尤其应注意观察是否发生了较重的假体周围骨溶解、聚乙烯磨损后的股骨头偏心移动等。临床医生还应注意的是通过实验室检查等排除假体周围感染的可能。

也有临床研究关注了全髋关节置换术后无菌性假体关节脱位时关节液炎性标志物的变化。Bäcker等将28例无菌性髋关节脱位的关节穿刺液与无脱位病例及髋假体周围感染病例的关节液做了对比研究，发现脱位后患者的关节液白细胞计数较未脱位者显著升高，但中性粒细胞分类百分比及C反应蛋白却无明显变化。该作者提出，因为脱位亦可使关节液白

第十章

原发病与并发病因素

第一节　原发病因素

初次全髋关节置换术后假体关节总体脱位率多在 2% ~ 2.5%，但髋部某些疾病本身的特点会导致该类疾病全髋关节置换术后脱位率高于平均水平。在此，我们根据文献报道列出下述几种髋关节疾病与假体髋关节高脱位率的关系，以期引起读者重视。

一、股骨颈骨折

股骨颈骨折是与老年骨质疏松相关的常见病、多发病。在我国，随着社会老龄化的日益加剧，股骨颈骨折的患者也逐年增加。全髋关节置换术是老年股骨颈骨折的常用标准治疗方案之一。虽然全髋关节置换术技术已十分成熟并在临床广泛应用，关节置换术后脱位却仍时有发生，股骨颈骨折的全髋关节置换术后，其脱位发生率高于各病种全髋关节置换术后脱位的平均水平。加拿大学者在《新英格兰医学杂志》上报道了 1495 例 50 岁以上股骨颈骨折患者的随机分组情况，718 例患者进行了全髋关节置换术，723 例患者进行了人工股骨头置换术，随访 2 年，结果全髋关节置换组 34 例患者发生了术后脱位，脱位率为 4.7%。另有报道，股骨颈骨折全髋关节置换术后 4 年的脱位率达 6%。2022 年，Hernigou 等运用人工智能分析了近 10 年报道的 75 篇全髋关节置换文章涵盖的所有病例，对髋关节置换术后脱位的各类危险因素进行了分析，结果发现，股骨颈骨折是全髋关节置换术后脱位的显著危险因素。Morrey 等开展的临床研究证实，股骨颈骨折全髋关节置换术后脱位发生率高于全髋关节置换术后脱位总体发生率，他们认为其确切原因并不清楚。一项对 601 例股骨颈骨折患者行全髋关节置换术的研究显示，其术后脱位率也高于全髋关节置换术后脱位率总体水平，该研究推测脱位率高的原因是此类患者在伤前活动量常较大，术后活动相对积极，患髋在术后仍具有较大的活动度。此外，股骨颈骨折后，局部出血会对髋关节周围的肌肉软组织产生刺激，导致髋关节周围肌肉麻痹，在一定程度上增加了术后脱位的发生风险。Hailer 等对瑞典全髋关节登记系统 5 年间记录的 61 743 例患者共 78 098 侧全髋关节置换手术进行风险分析，结果表明，因股骨颈骨折而施行全髋关节置换的患者，其术后髋关节脱位导致翻修的相对危险度是因骨关节炎而置换关节者的 3.9 倍。Conroy 等对 5 年间澳大利亚国家关节置换登记系统中 65 992 例全髋关节置换病例进行分析发现，初始诊断是股骨颈骨折的全髋关节置换因术后脱位而需要翻修手术的发生率为 1.7%，是骨关节炎术后脱位翻修率的 2 倍多，后者仅为 0.7%。因此，股骨颈骨折的全髋关节置换并非如想象的那样理所当然地比髋骨关节炎等疾病的置换术更容易实施，至少从防止术后脱位的角度来看，临床医生需保持足够的警惕，应谨慎对待（图 10-1）。

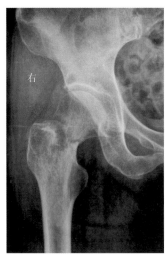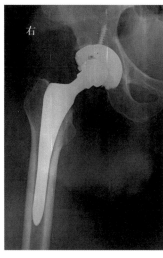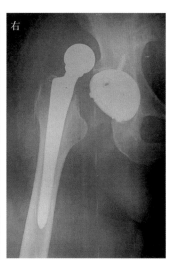

图 10-1 股骨颈骨折全髋关节置换术后早期脱位

二、髋关节发育不良

髋关节发育不良（developmental dysplasia of the hip，DDH）是髋关节继发性骨关节炎的公认原因之一，其终末期或长期脱位导致患者需要行全髋关节置换术。由于其髋臼侧和（或）股骨侧存在一定程度的形态结构畸形，髋关节发育不良行全髋关节置换术后出现并发症的风险较高。常见的并发症有术中骨折及神经损伤、术后脱位、无菌性假体松动等。临床研究报道，髋关节发育不良患者全髋关节置换术后脱位发生率在 1.6% ～ 16.6%。Crowe Ⅳ型的髋关节发育不良由于股骨髓腔较小并存在一定的前倾旋转，并且股骨头长期脱位于髋臼之外，周围软组织存在一定程度的挛缩，髋臼侧骨结构亦异常，全髋关节置换术后脱位的风险会增加。文献证实，除复位时需克服过高的软组织张力外，Crowe Ⅳ型髋关节发育不良全髋关节置换术后臀中肌力量比股骨头脱位程度轻的其他型更弱是该型脱位率较高的原因之一。Ding 等对 131 例 Crowe Ⅳ型及 393 例 Crowe Ⅰ～Ⅲ型髋关节发育不良全髋关节置换术后患者进行了回顾性研究，结果发现 Crowe Ⅳ型患者术后脱位率为 11.45%，远高于 Crowe Ⅰ～Ⅲ型患者的术后脱位率（1.78%）。梅奥医学中心的一项纳入 10 年 820 例髋关节发育不良患者的研究报道，其全髋关节置换术后的总体脱位率为 2.93%，其中 Crowe Ⅰ～Ⅲ型的脱位率为 2.84%，Crowe Ⅳ的脱位率为 4.35%，并且所有脱位的病例中 69.6% 是前脱位。Krych 等对 Crowe Ⅳ型髋关节发育不良患者行全髋关节置换术时，同时进行股骨转子下的短缩截骨，使股骨大转子和髋外展肌止点外移，恢复髋外展肌的力臂，从而增加假体关节的稳定性，以期降低脱位的发生率。但随访结果表明，仍有 14%

的患者发生脱位。Wang 等采用全髋关节置换合并转子下截骨的方法治疗 Crowe Ⅳ 型髋关节发育不良患者，随访 10 年的术后脱位率为 4%。上述研究表明，髋关节发育不良患者行全髋关节置换术后发生脱位的概率明显高于通常水平，即使采用截骨等方法增加全髋关节置换术后假体关节的稳定性，其发生脱位的概率仍较高。因此，髋关节发育不良是初次全髋关节置换术后脱位发生的高危因素（图 10-2）。

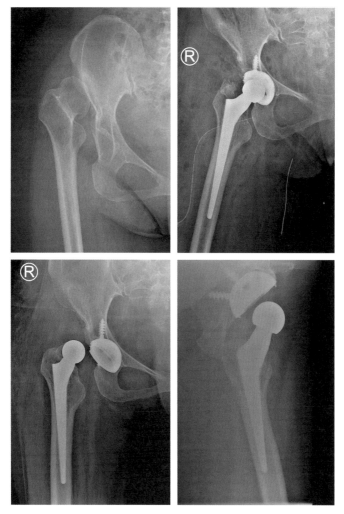

图 10-2 Crowe Ⅳ 型髋关节发育不良的全髋关节置换术后早期脱位

三、髋类风湿关节炎

髋类风湿关节炎（rheumatoid arthritis，RA）是髋关节炎症性关节炎中最常见的一种类型，其终末期需要行全髋关节置换术。研究表明，髋类风湿关节炎行全髋关节置换术后容易发生脱位，类风湿关节炎是全髋关节置换术后脱位的独立危险因素。其原因是炎症性疾病，尤其是类风湿关节炎导致髋关节周围软组织质量低下，从而导致关节周围软组织张力不足。另一个可能的原因是炎症性关节炎通常累及全身组织，包括同侧的膝关节和踝关节，这可能导致置换髋在日常活动范围增大以代偿膝、踝的活动度不足，从而影响假体关节的稳定性。有荟萃分析显示，髋类风湿关节炎患者的全髋关节置换术后脱位风险较骨关节炎患者明显增加。分析原因可能是，相对于髋骨关节炎，类风湿关节炎的软组织质量不佳，髋关节外展肌力较弱。加拿大学者对 2002 ～ 2009 年安大略省的 43 997 例符合研究条件的全髋关节置换患者进行了术后 2 年的随访，以其中 37 881 例髋骨关节炎置换患者作为对照，研究 1163 例类风湿关节炎全髋置换患者和 4953 例其他炎症性关节炎置换患者的脱位率。结果表明，类风湿关节炎置换患者更容易出现假体髋关节脱位，脱位率为 2.6%；而作为对照的骨关节炎置换患者的脱位率仅为 1.2%。包含系统性红斑狼疮、强直性脊柱炎、银屑病关节炎的炎症性关节炎患者置换术后的脱位率仅比骨关节炎置换患者的脱位率略高，为 1.6%。该研究认为，类风湿关节炎是全髋关节置换术后脱位独立且显著的危险因素。他们认为，类风湿关节炎患者的髋臼内陷（protrusio acetabuli）可能引起的撞击、骨质疏松和外展肌力不佳、软组织松弛是其脱位率较高的风险因素。Conroy 基于澳大利亚国家关节置换登记系统对因髋关节脱位行翻修手术的风险因素进行了分析，结果表明，类风湿关节炎病例的全髋关节置换术后脱位行翻修手术的发生率为 1.4%，骨关节炎的全髋关节置换术后脱位行翻修手术的发生率为 0.7%，前者的风险是骨关节炎的 2.01 倍。多因素回归分析结果显示，影响类风湿关节炎病例术后脱位的其他原因可能与手术入路、假体头直径和是否使用骨水泥有关。但 Khatod 等研究发现，在排除手术入路、股骨头直径的影响后，类风湿关节炎患者行全髋关节置换术后脱位的发生风险仍然明显较高。此外，仍有文献报道，强直性脊柱炎性髋关节炎、系统性红斑狼疮性髋关节病损等炎症性髋关节炎全髋关节置换术后脱位率显著高于骨关节炎置换术后脱位率。

四、股骨头坏死

股骨头坏死是常见的致残性疾病，易发生股骨头塌陷并由此继发髋关节骨关节炎，逐渐并最终导致髋部疼痛、功能障碍。对于终末期股骨头坏死，全髋关节置换是具有确切疗效的治疗选择，但同时人们也逐渐认识到该病全髋关节置换术后脱位率常高于骨关节炎的关节置换。通常报道其脱位率为 1% ～ 6%。Scott Yang 等对 2007 ～ 2011 年美国 PearlDive 数据库中 45 002 例骨关节炎和 8429 例股骨头坏死行全髋关节置换术的患者进行有关并发症的队列研究。结果显示，术后 2 年内，年龄小于 65 岁病例中股骨头坏死全髋关节置换的脱位率为 2.3%，骨关节炎病例的脱位率为 1.6%；患者年龄大于 65 岁时，两者脱位率分别为 3.4% 和 2.5%。两年龄组股骨头坏死病例全髋关节置换术后脱位的风险分别是骨关节炎的 1.44 倍和 1.35 倍。研究人员认为，股骨头坏死全髋关节置换术后脱位率高的部分原因是该部分病例中嗜酒者比例更高，影响了对术后预防措施的认知，以及股骨头坏死病例中的慢性肾病、慢性肝病、慢性阻塞性肺疾病等并发病比例更高。Hailer 对瑞典髋关节登记系统的 5 年间 78 098 例全髋关节置换病例就髋关节脱位行翻修手术的危险因素进行了研究，其中包含 2035 例股骨头坏死病例。结果表明，股骨头坏死病例全髋关节置换术后因脱位而需要做翻修手术的相对危险度是骨关节炎全髋关节置换术的 3.7 倍，仅略低于股骨颈骨折全髋关节置换术后的 3.9 倍。在澳大利亚国家关节置换登记系统的 5 年 65 992 例初次全髋关节置换病例中，Conroy 等研究了因髋关节脱位行翻修手术的风险因素。结果表明，诊断为股骨头坏死的病例因髋关节脱位行翻修手术的相对危险度是骨关节炎的 1.57 倍；股骨头坏死病例的全髋关节置换术后因脱位行翻修手术的发生率为 1.1%，而骨关节炎髋关节置换的相应翻修发生率为 0.7%。

五、静止期髋关节化脓性感染

髋关节化脓性感染治愈后关节破坏严重，除疼痛、功能障碍外，大多合并髋关节畸形，为这类患者做全髋关节置换术会面临更多的困难。尤其是儿童期的髋关节化脓性感染，成年后多合并髋关节脱位，局部窦道的反复炎症破溃常导致软组织严重瘢痕化。Elizabeth 等研究指出，感染相关的关节炎行全髋关节置换术后脱位的风险高于髋骨关节炎。其可能的原因是，髋关节感染性疾病后期，髋骨性结构多出现严重破坏并畸形，髋关节周围软组织挛缩、瘢痕化，失去应有的弹性。在全髋关节置换术中，为了清晰显露手术野或复位髋关节，往往需要广泛松解髋关节周围的肌肉及瘢痕组织，术后可能出现髋关节周围肌肉尤其是髋外展肌的功能不足。同时，由于髋关节周围软组织瘢痕化并严重挛缩，即使顺利完成假体安装和假体复位，术后许多患者仍可能出现髋关节屈曲，这可能与髋关节前方的软组织张力过高、松解不足有关。而此时患者髋关节处于屈曲、内收位，容易引发髋关节后脱位，术后患肢牵引可能有助于矫正残余的髋屈曲并预防假体脱位。上述各种原因都可能导致这类疾病假体髋关节脱位的高风险（图 10-3）。2022 年，Zeng 等总结了 166 例 168 侧髋的化脓性髋关节炎炎症静止后 6.9 ～ 58 年行全髋关节置换的病例，术后平均随访 10.6 年。结果显示，除其他并发症外，其中 7 例发生了术后脱位，脱位率为 4.2%。与之相似，Luo 等回顾了 101 例化脓性髋关节炎平均炎症静止 21 年后行全髋关节置换术的病例，平均随访 6.1 年，其间 4 例脱位，脱位率近 4.0%。韩国 Kim 的临床研究也得出了类似结果，145 侧髋平均随访 31.5 年，7 例患者因为复发性假体关节脱位进行了翻修术，因脱位而翻修的发生率为 3.5%。笔者经验，这类疾病的置换手术除需克服骨性结构的困难以外，软组织瘢痕化失去弹性是术者面临的一个挑战性问题，常导致假体复位困难，对于短缩和畸形严重者尤其如此。复位后某一方向过大的张力可能是术后脱位的危险因素，如内收肌松解不够等。因此，髋关节感染性疾病的全髋关节置换术属于复杂全髋关节置换，对于手术医生的技术水平和经验有一定的要求。此外，我国台湾学者报道，对化脓性髋关节炎在炎症破坏期先进行股骨头颈切除控制炎症，炎症控制后平均 3.6 个月做全髋关节置换术，共总结 28 例患者，术后 2 例患者发生脱位（7.1%）。他们认为脱位的原因是软组织张力过高，使得对髋关节稳定进行术中测试、评估较困难。

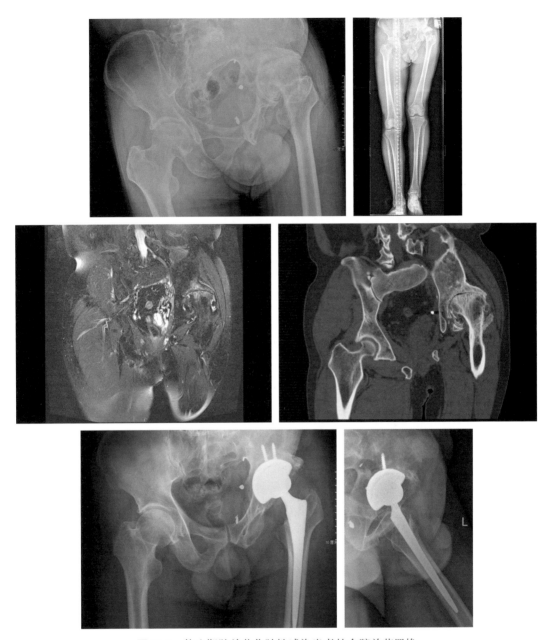

图 10-3 静止期髋关节化脓性感染患者的全髋关节置换

患者，男性，66 岁，左髋关节化脓性感染史 25 年，疼痛、功能障碍。术前炎症指标无异常。MRI 图像显示局部软组织无明确活动性炎症反应

第二节 并发病因素

接受全髋关节置换术的患者以老年人居多，他们除因髋部疾病需手术外，常同时患有其他疾病，如老年人常有的糖尿病、高血压、心脑血管疾病等，这些都会影响手术的实施及安全。还有些其他并发疾病或基础疾病可能影响假体关节植入后的关节稳定性，这些直

接对手术效果产生不利影响，引起假体关节脱位，严重者甚至因复发性脱位导致手术失败。因此，加强对这些并发病的认识并进行预判、提前治疗及预备应对措施很有必要，也十分重要。

一、基础性因素

研究表明，高龄是影响髋关节置换术后假体关节稳定性的重要危险因素。随着患者年龄的增长，全髋关节置换术后假体脱位的风险随之升高。有研究显示，80 岁以上患者全髋关节置换术后脱位的发生率达 4%，显著高于该研究中普通人群脱位率的 2.23%。对于高龄全髋关节置换患者，由于普遍存在肌力变弱、髋关节周围软组织松弛和（或）合并神经系统疾病，术后容易发生脱位。Brytrom 指出，大于 80 岁的患者全髋关节置换术后脱位的风险为低龄患者的 4.5 倍。Ekelundt 等报道，大于 80 岁的 157 例患者的 162 侧髋关节全髋关节置换术后 1 年的脱位率为 9.2%。Jørgensen 等对 2734 例全髋关节置换术患者进行了回顾性研究，脱位病例中年龄大于 75 岁的患者占 40%；统计结果表明，年龄大于 75 岁是术后髋关节脱位的显著危险因素，相对危险度为 1.96。Esposito 等对 22 079 例全髋关节置换患者进行了回顾性分析，发现年龄与全髋关节置换术后脱位风险呈双峰分布，小于 50 岁和大于 70 岁的患者较 50 ~ 69 岁患者的脱位风险分别高 1.9 倍和 2.28 倍。这还提示，更年轻的患者由于体力更好、活动强度更大及术后关节活动范围可能更大，因此容易引发脱位。

女性性别一直以来都被认为是全髋关节置换术后假体脱位的危险因素，研究显示女性患者术后髋关节假体脱位率是男性患者的 2 倍，而在迟发性脱位中女性患者与男性患者的比例更是达到了（3 ~ 4）∶ 1。女性患者由于肌肉力量低于男性而寿命普遍高于男性，因此被认为容易发生脱位，尤其是晚期发生脱位的风险明显高于男性。von Knoch 等研究分析了 19 680 例初次全髋关节置换患者，发现在术后大于 5 年的晚期脱位病例中，女性占 67%，是男性脱位患者的 2 倍。

文献表明，肥胖患者全髋关节置换术后脱位发生率显著高于非肥胖患者。英国爱丁堡大学学者对 1841 例全髋关节置换术患者进行了前瞻性研究，该研究根据患者手术时的 BMI 值将随访对象分为 BMI < 25kg/m^2、BMI 为 25 ~ 30kg/m^2、BMI 为 30 ~ 35kg/m^2 及 BMI ≥ 35kg/m^2 四组。结果显示，患者全髋关节置换术后 5 年间假体脱位率随着 BMI 值的增加而升高。其中，BMI ≥ 35kg/m^2 的患者术后假体脱位率为 BMI < 25kg/m^2 患者的 4.42 倍；BMI 值每升高 10kg/m^2，其术后假体脱位风险增加 113.9%。Onggo 等对 160 万例正常体重和 58 万例 BMI > 30kg/m^2 的全髋关节置换患者术后脱位率的系统研究显示，肥胖者术后脱位率显著升高。Kim 等通过回顾性对比研究发现，BMI ≥ 35kg/m^2 的肥胖患者翻修术时脱位的发生率是 BMI < 30kg/m^2 的非肥胖者的 6 倍，分析肥胖患者发生脱位的原因可能是髋关节屈曲内收时软组织发生撞击。除此之外，肥胖还会妨碍术中显露导致假体位置安放偏差；术后假体关节负荷过大及体重导致的骨盆后倾角度增加，这些都是假体关节脱位的危险因素。从理论上来讲，身材高大的患者具有更长的杠杆力臂作用于髋关节，因而能传导更大的作用力于髋关节，可能更容易发生假体关节脱位。但是 Steven 的研究表明，

身高不是术后假体髋关节脱位的危险因素。

有研究发现，患者的受教育水平与术后脱位率的高低有关，受教育程度高的患者依从性好，术后脱位发生率明显低于受教育程度低的患者。

二、伴发疾病因素

全髋关节置换术前的基础伴随疾病是导致术后脱位的重要原因。全身性基础疾病如肌力不良、帕金森病、脑梗死后遗症、老年痴呆及精神性疾病等均是假体髋关节脱位的危险因素。重症肌无力、脑梗死后遗症等神经肌肉系统疾病引起的髋关节周围肌肉张力减退、髋部肌肉无力尤其是外展肌无力会显著增加髋关节置换术后假体的脱位风险。帕金森病、癫痫、脊髓疾病等可引起肌张力异常的疾病，其全髋关节置换术后脱位发生率明显增加。患肢神经系统病变引起的不全性瘫痪、患髋术后不能维持正常张力且术后不能进行正常的功能锻炼也会导致术后脱位。Fessy 等对一组全髋关节置换患者进行了多中心前瞻性对照研究，结果表明，在 128 例脱位患者中 22% 存在神经功能障碍。研究证实了神经功能障碍是全髋关节置换术后脱位的风险因素，其脱位危险度是正常者的 3.9 倍。Rondon 等对 52 例帕金森病全髋关节置换患者进行了回顾性研究，结果发现其脱位率为 7.7%，显著高于对照组病例。老年痴呆、精神性疾病、严重抑郁症、焦虑症、重度更年期综合征等患者都不同程度地存在认知障碍和依从性差，这部分患者更容易发生全髋关节置换术后脱位。基于芬兰全国健康登记系统，Jämsen 等研究了 1064 例阿尔茨海默病患者初次全髋关节置换术后的并发症情况，结果发现，阿尔茨海默病患者的髋关节脱位率为 4.3%，近一半的脱位发生在术后第 1 年。Kheir 等对患精神分裂症或双相型障碍的 125 例初次全髋关节置换和 31 例翻修关节置换患者进行了回顾性分析，结果显示，精神分裂症或双相型障碍患者的假体髋脱位率为 5.8%，远高于相同配比的对照组脱位率（0.2%），其脱位风险是正常者的 25.8 倍。该研究者认为，这是由于这些患者感知力受损、洞察力缺乏，从而导致术后治疗和护理的依从性差。酒精依赖也影响人工全髋关节置换术后假体关节的稳定性。大量研究证实，过量饮酒会显著增加人工全髋关节置换术后假体脱位的风险，嗜酒者全髋关节置换术后假体脱位的发生率超过 5%。Patemo 等发现，嗜酒患者的假体关节脱位率为 23%，明显高于不嗜酒患者，主要原因是术后依从性较差。长期卧床患者肌肉萎缩、肌肉力量减退，同时合并有关节周围韧带的松弛，这些均成为该类患者发生全髋关节置换术后脱位的重要易感因素。

迄今为止，全髋关节置换的手术入路包括微创入路在内有 10 余种，但后入路、直接外侧入路和前外侧入路仍是应用得最多的。后入路是全髋关节置换最常用的入路，全球范围内约 45% 的关节外科医生采用后入路，42% 使用直接外侧入路，10% 采用前入路，3% 采用其他入路。文献表明，不同手术入路全髋关节置换的脱位率不尽相同，使用直接外侧入路或前外侧入路的髋关节脱位率低于后入路。据报道，通常经后入路全髋关节置换术后髋关节脱位的发生率为 4% ～ 8%。然而，也有文献报道其术后脱位率略高于 2%。国外基于关节置换注册机构的数据表明，与外侧入路和前侧入路相比，后入路的脱位率更高，平均为 6.9%，而前两者的脱位率分别是 3.1% 和 0.6% ～ 1.3%。文献显示，通常全髋关节置换的总体脱位率为 2.5% 左右，后入路全髋关节置换术后脱位率更高，被一些文献列为全髋关节置换术后脱位的危险因素之一。

大量研究表明，与外侧入路、前外侧入路或前侧入路相比，髋关节后入路涉及外旋肌和关节囊后部的切断或剥离，其脱位风险更高。一项包含超过 13 000 例初次全髋关节置换随访期至少 12 个月的荟萃分析计算出后入路的脱位率为 3.23%，而直接外侧入路和前外侧入路的脱位率分别为 0.55% 和 2.18%。然而，后入路的脱位率可以通过后关节囊和外旋肌的解剖修复及髋臼杯前倾角增加而显著降低。相比之下，髋关节外侧入路中臀中肌部分剥离或大转子骨折导致的外展肌功能减弱的风险增加。而各种因素导致的外展肌力减弱引起的脱位约占总体全髋关节置换脱位的 36%。然而，也有多项大规模回顾性研究表明，无论使用何种入路，脱位率都没有差异。

第一节　常　用　入　路

一、后入路

该入路亦被称为后外侧入路，自 von Langenbeck 于 1874 年首次报道以来，已经出现了多种后外侧入路。现在使用的后外侧入路与 Moore 于 1952 年所描述的最为相似，通常也被称为 "Southern 入路" 或 "Moore 入路"。据统计，后外侧入路是目前全球最常用的全髋关节置换术入路，但同时也是文献报道中术后脱位率最高的入路，通常经后外侧入路全髋关节置换术后髋关节脱位的发生率为 4% ～ 8%。分析其原因主要有以下两方面：①髋关节的解剖及生物力学决定了屈髋尤其是内收时本身后向不稳，尤其是在生理前倾角不足的情况下，即使未行人工髋关节置换术，髋关节的脱位绝大多数也是后脱位，而人工全髋关节置换术后髋关节的生物力学特点并未彻底改变，术后容易发生后脱位。文献表明，全髋关节置换术后假体关节脱位的 75% ～ 90% 是后脱位。②术中为便于显露可能会切断梨状肌等外旋肌组和切除后方关节囊，这本身会对髋关节后方稳定性产生一定的影响。一项基于瑞典髋关节置换登记系统涉及 78 098 例全髋关节置换病例的研究表明，后入路的关节置换因脱位需要再行翻修手术的危险度是直接外侧入路的 1.3 倍。

二、直接外侧入路

Hardinge 于 1982 年描述了直接外侧入路全髋关节置换术。Mulliken 等在 1998 年对 Hardinge 入路进行了改良，形成了现在使用的直接外侧入路。直接外侧入路是目前全球应用广泛程度仅次于后外侧入路的全髋关节置换入路。术中需切开部分臀中肌，以便于显露

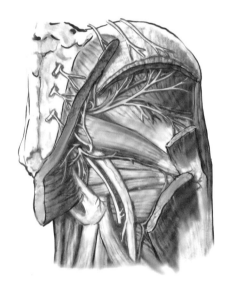

髋关节前方。传统的手术入路往往需切开分离前 1/3 的臀中肌，但随着微创理念的深入及髋关节手术器械的改进，目前该入路下臀中肌的剥离越来越少。由于该入路完整保留了髋关节后方关节囊等稳定结构，且术中无论关节脱位或假体复位均从髋关节前方完成，因此术后髋关节脱位的风险较后外侧入路更低，这也得到文献数据证实。但该入路切除了前方关节囊，导致髋关节前方稳定性下降，可能造成术后关节假体的前脱位。另外，臀上神经支配臀中肌、臀小肌和阔筋膜张肌，其走行通常距离大转子尖端以上 5cm（图 11-1）。该入路若劈裂臀中肌过度或其他操作不当有可能造成臀上神经损伤，进而影响臀中肌、臀小肌和阔筋膜张肌的肌力，这也可能是该入路术后假体脱位的原因之一。

图 11-1　臀上神经的走行

第二节　其他入路

一、直接前入路

该入路也被临床医生习惯性称为 DAA（direct anterior approach）。为了减少全髋关节置换术后髋关节脱位的发生，Smith-Petersen 于 1917 年首次描述了髋关节直接前入路，并于 1949 年完成了第 1 例该入路全髋关节置换。在之后的几十年中，随着新工具的出现，直接前入路技术得到不断改进，使其侵入性更小，更易于操作。直接前入路技术近年来越来越受欢迎，目前在全球应用的广泛程度仅次于后外侧入路和直接外侧入路。直接前入路技术是利用肌肉间隙进行手术操作，因此，该入路几乎不损伤任何肌肉。该入路与直接外侧入路类似，需切除前方关节囊，这可能引起关节的前方不稳；另外，该入路对于髋臼侧

的显露可能不及后外侧入路或直接外侧入路，在遇到困难病例时往往需要充分松解髋关节周围组织，这可能造成关节周围的软组织不平衡，进而引发脱位。但由于髋臼本身生理前倾，因此该入路保留了后方稳定结构，降低了后方脱位的风险；而且术中无论关节脱位或假体复位均从髋关节前方完成，因此术后髋关节脱位的风险较后外侧入路更低，这也被文献数据所证实。同时，由于其不劈裂或分离髋关节周围肌肉，理论上讲，在假体位置良好的前提下，其脱位率也应低于直接外侧入路。

二、肌间隙入路

肌间隙入路属于改良 Watson-Jones 入路中的前外侧入路（anterolateral approach，ALA）。该肌间隙入路最初由 Sayre 于 1874 年描述，后由 Watson-Jones 进行改良，之后由 Berger 等在 2004 年提出。肌间隙入路位于外展肌前方、阔筋膜张肌后方，利用该肌间隙，可有效避免外展肌的损伤。该入路介于直接外侧入路与直接前方入路之间，也几乎不损伤任何外展、外旋肌群。尽管切除了前方关节囊，但由于髋臼本身生理性前倾，该入路完整保留了髋关节后方的稳定结构，且术中无论关节脱位或假体复位均从髋关节前方完成，因此术后髋关节脱位的风险较后外侧入路更低；同时，由于其未损伤髋关节周围肌肉，理论上讲，其脱位率也应低于直接外侧入路。这些也被文献数据所证实。

三、SuperPath 入路

SuperPath 入路属于小切口入路，又称直接上方入路（direct superior approach，DSA），也称为经梨状肌入路，该入路由 Chow 等于 2011 年提出，即在经皮穿刺通道的辅助下，利用臀小肌和梨状肌之间的间隙进入髋关节，保留前、后方关节囊及外旋肌群。关于该入路与其他手术入路术后脱位率进行比较的文献报道不多，系列的病例报道提示该入路的脱位率极低，部分文献报道其脱位率接近 0，这可能与术中保留前、后方关节囊及外旋肌群有关。但瑞典髋关节登记系统对近 8 万例不同手术入路的髋关节置换患者进行的分析研究表明，微创入路的髋关节置换因脱位需要再行翻修手术的危险度是直接外侧入路的 4.2 倍。需要注意的是，有学者研究发现，尽管该入路手术切口更小，但存在手术时间更长、隐性软组织损伤更多、术后关节活动范围丢失多等问题，且术中髋臼假体安放的满意度低于后外侧入路，而髋臼假体安放不满意可能是术后假体脱位的主要原因。

第十二章

撞击因素

撞击因素可以按撞击发生的原因或部位分为骨性撞击、骨赘假体撞击、假体组件间撞击和软组织撞击。骨性撞击指的是全髋关节置换术后正常解剖骨结构之间产生的撞击，可发生在大转子与骨盆、髂前下棘与股骨、小转子与坐骨这些骨结构之间任何 2 个异常接触时，该因素是引起髋关节脱位的重要原因之一。Suzuki 等研究提出，骨性撞击是假体撞击因素之外导致全髋关节脱位的独立关键因素。即使它没有造成关节脱位，日常生活中如行走、上楼梯、蹲坐等动作均可能因诱发的撞击而导致患者不适及焦虑。骨性撞击在不同患者中存在较大的差异，此差异性主要取决于髋周骨组织的形态差别。骨赘假体撞击较多体现为髋臼缘骨赘与假体股骨颈撞击，该类撞击在手术中直观可见，是限制假体关节活动度、影响关节稳定性的重要因素；也是在关节置换术中可即刻去除的因素。假体组件间撞击是最频繁发生的撞击类型，它对置换关节稳定性的危害甚至大于骨性撞击，是导致髋人工关节不稳和脱位的重要原因。软组织撞击也是假体髋关节脱位的危险因素，BMI 较高的肥胖患者更容易发生，有关这一点在第十章第二节并发病因素中已有阐述。但软组织撞击不仅发生于肥胖患者，也会发生于 BMI 正常病例的关节置换。总之，无论是硬性还是软组织性撞击都可能导致假体关节的不稳并在撞击程度较重时引发脱位。

第一节 骨 性 撞 击

一、前方骨性撞击

髋部前方的骨性撞击较后方撞击更为常见，撞击可以发生在髂前下棘与股骨（图 12-1）、大转子与骨盆（图 12-2）等界面。在临床工作中，即使在安装假体时使用最为正确的角度并切除可能引起撞击的骨组织，依然有小部分病例会发生术后撞击脱位，尤其是本身骨形态较大的个体。研究发现，骨盆及股骨的形态越大则全髋关节置换术后髋关节屈曲和内旋活动度越小，并且该类患者发生撞击的最初接触面更常见于髂前下棘与股骨近端之间。这里涉及前方偏心距（anterior offset）的概念，它是指标准侧位 X 线片上股骨近段轴线与股骨头中心的垂直距离。在这种情况下，选用更大直径的股骨头并不能增加该类患者全髋关节置换术后髋关节的活动度，其原因在于股骨头的中心及前方偏心距并没有因此发生改变，而增加股骨水平偏心距或增加股骨柄的前倾角等措施可通过改善前方偏心距而降低术后骨性撞击的发生率。因此，对于骨组织结构偏大的患者，髂前下棘与股骨近端的撞击是全髋关节置换术后脱位的危险因素。

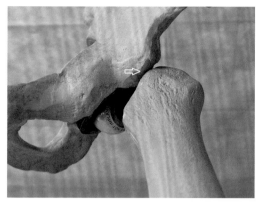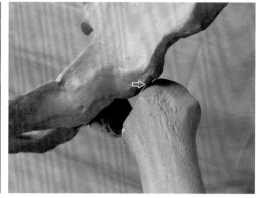

图 12-1　髂前下棘与股骨颈截骨面撞击

最近，髂前下棘前下缘撞击在临床病例中越来越受到关注。Hetsroni 等对髂前下棘解剖学研究表明，髂前下棘的形态特征与撞击是否容易发生密切相关。进一步研究发现，在髋关节发育不良的患者中男性的髂前下棘相较于女性更向前和向侧面突出；在男性患者中，身高越高者的髂前下棘越向前方突出；而在女性患者中，体重越大者的髂前下棘则越往前外侧突出。全髋关节置换术后患者髋关节活动度降低的原因有可能来自于髂前下棘的横向撞击，

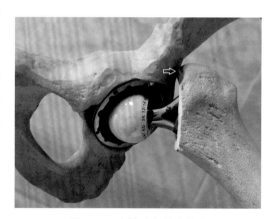

图 12-2　大转子与骨盆撞击

特别是髂前下棘横向突出的患者。也有多项研究提示，全髋关节置换术后撞击也同样存在于髂前上棘与近端股骨之间。

骨与骨之间的撞击也可以发生在大转子和骨盆环之间。但在极度屈曲位时，前方的骨撞击主要发生在髂前下棘与股骨颈之间；在使用 32mm 及 36mm 直径股骨头的髋人工关节中，这种骨性撞击的发生率远高于假体组件间。Malik 等报道，通过增加水平偏心距和假体颈长可以避免这种骨性撞击的发生。有文献报道，假体髋旋转中心的高度与全髋关节置换术后骨撞击有关，较高的旋转中心可导致前方骨撞击的风险增加。

二、后方骨性撞击

相对于前方骨撞击，髋后方骨撞击的发生率明显低。近期研究结果使人们逐渐认识到髋关节后方的疼痛可能来源于后方坐骨与股骨之间的骨撞击，也称为坐骨 – 股骨撞击（ischiofemoral impingement，IFI）。坐骨 – 股骨撞击的发生与坐骨结节 – 大转子之间和（或）腘绳肌起始点 – 小转子之间的空间变窄有关（图 12-3）。自从 Johnson 等第一次提出坐骨 –

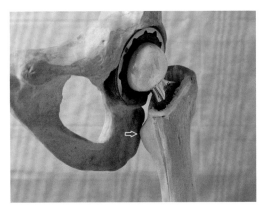

图 12-3　坐骨结节与小转子撞击

股骨撞击的撞击界面为小转子与坐骨之后，多项研究报道了坐骨 – 股骨撞击的流行病学及解剖形态学的相关结果。研究发现，女性发生坐骨 – 股骨撞击的概率较男性更高；而坐骨的角度、股骨前倾角、腘绳肌附着点的面积及其与坐骨结节的距离等均与坐骨 – 股骨撞击的发生密切相关。一些研究发现，股骨前倾角、股骨偏心距的增加均会导致髋部后侧骨撞击的发生，从而影响全髋关节置换术后假体关节的稳定性。

Shoji 等研究提出，坐骨 – 股骨撞击的撞击界面除小转子 – 坐骨以外，近端股骨 – 坐骨之间的异常接触也是全髋关节置换术后后方骨性撞击的途径之一。该研究进一步提出，股骨前倾角、坐骨角的增加及股骨 – 坐骨距离的缩短等均可导致全髋关节置换术后后方骨撞击的发生风险升高。较宽的骨盆会导致坐骨比（ischial ratio）增加，从而使全髋关节置换术后有发生后方撞击的倾向。同时发现，女性患者往往在生理解剖上有较大的股骨前倾角、坐骨比例及坐骨角，这可能与女性患者出现后方骨撞击的高发生率有关。总之，坐骨较宽或者坐骨间隙较小的患者容易发生后方骨撞击，股骨的高偏心距及骨盆的后倾角度较大也是后方骨撞击的危险因素，这些因素在术前规划时都应该充分考虑。

第二节　骨赘假体撞击

骨关节炎患者是接受全髋关节置换术的主要群体。虽然目前我国尚没有系统、完整的统计数据，但临床实践可充分证明这一点。澳大利亚国家人工关节登记系统显示，在1999 ～ 2004 年的初次全髋关节置换的原发病诊断中，骨关节炎占 88.1%；瑞典髋关节登记系统显示，在 2005 ～ 2010 年的初次髋关节置换中，骨关节炎占 83.2%。除原发性髋骨关节炎以外，其他髋部疾病，如髋关节发育不良、股骨头坏死等疾病的后期也会发生继发性骨关节炎。髋臼骨赘是髋骨关节炎的常见临床表现，常代表疾病的进展程度。具有一定临床经验的骨科医生都知道，全髋关节置换时多余的骨赘需要予以清除，以防假体股骨颈与髋臼缘骨赘发生撞击。因为髋臼缘的骨赘在发生撞击时会成为假体颈的支点（图 12-4）并以此为杠杆撬动股骨头从髋臼内衬中脱出。但文献和作者的经验表明，骨赘的清除不能一概而论，有时看似有益的骨赘清除可能导致不必要的骨丢失及髋臼边缘骨折。根据作者经验，髋臼后上象限的骨赘适度保留反而会有利于金属髋臼杯的稳定，但其他部分的骨赘可能引起髋臼缘和假体颈撞击导致的脱位。纽约特种外科医院的学者研究了髋臼缘骨赘对全髋关节置换术后髋关节活动度及其与假体撞击的影响，结果表明，髋臼缘 1cm 的骨赘可导致髋关节屈曲活动度减少 12°、伸髋减少 10°、外旋减少 15°、屈髋 90° 时的内旋减少近 12°；并在屈髋过程中及屈髋 90° 内旋时假体颈和髋臼缘前上象限骨赘发生撞击；髋中立位外旋时假体颈和髋臼后下象限骨赘撞击。这两个撞击姿态正分别对应了假体髋易发生后脱位和前脱位的体位。文献还表明，相对于假体头过大的髋臼杯或限制性的髋臼内衬都可能因为髋臼周围骨赘清理不完全而导致假体与骨赘的"钳式"撞击的发生。因此，手术医生应该重视髋臼缘骨赘的合理清除，以避免撞击的发生和由此引发的假体髋关节脱位。

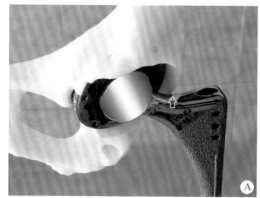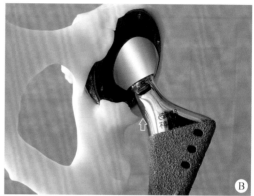

图 12-4 髋臼骨赘与假体颈撞击

A. 髋臼后缘骨赘与假体颈撞击；B. 髋臼下缘骨赘与假体颈撞击

第三节 假体间撞击

假体间撞击（图 12-5、图 12-6）问题很早就为人们所认识并进行了研究，但大家关注更多的是撞击造成的磨损增加与骨溶解、无菌松动的关联问题。2005 年纽约特种外科医院的学者们聚焦于假体间撞击与脱位的关系，他们通过对该院 10 年间取出的髋翻修假体进行分析，将 162 例所有临床资料都齐全患者的假体标本作为研究对象。翻修手术原因中，排在第一、第二位的分别是复发性髋关节脱位和假体无菌松动；假体在位使用平均年限为 7 年。该研究根据聚乙烯髋臼杯边缘磨损变形情况来判断假体在位时是否发生了撞击。结果发现，共 96 例（59%）发生了假体间撞击；复发性脱位病例中撞击发生率为 94%，非脱位病例的撞击发生率为 45%，且复发性脱位的假体撞击程度更重。这表明，全髋关节置换术后假体间撞击是较为普遍存在的现象，假体间撞击和髋关节脱位具有明确的关系。时至当今，假体间撞击为髋关节不稳的重要原因已成普遍共识。Palit 等及 Shoji 等分别通过对临床全髋关节置换术后病例进行 CT 数据模拟，都发现脱位病例假体撞击发生率远高于未脱位病例。文献还表明，假体间撞击是比骨性撞击对假体髋稳定性危害更大的撞击类型，后者常需要前者 3 倍的力量强度才能导致脱位的发生。但究竟是什么原因导致了假体间的撞击或引起假体撞击的危险因素又是什么？这些问题将在第十五章假体自身因素中加以阐述。

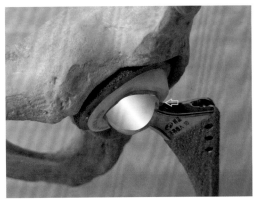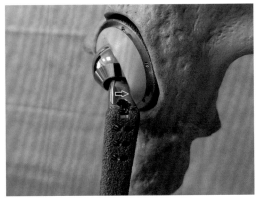

图 12-5　假体颈与聚乙烯内衬高边撞击

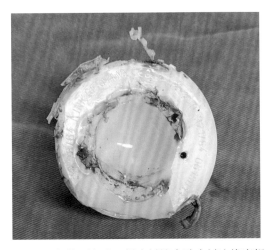

图 12-6　假体颈与聚乙烯内衬撞击致内衬边缘磨损

第四节　软组织撞击

　　全髋关节置换术后的软组织撞击影响假体髋关节的稳定性主要或更多地发生于高 BMI 的肥胖患者，常在屈髋内收时发生关节的不稳，导致脱位。不同 BMI 的个体受软组织撞击程度的影响不尽相同，在 BMI 为 $25kg/m^2$ 的正常值基础上，BMI 每增加 $10kg/m^2$，假体髋脱位的风险增加超过 110%。肥胖已和假体髋脱位密切联系在一起，它对全髋关节置换术后关节稳定性的影响已成为广为接受的共识。除大量的临床研究报道外，也有基础研究关注了肥胖患者的软组织撞击问题。Elkins 建立了包含骨、软组织和假体关节的全髋关节置换有限元模型，证实大腿软组织撞击降低了假体髋关节抵抗脱位的能力，对于 BMI 大于 $40kg/m^2$ 的个体尤其如此。肥胖者的大腿周径是直接的考量指标。在此基础上，该学者进一步证实，通过增加假体偏心距和减小髋臼外展角可降低肥胖者假体髋脱位的风险。还有学者做了正常体重患者和肥胖者全髋关节置换后关节活动度是否存在差异的对比研究。例如，应用手术导航系统和术后三维 CT 影像，Hayashi 等研究了 24 例正常体重和

14 例肥胖患者全髋关节置换术中假体植入完成后的关节实际活动度及术后计算机模拟的关节理论可活动度。结果显示，基于 CT 影像、不考虑软组织因素的术后关节理论活动度，体重正常组和肥胖组之间无差异；但有软组织阻挡因素的术中实际活动度，尤其是屈曲和内旋角度，体重正常组显著高于肥胖组。即肥胖患者全髋关节置换术后髋屈曲角度和内旋角度都比体重正常者小，这表明肥胖者髋前侧的软组织发生了撞击阻挡，因为这 2 个活动度都受髋前方软组织厚度的影响。

软组织撞击不仅发生于肥胖者，对于正常体重的个体也会发生并产生同样的影响关节稳定性的效应。Woerner 等研究了 54 例正常体重的全髋关节置换患者，并在手术中对这些患者应用导航设备精确测量了置换关节的活动范围直至软组织发生撞击，术后再用三维 CT 的撞击探测软件测量了未发生骨和（或）假体撞击的假体髋可活动度。结果证实，软组织撞击在假体髋屈曲、伸、内收和外展时均减少了超过 20° 的活动度。Nakamura 等也探索了软组织撞击对髋活动度及假体关节稳定的影响，他们在后入路 47 例全髋关节置换患者的 51 侧置换关节，于术中切除髋关节前方关节囊前、后分别测量了假体髋活动度，结果显示，切除前方关节囊后髋关节屈曲、内旋时的活动度平均增加了 6°，而对其他方向的活动度没有影响，即假体髋前方存在软组织撞击，减少髋前方的软组织撞击后可增加活动度。这样会增加假体髋后方的稳定性，同时对髋前侧的稳定性没有影响。

第十三章

软组织因素

生理髋关节的稳定，除其自身骨性杵臼构成的稳定基础以外，还有大量的肌肉、韧带、关节囊等组织在维持。同时各组肌群还提供髋关节屈伸、收展、旋转的动力。与正常生理髋关节类似，假体髋也由球窝构成，其手术后稳定的维系也离不开这些重要结构提供的动力和静力支持。

关节囊是包绕髋关节的坚强致密纤维组织，可为髋关节提供包容及稳定。维持髋关节稳定的韧带主要包括髂股韧带、坐股韧带等。其中髋关节前方关节囊包裹完整且有坚强的髂股韧带加固，因此髋关节前脱位发生率较低；后方关节囊较为薄弱，由坐股韧带加强。

髋关节周围共有 21 块肌肉参与髋关节的功能和维持稳定性。外层肌肉主要包括阔筋膜张肌、臀大肌及被称为髂胫束的筋膜增厚部分。髂胫束在下肢行走时的肢体平衡维持中具有重要作用。髋关节后入路、外侧入路等均需要经过髂胫束，并对髋关节稳定性产生一定影响。髋关节中层肌肉主要包括臀中肌及臀小肌，其股骨止点均附着于大转子，是髋关节置换时手术显露的重要参考标志。臀中肌呈扇形结构，是髋关节重要的外展肌和动力性稳定装置；臀中肌张力合适、肌力正常是维持假体髋稳定的重要软组织因素；臀小肌止于髋关节囊的前上部分及大转子前下部分，其功能主要是与臀中肌配合，在行走过程中将股骨头稳定于髋臼内。髋关节短外旋肌群则包括梨状肌、闭孔内肌、闭孔外肌、上孖肌、下孖肌和股方肌，这些肌肉对于髋关节后方的稳定具有一定作用。髂腰肌肌腱附着于小转子后内侧，参与屈髋、外旋等功能。另外，作为股四头肌中唯一的跨髋关节肌肉，股直肌也在髋关节稳定中起着一定的作用。

第一节　术前软组织因素

一、术前关节囊与韧带状况

正常解剖状态下髋关节囊与髋关节韧带紧密愈着，难以完全区分。髋关节疾病发展到一定程度导致关节结构、功能损害而需要行全髋关节置换术时，关节囊与其紧密愈着的韧带一起也常被疾病累及，从而发生相应的病理改变或适应性变化。一般认为，髋关节囊与韧带不是假体髋关节的重要稳定因素，全髋关节置换时多数医生在常规入路手术下习惯切除关节囊以更好地显露关节，完成假体植入。因此，总体而言，关节囊、韧带术前状况通常对假体髋关节的稳定影响不大。但关节囊、韧带的病理状态会影响术中的关节显露和假体植入操作；也会因其过紧、张力大影响复位及复位后稳定；抑或连同肌肉等其他软组织一起过于松弛时对假体髋的术后稳定产生影响。近年文献表明，对于后外侧入路的全髋关节置换，修复后关节囊可以有效地降低术后脱位率。有文献报道，翻修术中修复关节囊对脱位的预防作用甚至超过大直径假体头的作用。研究提示，关节囊上丰富的感觉神经分布有利于患者对疼痛的感受，这可能有利于避免术后脱位的发生；但目前尚没有可靠的证据证明关节囊本身是否存在本体感受器感知关节状态。

通常关节囊、韧带可能因原发病的不同而发生两个不同方向的变化。一种是关节囊挛缩、增厚、弹力减退，呈现瘢痕化，这种情况多见于静止期髋关节化脓性感染、关节部分失稳的骨关节炎、陈旧性股骨颈骨折、塌陷严重的股骨头坏死、髋部手术史等疾病或状况，常影响手术显露，造成复位困难，对术后假体关节稳定产生一定影响。因此，切除关节囊、充分松解软组织是手术者术前应有的预案。另一种是关节囊变薄、松弛、失去张力，这多见于髋类风湿关节炎、强直性脊柱炎和系统性红斑狼疮等炎症性髋关节炎，Crowe Ⅲ型、Ⅳ型髋关节发育不良，蘑菇样改变的增大股骨头等。类风湿关节炎及其他炎症性关节炎本身会累及关节囊的纤维结缔组织，从而引起胶原纤维的改变；而其他情况则因为关节囊本身被物理性拉长、变薄。因此，松弛变薄的关节囊及髋周围软组织可能对假体髋稳定性产生影响，如类风湿关节炎全髋关节置换后的脱位率高于总体平均髋脱位水平可能与此相关。在软组织张力不足的情况下，适当提升假体颈长、避免股骨假体植入过深、选择合适的偏心距等是术前应有的准备。

二、术前关节周围肌肉状况

髋关节周围主要肌肉，尤其是臀中肌，是维持髋关节稳定性最重要的动力性软组织结构。术前髋关节周围肌肉的肌力及肌张力正常、功能良好是确保全髋关节置换术后假体关节稳定的重要前提。这些肌肉主要包括以股四头肌为主的髋关节屈肌群，以臀大肌为代表的伸肌群，以及由臀中肌、臀小肌和阔筋膜张肌构成的外展肌群。在上述各肌肉中，外展肌功能是重点内容，它对假体髋关节稳定的维系起到不可替代的、最重要的作用。髋内收肌群常在髋关节病损时挛缩，需在关节置换手术时予以松解。术前髋关节外展肌功能不良或丧失会直接影响全髋关节置换术后髋关节的稳定性。既往人们对上述肌肉，尤其是臀中肌的肌力对髋关节稳定的影响关注较多，而对于肌张力因素似乎关注不够。最近有学者利用有限元分析研究了模拟全身麻醉下肌肉无主动收缩时的肌张力对假体髋稳定性的影响。结果表明，股四头肌和臀中肌的肌张力是术中做屈髋内旋脱位测试时最大的抵抗脱位的力量来源。因此，除肌力提供的主动收缩强度外，肌肉的张力也是影响假体髋稳定性的不可忽视的因素。肌肉功能的正常发挥应该包括肌力和肌张力两个方面。全身性疾病及髋关节局部病损都可能影响以臀中肌为核心的髋外展肌功能。这些全身性疾病包括脑血管意外所致的肢体偏瘫、脊髓灰质炎后遗症、脊髓损伤或脊柱退变性疾病的神经根受累、帕金森病、重症肌无力等。这些全身性疾病对假体髋稳定性的影响在第十章第二节并发病因素中已详述。局部因素则包括大转子部的骨折不愈合、假体骨溶解导致的大转子部骨缺损、既往手术的臀中肌止点撕脱损伤或臀上神经损伤、长期卧床导致的臀中肌失用性脂肪浸润等。另外，某些特殊情况下患者髋关节周围肌肉功能良好，但由于骨性结构的异常占位，如大转子增生肥大、增生隆起的大体积骨赘、巨大异位骨化等，可能导致肌肉延长，在病损得到矫正后肌肉（尤其外展肌）的松弛、肌张力不足也是全髋关节置换术后脱位的可能因素（图 13-1）。如何评估这些因素并采取应对措施，将在后续相应章节详细叙述。

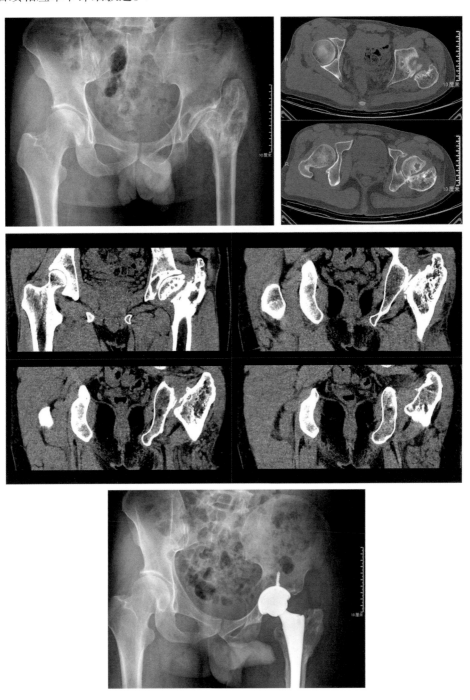

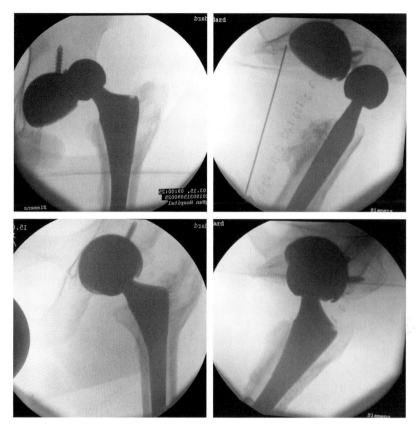

图 13-1　全髋关节置换术后臀中肌松弛致术后早期脱位

患者，男性，42 岁，左髋继发性骨关节炎、下肢短缩并大转子异常增生肥大。全髋关节置换术中切除大转子多余部分后臀中肌失去原有占位的支撑，尽管股骨近端因关节置换有所下移，但臀中肌仍显松弛。术后 3 天发生体位性脱位。后在麻醉下手法复位成功，皮牵引制动 4 周、瘢痕充分形成、软组织张力适应后未再发生脱位

第二节　术中软组织因素

鉴于臀中肌在维持髋正常功能及术后假体髋稳定性中的重要作用，术中恢复臀中肌力臂、确保臀中肌合适的张力是置换术需要达成的目标。这涉及髋臼侧旋转中心的恢复和股骨侧合适的颈长及偏心距的正确选择。前者在髋关节发育不良的髋脱位、髋臼内陷及髋关节翻修术等情况下可能面临困难和挑战。后者需要在权衡肢体长度和假体颈长等因素时做出合适选择。术中软组织因素涉及的另一个问题是关节置换术入路及相关软组织损伤与修复对假体髋稳定性的影响。后外侧入路不涉及损伤外展肌，但目前该入路却是常用入路中脱位率较高的入路。为加强关节后方稳定性，缝合修复关节囊及外旋肌群是一部分医生和临床研究提倡的方法。对于全髋关节置换术是否保留关节囊，虽然不同医生及研究者持不同态度，但是后外侧入路保留关节囊、修复外旋肌群是增加假体髋稳定性的积极措施并在很多病例取得了令人鼓舞的结果。直接外侧入路中需切开髂胫束、劈裂部分臀中肌，劈裂向近端延伸过多时有损伤支配外展肌的臀上神经之虞；术毕髂胫束、臀中肌需可靠修复，

以确保对外展肌功能的干扰降到最低限度。前外侧入路虽属肌间隙入路，但也有可能造成臀上神经损伤和操作不当时造成臀中肌、臀小肌钝性损伤。此外，对于某些复杂的初次髋关节置换或者髋关节翻修术，尤其如化脓性关节炎、强直性脊柱炎、Crowe Ⅲ型和Ⅳ型的髋关节发育不良、陈旧性股骨颈骨折、股骨头坏死迁延等所致的髋关节僵硬或肢体缩短，术中需要大量松解髋关节周围的软组织，包括关节囊、肌肉等。其中外展肌群过度松解、损伤或伤及臀上神经等是造成髋关节置换术后脱位的重要危险因素。就关节囊保留与否问题，除上述全髋关节置换以外，作者经验是双动人工股骨头置换术中关节囊的保留对于置换术后关节的稳定性具有重要意义，术中关节囊的修复有利于限制术后早期双动人工股骨头特别是外部大头的翻转活动，降低脱位风险。尤其是对于髋关节外展肌群功能不全的患者，保留和修复关节囊对于人工股骨头置换术后关节的稳定性具有重要意义（图 13-2）。

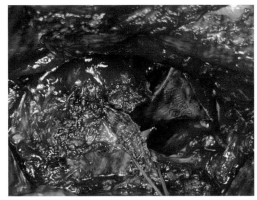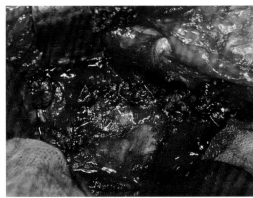

图 13-2　术中修复关节囊

第三节　术后软组织因素

随着全髋关节置换术后快速康复的广泛实施，患者术后可以更快地恢复并回归家庭及社会。但全髋关节置换术后也有它自身的恢复规律，不遵循规律的不恰当或激进行为可能导致假体髋脱位的发生。这主要是由于术后有一个软组织愈合过程。一方面，假体髋周围软组织需要重新适应对一个不一样的关节的包容，并逐渐恢复必要的、利于关节稳定的张力。在此过程中软组织渐次完成瘢痕化，瘢痕化有益的一面在于拥有了一定程度的软组织僵硬度，其对维持假体髋不脱位是有利的因素。另一方面，后外侧入路时修复的后关节囊及外旋肌组的软组织愈合通常需要 4 ～ 6 周方可充分完成。因此，术后早期的关节功能锻炼需要保持在安全范围内活动，以避免体位性脱位的发生。髋关节翻修术后的软组织恢复多需要比初次置换更长的时间，需要在术后更谨慎地对待。全髋关节置换术后需根据术前髋关节周围软组织状况、髋关节假体安放情况及患者活动能力等因素决定术后髋关节周围软组织的保护措施。这方面的内容将在后续章节详细讨论。

第十四章

假体位置及角度因素

人工髋关节假体的安放是全髋关节置换术中最核心的内容之一，直接决定着从术后即刻至远期的手术效果及并发症的发生率。假体安放的位置、角度对假体关节的稳定性具有至关重要的影响。本章将分别就人工髋关节髋臼侧、股骨侧假体的安放规范、技术要点等对髋关节稳定性及脱位的影响进行阐述。

第一节　髋臼假体位置及角度

规范、标准的髋臼假体植入是全髋关节置换术成功的基础之一，髋臼假体植入的关键点主要包括旋转中心的恢复、假体的外展角和前倾角，前者包含了髋臼假体植入的高度和内移度两个因素。正常解剖的生理髋臼外展角为 35° ~ 45°、前倾角为 10° ~ 20°，人工全髋关节置换术中需要结合假体髋自身的特性，根据假体植入的规范和标准完成手术，以使得髋臼和股骨侧假体构成的关节达到预设标准，在可以维系术后关节稳定性的前提下恢复髋关节的功能。

一、髋臼假体安装的安全区

40 多年前 Lewinnek 等总结了全髋关节置换假体脱位的病例后首次提出人工髋关节置换术中髋臼假体安放的安全区概念，提出髋臼假体 40°±10° 的外展、15°±10° 的前倾对于假体关节的稳定来说是相对安全的区域，因此髋臼安全区也被称为 Lewinnek 安全区（Lewinnek safe zone）。近几十年来，大量的文献及临床经验也证实 Lewinnek 安全区在髋臼假体的安放方面具有重要的指导意义，在此范围内安放髋臼假体可以获得较为满意的功能状态及低的髋关节假体脱位率。

传统的 Lewinnek 安全区存在一定的局限性。这一安全区的概念主要是基于 X 线影像学测量的结果，属于平面、静态指标，并没有考虑髋臼 – 股骨之间的相对运动关系及髋臼外展角、前倾角在人体运动过程中的变化。Christina 等研究发现，单纯髋臼的安放角度不能决定人工全髋关节置换术后假体稳定性。Jolles 等研究表明，仅髋臼前倾角度不能决定人工髋关节的稳定性，全髋关节置换术后假体的脱位风险与髋臼假体和股骨假体的安放位置均相关。Matthew 等研究也证实，只根据髋臼假体安放的前倾、外展并不能预测髋关节的稳定性，因为大部分脱位患者的髋臼假体安放均在安全区内。纽约特种外科医院 Esposito 等对 7040 例初次全髋关节置换患者进行了回顾性研究，共 147 例（占总数的 2.1%）

发生了脱位，其中 54% 的脱位患者髋臼杯位于安全区内；而未脱位患者中却有 40% 的病例髋臼假体安放于安全区以外。这充分表明，除髋臼假体外展、前倾角度因素以外，还有其他因素可造成假体关节不稳。

　　基于上述临床发现及报道，有学者提出了联合前倾角的概念，即同时考虑髋臼和股骨假体前倾角的因素，把两者相加之和作为参照标准。髋臼和股骨前倾角之和在 25°～50°或其平均值为 37°±12° 是合适范围。术中联合前倾角测量的具体实施方法如下：侧卧位手术时，伸髋 0°、屈膝 90°、大腿与地面平行、逐渐屈髋内旋使假体股骨颈与髋臼杯出口平面垂直或人工股骨头出口平面与髋臼杯出口平面平行，观察小腿与水平面的夹角即为联合前倾角；仰卧位时，患肢伸直、内旋，调整下肢位置，逐渐屈髋内旋使假体股骨颈与髋臼杯出口平面垂直或人工股骨头出口平面与髋臼杯出口平面平行，此时小腿置于手术台边缘外屈膝，小腿与垂直面的夹角即为联合前倾角（图 14-1）。联合前倾角的屈髋 45° 测量法参见第五章第四节。联合前倾角过大容易发生前脱位，反之，后脱位危险度会增加。Fujishiro 等对 1555 例初次全髋关节置换患者进行了回顾性研究，结果 50 例（3.22%）出现了术后脱位，其中 41 例后脱位、9 例前脱位。后脱位患者联合前倾角显著小于未脱位病例；前脱位患者的联合前倾角显著大于未脱位患者。Jolles 等对 2023 例初次全髋关节置换患者进行回顾性分析发现，30 例（1.48%）患者发生脱位。其研究结果表明，联合前倾角大于 60° 或小于 40° 患者的脱位风险是联合前倾角 40°～60° 患者的 6.9 倍。

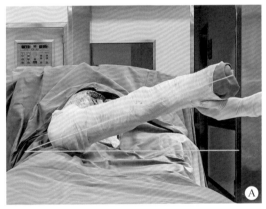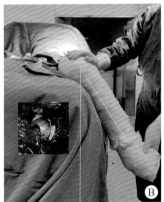

图 14-1　术中判断联合前倾角的方法
A. 侧卧位；B. 仰卧位

　　由于人体在运动过程中髋臼的外展角、前倾角均处于动态变化之中，因此髋臼在运动过程中的位置也被称为髋臼功能位，并由此产生了下述全髋关节置换的髋臼功能安全区概念。Lazennec 等及 Kanawade 等研究均提示，可以通过同时测量髋臼和股骨的角度来评价髋关节的活动范围。他们通过拍摄髋关节站立位和坐位的侧位 X 线片来评估患者髋关节活动情况。并测量联合矢状指数（combined sagittal index，CSI），即髋臼前倾角与骨盆股骨角的和。前者指的是站立位或坐位时侧位 X 线片髋臼杯开口的长轴与水平线的夹角；后者是骶 1 椎体上缘中点通过股骨头中心连线的延长线在股骨近端与股骨长轴的夹角。Heckmann 等通过测量 160 例接受全髋关节置换且远期人工关节稳定性良好患者的术前 CSI 时发现，这些患者术前站立位 CSI 为 203° ~ 233°、坐位 CSI 为 162° ~ 198°，站立位 CSI > 243° 及坐位 CSI < 151° 被认为是异常值，患者发生髋关节脱位的风险更高。Heckmann 等研究还发现，全髋关节置换术后患者坐位 CSI 减少时容易发生后脱位，站立位 CSI 增加时容易发生前脱位。目前认为上述站立位及坐位 CSI 正常范围即为人工全髋关节置换的功能安全区。

二、髋关节旋转中心

恢复病损关节的旋转中心是全髋关节置换术应该达成的目标，这有利于假体髋术后运动动力学更接近正常髋关节及减少并发症发生率。文献报道，正确地重建髋关节旋转中心对于降低初次全髋关节置换术后脱位率至关重要。旋转中心上移会导致臀中肌松弛、张力不足，旋转中心上移 2cm 会减少髋外展肌肌力 43%。Fukushi 等研究表明，旋转中心上移 15mm 会对外展肌力臂及外展肌功能的恢复产生显著影响。旋转中心的内移导致的结果是臀中肌力臂变短、力量减弱；相对于健侧，假体髋 5mm 的旋转中心内移就可明显降低外展肌张力和肌力强度，需要增加股骨偏心距来弥补。因此，旋转中心的上移和内移均会造成髋外展力减弱甚至无力，是全髋关节置换术后关节脱位的危险因素（图 14-2）。García-Rey 等对 1414 例初次全髋关节置换病例的回顾性分析发现，与未脱位患者相比，38 例（2.7%）脱位患者的假体髋旋转中心位置显著偏离解剖旋转中心。Sariali 等对 1764 例前入路全髋关节置换患者进行了回顾性研究发现，脱位患者的髋关节旋转中心出现了显著的内移及后向移位；而与此同时，脱位患者与未脱位患者在髋臼外展角、前倾角却没有统计学差异。此外，旋转中心上移还使得髋关节前方骨盆 – 股骨之间的骨撞击风险增大；旋转中心内移可能导致的其他结果还包括髋臼缘骨质与假体颈的撞击。临床上髋臼位置上移有时也是可应用的方法，对于某些特殊状况，如髋关节发育不良时，也可在高于正常旋转中心的假臼位置放置髋臼假体，有关这方面的工作已有很多文献报道，在此不展开讨论。有关臀中肌张力与肌力对假体髋关节稳定性的影响，第十三章已详细讨论，在此不再赘述。

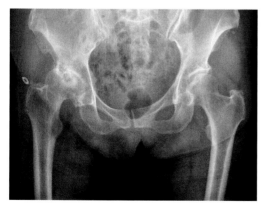
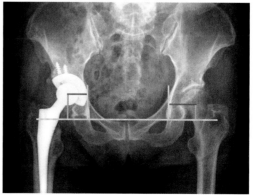

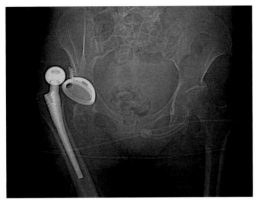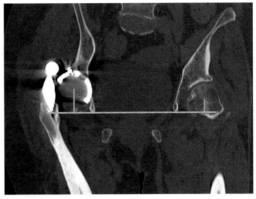

图 14-2　髋关节假体旋转中心上移、内移，术后脱位

红线：水平旋转中心；绿线：垂直旋转中心；黄线：双侧泪滴连线及经泪滴的垂线

第二节　股骨假体位置及角度

如前所述，仅髋臼假体的安放位置单方面不能完全决定人工全髋关节作为一个整体的稳定性，人工髋关节假体的稳定性与髋臼假体和股骨假体安放位置均相关，且受两者协同影响。下面从股骨假体的角度来探讨其对人工全髋关节假体稳定性的影响。

一、前倾角

正常人股骨颈存在 12°～15° 的股骨颈前倾角，通常人工全髋关节置换术中股骨假体的安放需恢复患者生理的股骨前倾角。如前所述，髋臼和股骨假体的位置、角度共同决定了全髋关节置换术后假体关节的稳定性，在同时关注髋臼和股骨假体安放角度时，关节外科医生又提出了联合前倾角的概念，并通过大量的临床测量发现联合前倾角在 25°～50°（最好大于 30°）时髋关节可获得良好的稳定性。因此，通常在按规范安放好髋臼假体后，根据髋臼假体的前倾情况，依据联合前倾角的理念可能需要略加调整股骨假体前倾来选择合适的假体植入的前倾角。但股骨侧前倾角调整的余地是有限的，因此，更合适的顾及联合前倾角的假体安装顺序应该是先植入股骨侧假体，再经过前述测量方式确定髋臼杯植入的前倾角度。

二、假体颈长

与股骨假体的颈长相对应的垂直高度亦即垂直偏距是决定人工髋关节置换术后髋关节周围肌肉张力的重要因素之一。在选用过短的股骨颈长、过小的假体型号或股骨侧假体植入过深等致高度不足时，可能导致髋关节周围肌肉及其他软组织张力不足，进而增加髋关节假体脱位的风险。但增加股骨柄颈长以维持髋关节周围肌肉张力的同时需严格控制下肢长度的增加，避免显著的双下肢不等长的发生（图 14-3）。一般随着股骨假体颈长的增加，其偏心距也会相应增加。

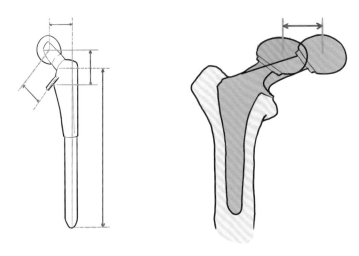

图 14-3　使用不同颈干角假体在延长颈长的同时不增加下肢的长度

三、偏心距

偏心距是股骨头中心点到股骨长轴延长线的垂直距离，它代表了臀中肌等外展肌的力臂长度。一定范围内偏心距越大则杠杆越长，外展肌效能越高；反之亦然。研究证实，偏心距增加 2 ～ 3mm 就能显著提高外展肌的效能。如前所述，单纯通过增加股骨假体垂直高度以恢复髋关节周围肌肉张力容易造成双下肢不等长，因此在增加股骨垂直高度以维持髋关节稳定性的同时增加股骨偏心距即水平偏距，可以有效地减少股骨垂直高度的增加，避免双下肢不等长。面对女性患者或股骨颈干角偏小的患者，术前规划时需注意测量患者股骨偏心距，根据患者股骨偏心距选择合适的股骨假体。尤其是对偏心距较大的患者建议选用高偏心距的股骨假体，以恢复外展肌群的张力、维持关节的稳定、避免关节置换术后的假体脱位。

第十五章
假体自身因素

如前在撞击因素部分所述，假体组件间的撞击是发生频率最高的撞击类型，是导致全髋关节置换术后关节不稳的重要原因之一。这种类型的撞击和假体的许多自身因素密切相关；假体关节不稳还与晚期聚乙烯内衬磨损等因素相关，这些都将在本部分展开阐述及讨论。

第一节　股骨头尺寸 —— 头颈比

假体关节头颈比是影响髋关节假体稳定性的重要因素。头颈比指的是股骨头直径与股骨颈直径的比值。通常情况下，对于某品牌同一系列产品而言，假体颈的直径是个固定值，多在 10 ～ 14mm；而股骨头的直径是一个可变量，可根据假体髋臼杯的大小在 28mm、32mm、36mm 选择，部分厂家提供直径 40mm 的股骨头。因此，通常股骨头直径越大，头颈比越大。研究显示，头颈比越大，全髋关节置换术后髋关节活动范围越大、假体髋撞击的可能性越小、髋关节脱位的风险越低（图 15-1，图 15-2）。

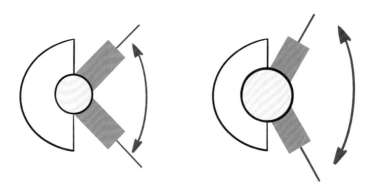

图 15-1　头颈比对髋关节活动度的影响

另外，股骨头直径的大小还可以决定股骨头从髋臼假体中脱位所需的跳出距离。一般情况下股骨头直径越大，跳出距离越大；跳出距离越大，越不容易发生假体脱位。跳出距离是指股骨头从髋臼假体中脱出时股骨头中心的活动距离，而不是通常理解的球头半径。例如，髋臼外展角为 45° 时，36mm 的股骨头跳出距离是 14mm，而非球头半径是 18mm。但同时有研究显示，在相同的髋臼外展角时，并非球头越大，跳跃距离一定越大。

例如，40mm 股骨头与 36mm 股骨头相比，其跳跃距离反而减少 1mm；而在股骨头直径相同的情况下，髋臼杯外展角度越小，跳跃距离越大。因此，在全髋关节置换术中，尤其是采用陶瓷对陶瓷关节界面的髋关节假体时，髋臼外展角度通常安放在 40°～45° 并尽量选用 36mm 股骨头假体，以增加股骨头的跳跃距离。

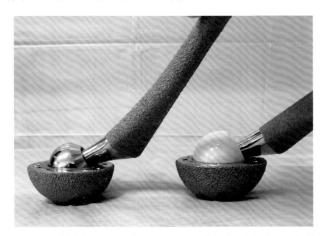

图 15-2 直径 32mm 股骨头相较于直径 28mm 股骨头提高了头颈比，假体髋活动度增大

第二节 股骨柄颈部形态

股骨假体颈部形态设计一般为圆柱形、渐变圆锥形或侧方切割的扁锥形，以保证股骨假体的强度、增加髋关节假体的活动范围并避免股骨颈与髋臼的撞击。研究发现，人工髋关节股骨假体与髋臼假体撞击发生在聚乙烯内衬后上方的占 36%，发生在后下方的占 32%，发生在前方的占 32%，这与髋臼假体的前倾、外展角度有关。股骨柄颈部形态、直径的设计是髋臼假体与股骨假体撞击的原因之一。Shon 等研究显示，不同设计及截面形态的假体颈与髋臼杯内衬的撞击率存在显著差异，如带法兰翼的假体颈（extended flanged neck）可显著增加假体颈与聚乙烯内衬的撞击率。另外，为增加额外的颈长，部分股骨假体设计有袖套，但有研究显示带袖套的股骨假体脱位率较无袖套假体的脱位率高 6 倍。

第三节 髋臼假体杯型与开口设计

髋臼杯设计与髋关节假体稳定性密切相关。髋臼杯及其内衬多为半球形，以适应股骨头的旋转。在髋臼杯设计中，不同厂家的设计理念不同，大致可分为三种：①髋臼杯面积小于半球形，这种设计的目的主要是增加髋关节的活动范围，但相应地减少了髋臼假体对股骨头的包容，降低了假体关节的稳定性；②以半球形为设计标准的髋臼杯，此类髋臼杯可通过内衬的防脱位高边改善髋臼对股骨头的包容，降低脱位风险；③髋臼杯面积大于半球形，此设计可增加髋臼杯对假体股骨头的包容以减少脱位的风险，但同时牺牲了髋关节假体的活动范围，并可能因为股骨假体和髋臼假体的撞击引发脱位或假体磨损。目前，临床使用的髋臼假体多为半球形设计，有的假体在髋臼内下方设计了防撞击缺口（图 15-3），部分假体则通过增加内衬的防脱位高边以改善髋臼的包容。同时需注意，聚乙烯内衬的防脱位高边安放方向需避免髋关节各个活动维度上股骨柄与内衬高边的撞击，因为内衬高边与股骨柄假体的撞击是假体脱位及聚乙烯磨损的重要因素，可能直接影响假体的使用体验和使用寿命。此外，髋臼杯的大小也会影响假体撞击率，Shon 等临床研究表明，使用直径大于 56mm 的髋臼外杯的全髋关节假体的聚乙烯内衬与假体颈间撞击的发生率高达 71%，远高于此直径以下髋臼杯的撞击率（53%）。

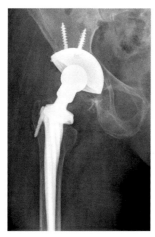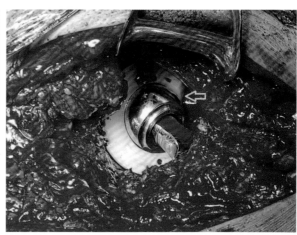

图 15-3　髋臼内下方设计了防撞击缺口

第四节　摩擦界面

通常与摩擦界面关联更多的是假体磨损和假体生存时间、生存率这些指标。而实际上除这些以外，摩擦界面对人工全髋关节假体脱位也有重要影响，尤其是对晚期脱位。Francesco 等最近的研究比较了陶瓷内衬与聚乙烯内衬全髋关节假体的脱位率，发现聚乙烯内衬的整体脱位率更高。Hernigou 等对 252 例全髋关节置换患者进行了至少 27 年的随访，结果发现金属对金属假体关节的脱位率为 1.6%，而金属对聚乙烯的脱位率为 12.7%。Shah 等通过对澳大利亚关节置换登记系统的 192 275 例初次全髋关节置换患者的分析发现，与陶瓷对交联聚乙烯和陶瓷对陶瓷相比，金属对交联聚乙烯的假体关节因脱位而翻修的风险更大。综合文献，作者认为这个问题可能需要分为两个方面：术后早期，由于聚乙烯内衬高边的存在，金属 – 聚乙烯、陶瓷 – 聚乙烯界面的假体脱位风险可能更低，但随着聚乙烯内衬的磨损、球窝变形，髋关节旋转中心外移、聚乙烯磨屑对髋关节周围骨质及软组织的侵蚀导致髋关节稳定性降低，聚乙烯内衬的远期脱位风险较陶瓷内衬显著增加（图 15-4、图 15-5）。而陶瓷内衬由于磨损极小，髋关节周围软组织受磨屑侵蚀少，相对健康的关节周围组织一方面具有较好的本体感觉，另一方面软组织张力良好，这对维持髋关节稳定性都具有重要作用；同时，由于陶瓷 – 陶瓷的光滑界面，陶瓷表面的液膜形成，很容易恢复近似生理情况下髋关节内的负压，这对维持髋关节稳定性也具有积极的作用。Parvizi 等研究表明，在不存在假体位置、角度等其他不稳定因素的前提下，聚乙烯内衬 2mm 的磨损就足以影响置换关节的稳定性，导致假体关节发生晚期脱位。

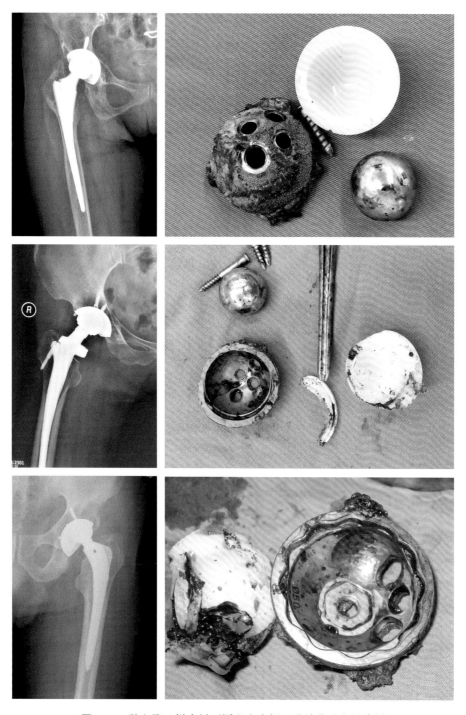

图 15-4　髋臼聚乙烯内衬不同程度磨损，髋关节稳定性降低

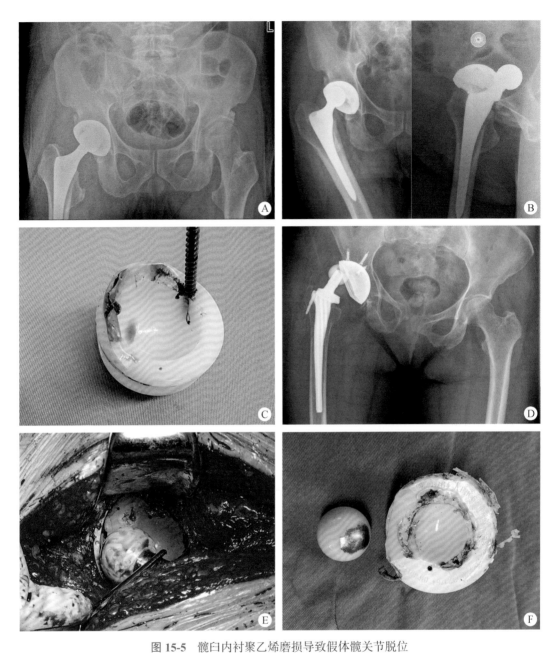

图 15-5 髋臼内衬聚乙烯磨损导致假体髋关节脱位

A ～ C. 病例 1，聚乙烯内衬磨损 2mm，翻修术前 6 个月内脱位 3 次；D ～ F. 病例 2，聚乙烯内衬磨损、旋转致假体髋关节脱位

低。另外，全髋关节置换并发症之一的坐骨神经、股神经牵拉麻痹往往与患肢较术前显著延长有关，严重者可出现腘绳肌、股四头肌肌力障碍，进而增加假体脱位风险。全髋关节置换术后双下肢不等长导致的长期跛行、关节周围肌肉疲劳后的疼痛痉挛可导致结构性双下肢不等长合并功能性双下肢不等长，出现如骨盆倾斜、骨盆 – 脊柱联动障碍等也可能增加假体关节脱位的风险。

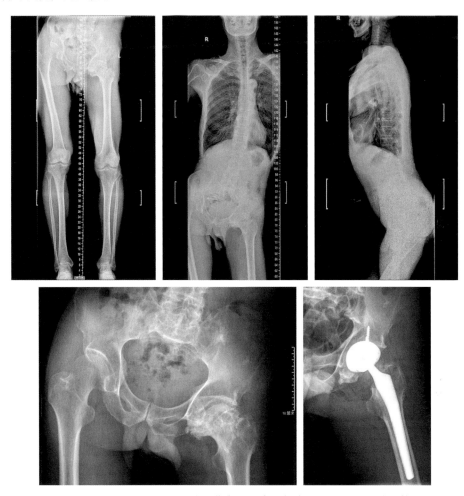

图 16-5　重度骨关节炎髋关节屈曲挛缩、脊柱侧弯，功能性双下肢不等长

第十七章

髋关节翻修术及髋部手术史因素

第一节 髋关节翻修术因素

髋关节翻修术是出现假体周围骨溶解、假体松动、复发性脱位等问题，使初次置换假体关节不能完成髋关节功能时施行的手术（图 17-1）。髋关节翻修术后脱位的发生率显著高于初次置换病例，通常文献报道为 4% ～ 30%，最近不同大宗病例研究报道的翻修术后平均脱位率为 22.4% ～ 24%。

Williams 等报道，其临床研究所涉及病例的初次全髋关节置换术后脱位发生率仅为 0.6%，而全髋关节翻修术后假体脱位率则高达 20%；Dargel 等的综述也表明，初次全髋关节置换术后假体脱位率为 0.2% ～ 10%，而髋关节翻修术后的假体脱位率可达 28%。Hermansen 等通过丹麦髋关节置换登记系统，对 1996 ～ 2016 年施行的 1687 例因脱位而施行髋关节翻修术患者进行了回顾性研究，结果表明，此类髋关节翻修术后假体关节脱位率为 22.4%；而几乎同期美国耶鲁大学医学院 Gillinov 等对 155 185 例初次全髋关节置换患者进行的回顾性研究显示脱位率为 2.3%。这些文献充分证明了全髋关节翻修术后有着比初次置换高得多的脱位率。

为研究全髋关节翻修术后高脱位率的原因，美国拉什大学学者通过多元回归分析了 1211 例翻修术及其中发生脱位的 113 例病例后发现，翻修术前脱位史、外展肌功能不足及髋臼缺损程度是翻修术后髋脱位的危险因素，应用大直径股骨头和限制性内衬有利于翻修髋的稳定。同时他们还指出，术前识别这些危险因素对于翻修术的实施十分重要，这有利于外科医生的术前计划和患者教育，可降低翻修术后脱位的危险。有荟萃分析研究了髋翻修术后发生脱位的危险因素，结果显示，年龄大于 64 岁的翻修髋术后脱位风险增加，可能的原因是年龄较大的患者肌肉力量不足和对肌肉的控制减弱；翻修次数大于 2 次的患者术后脱位发生的风险极高，这是由于反复髋部手术能导致外展肌力量减弱、关节周围大量瘢痕形成及局部软组织张力降低和不平衡；股骨头直径小于 28mm 的假体关节脱位发生率明显增加。同时，翻修术中可能因为骨量不足或显露不充分而引起髋臼或股骨假体安装角度不满意甚至超出髋臼假体的功能安全区，进而易引发脱位。美国麻省总医院 Klemt 等还发现，骨质疏松症、BMI 大于 $40kg/m^2$ 的肥胖及脊柱疾病也是复发性脱位翻修手术失败的独立危险因素。最近，梅奥医学中心的 Wyles 等对该中心 10 年间 29 349 例全髋关节置换病例进行了回顾性研究。结果表明，翻修术后脱位率为 12.1%，远高于初次全髋关节置换术后 2.9% 的脱位率。该作者发现，翻修术前关节不稳、感染及假体周围骨折的翻修、脊柱疾病、BMI 大于 $35kg/m^2$、神经系统疾病、骨坏死是翻修术后脱位的危险因素；使用双动髋臼杯全髋假体、转子截骨、限制性内衬、高边内衬、36mm 假体头可有效降低翻修术后脱位发生率；翻修髋臼杯是防止翻修术后关节脱位的重要保护措施。

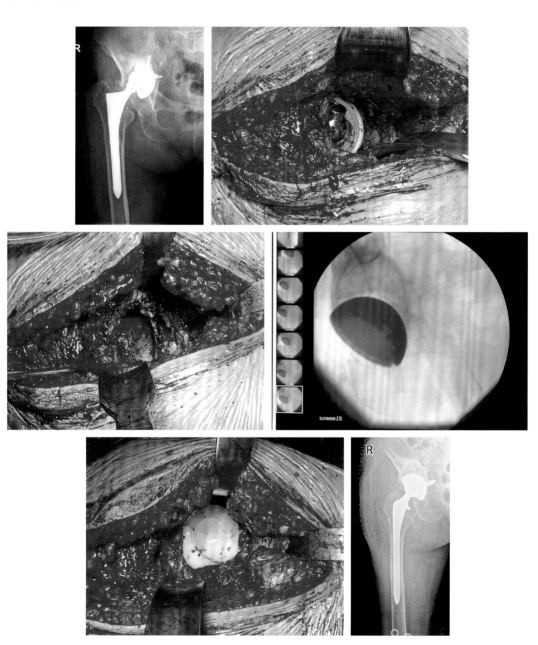

图 17-1 髋臼假体周围骨溶解、中心性脱位的全髋关节翻修术

总体而言，翻修手术中骨性因素、软组织因素及假体因素均需慎重和全面地考虑，以避免上述假体脱位的高危情形，从而尽可能降低术后脱位的发生。

第二节　髋部手术史因素

　　髋部既往手术史如股骨颈骨折或粗隆间骨折内固定术，会明显增加全髋关节置换术后脱位的发生率，也是全髋关节置换术后脱位的高危因素之一。其原因可能是既往的髋部手术对髋关节周围的肌肉软组织造成了一定程度的损伤。因此，对于适合置换年龄、有手术适应证的股骨颈骨折患者，尤其是术前活动量较大者，关节外科医生建议直接行全髋关节置换治疗。髋部骨折本身影响全髋关节置换术后脱位与否目前仍有争议。一项数据库研究表明，既往有股骨颈骨折手术史的患者，全髋关节置换术后脱位发生率显著增加。梅奥医学中心纳入了 10 500 例患者的研究显示，7241 例无髋关节周围手术史的初次全髋关节置换术后假体关节脱位率为 2.4%，而 3259 例髋关节周围接受过不同类型手术的患者全髋关节置换术后脱位率为 4.8%，差异具有显著的统计学意义。分析表明，其脱位率较高的原因可能与髋关节周围软组织损伤和既往的转子间骨折不愈合有关，也与髋部手术导致外展肌肉力量减弱、关节周围大量瘢痕形成及局部软组织张力降低和不平衡有关。Setor 等基于 125 项独立研究做出的荟萃分析发现，既往有髋部手术史的患者发生假体髋脱位的相对危险度是无手术史患者的 3.43 倍。甚至，髋关节微创手术史也会增加假体髋脱位的风险。Guo 等报道，有髋关节镜手术史的 370 例全髋关节置换患者中有 12 例发生了脱位，脱位率为 3.2%；而 592 例无手术史的对照组患者中只有 6 例脱位，脱位率为 1.0%，具有显著性差异。

第十八章

术后姿态与活动因素

全髋关节置换术后即便假体位置良好，软组织张力、肌力正常，其他有关假体关节稳定性的指标均无缺陷，术后搬运、卧床、生活等过程中的行为不当或方式错误一样会导致假体关节脱位。这样的脱位按 Dorr 分型属于体位性脱位，即 I 型脱位，它往往是假体关节主动或被动活动超过了安全范围或不当受力导致的结果。体位性脱位最容易发生于术后早期，属于按时间分类的术后 6 个月内的早期脱位。在对危险因素有了充分的了解和实施正确的行为后，这类脱位是完全可以避免的。因此，在术后患者搬运、卧、坐、日常护理、出院后的日常生活中都存在危险因素需要去规避，需要在具体行为中去落实细节，需通过术后护理及科普宣教有效避免脱位的发生。术后早期影响假体髋关节稳定、可能导致关节脱位的相关因素主要有搬运方式不正确、体位制动不合要求、生活方式不当及患者依从性差等，其中生活方式又包括了术后基本活动、坐姿、睡姿、排泄、穿衣、洗浴及术后针对性的康复训练等。而依从性决定了患者和医护人员的配合程度及其自身对风险因素的管控度。

第一节　搬运与体位姿态

一、搬运因素

术后对患者进行不恰当的搬运是导致全髋关节置换术后关节脱位的常见原因之一，也是最早发生脱位的高风险事件。它主要容易发生在如下两个时间段。

1. 术毕从手术室到病房的两次过床搬运过程　此时患者多处于麻醉作用未完全消失的状态，肌力、肌张力差，是人工髋关节脱位的高危时刻，过度牵拉患者下肢可能导致假体髋关节的垂直分离脱位。过床医生及护理人员经验不足也可能导致患者出现髋关节过度屈曲、内收、内旋所引起的关节后脱位或髋过伸、下肢外旋引起的关节前脱位。

2. 出院时从医院到家中的数次搬运过程　此时虽然大部分患者已有了较好的肌力，但老年高龄患者依然会存在肌张力较低的危险因素，过度牵拉患肢仍可能出现关节的垂直分离脱位；也易因运送车辆座位过低引起髋关节过度屈曲、内收、内旋导致人工关节后脱位。对于肌张力恢复良好的年轻患者，容易出现过床时过度伸髋导致前脱位。

以上两时段在有假体关节不稳定的其他因素存在的情况下，如假体位置略差但仍可接受时，脱位可能更容易发生。

二、体位姿态因素

体位姿态主要指术后生活中的睡姿、坐姿（图 18-1、图 18-2）等静态的休息姿势。不恰当的睡姿及坐姿可导致人工髋关节术后脱位的发生。①睡姿：对于术后患者，仰卧位患髋略外展、下肢旋转中立位是关节稳定的状态，但术后需翻身改变体位为侧卧位时，容易发生两腿交叉或患侧卧位等情况，从而增加后脱位风险；为老年患者更换一次性护理垫或使用压疮预防垫时，过度的提髋动作可能使患髋过伸，从而导致人工关节前脱位的发生。②坐姿：一般认为，髋关节囊及周围软组织的修复至少需要 4～6 周，坐过低的座椅可导致患者屈髋角度大于 90°，从而增加人工髋关节后脱位风险。③便盆的使用：仰卧位放入便盆时臀与床面间需有一定空间，患者臀部抬起过高时患髋易产生过伸动作而增加人工髋关节前脱位风险；使用便盆过程中也可能因为患者需移动髋部致使患肢过度内收内旋而导致人工髋关节后脱位的发生。

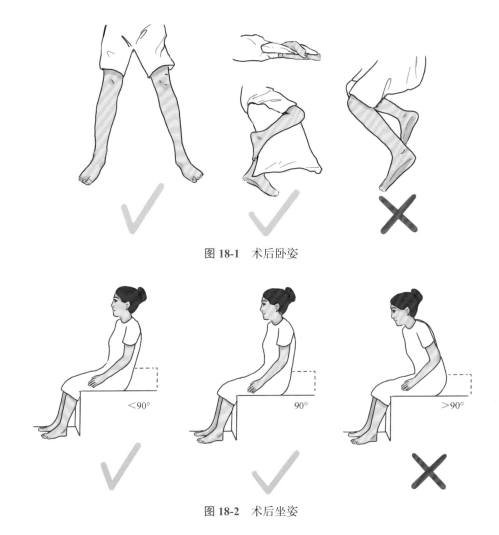

图 18-1　术后卧姿

图 18-2　术后坐姿

第二节 活动方式与依从性

一、活动方式因素

活动方式系指术后康复训练及日常生活中的基本活动，包括排泄、洗漱、穿裤袜等日常生活动作。不恰当的活动方式会增加人工髋关节脱位风险；而规范、适当的康复训练可帮助患者有效预防人工髋关节脱位。容易出现脱位的活动方式（图18-3）包括5个方面。①盘腿动作：术后盘腿动作会使髋关节极度外旋，容易导致人工髋关节脱位的发生；②弯腰拾物：术后进行弯腰拾物可导致髋关节极度屈曲（＞90°），从而引发人工髋关节后脱位；③蹲低马桶或坐矮沙发、板凳：可使髋关节处于过度屈曲状态，使人工髋关节后方不稳，易致脱位；④从床边或椅边用患肢负重站起：过早、过大的患侧负重可能导致假体下沉、患髋垂直高度缩短而使人工髋关节发生垂直分离脱位的风险增加；⑤穿裤、袜：在无特制工具或护理人员帮助或指导下早期自行穿袜子或裤子均可导致髋关节过度屈曲而增加人工髋关节后脱位的风险。

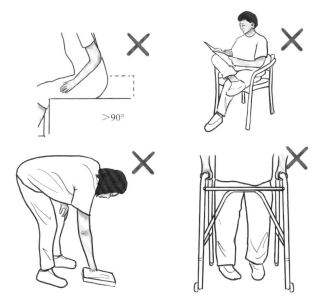

图18-3 容易引起脱位的活动方式

二、依从性因素

全髋关节置换术后能够按照医护人员的专业指导进行生活和康复训练的患者，其人工髋关节脱位的风险明显较低；而依从性较差的患者容易发生脱位甚至导致复发性脱位的发生。患者依从性的高低与年龄、个性、嗜酒与否、认知力、受教育程度等多种因素相关，医护人员需从专业的角度去辨别、理解并帮助患者提高依从性，这需要耐心细致的工作及其他专业人员的合作，如精神症状的控制需要专科医生会诊指导用药等。Yu等研究发现，依从性差的患者全髋关节置换术后晚期脱位率高达 25%，其原因主要与未遵循医护人员的指导而进行高风险活动有关。术前能积极配合宣教及术后积极主动进行功能康复者，其早期的人工髋关节脱位率明显较低。

综上所述，引起全髋关节置换术后假体关节脱位的因素众多，关节外科医生需在术前、术中及术后充分评估患者可能存在的假体脱位风险，并在术前做好规划和预案，尤其是术前骨性、软组织条件不好的患者或行翻修手术的病例，应充分评估和做好术前规划。对于已经发生假体脱位的患者，可以从上述几方面注意排查，分析其脱位原因，并决定是否需要行翻修术并在翻修术中予以针对性克服或矫正。全髋关节置换术后脱位因素归类还有一种相对简单的三因素法，即可将所有脱位从患者因素、假体因素和手术因素 3 个方面进行分析。手术因素中除假体安装的规范、软组织平衡、撞击的去除等技术要求以外，医生的能力、经验也起着巨大或关键的作用。因此，关节外科医生规范的专科培训、专科工作的经历及保持年手术量是确保术后低脱位率的核心因素。

（文印宪　陈廖斌　秦　俊　上官杨帆）

参 考 文 献

Abdel MP，von Roth P，Jennings MT，et al，2016. What safe zone? The vast majority of dislocated THAs are within the Lewinnek safe zone for acetabular component position. Clin Orthop Relat Res，474（2）：386-391.

Alberton GM，High WA，Morrey BF，2002. Dislocation after revision total hip arthroplasty：an analysis of risk factors and treatment options. J Bone Joint Surg Am，84（10）：1788-1792.

Amstutz HC，Ma SM，Jinnah RH，et al，1982. Revision of aseptic loose total hip arthroplasties. Clin Orthop Relat Res，170：21-33.

Baek SH，Kim SY，2008. Cementless total hip arthroplasty with alumina bearings in patients younger than fifty with femoral head osteonecrosis. J Bone Joint Surg Am，90（6）：1314-1320.

Bartz RL，Nobel PC，Kadakia NR，et al，2000. The effect of femoral component head size on posterior dislocation of the artificial hip joint. J Bone Joint Surg Am，82（9）：1300-1307.

Biedermann R，Tonin A，Krismer M，et al，2005. Reducing the risk of dislocation after total hip arthroplasty：the effect of orientation of the acetabular component. J Bone Joint Surg Br，87（6）：762-769.

Bozic KJ，Kurtz SM，Lau E，et al，2009. The epidemiology of revision total hip arthroplasty in the United States. J Bone Joint Surg Am，91（1）：128-133.

Buckland AJ，Puvanesarajah V，Vigdorchik J，et al，2017. Dislocation of a primary total hip arthroplasty is more common in patients with a lumbar spinal fusion. Bone Joint J，99-B（5）：585-591.

Budzińska MB，Maciąg BM，Żarnovsky K，et al，2023. How to analyze postoperative radiographs after total hip replacement. Jpn J Radiol，41（1）：14-18.

Burzyński S，Sabik A，Witkowski W，et al，2021. Influence of the femoral offset on the muscles passive resistance in total hip arthroplasty. PLoS One，16（5）：e0250397.

Byström S，Espehaug B，Furnes O，et al，2003. Femoral head size is a risk factor for total hip luxation：a study of 42，987 primary hip arthroplasties from the Norwegian Arthroplasty Register. Acta Orthop Scand，74（5）：514-524.

Callaghan JJ，Liu SS，2008. The chronic dislocator：early and late. Orthopedics，31（9）：903，904.

Chung BC，Stefl M，Kang HP，et al，2022. Increased dislocation rates following total hip arthroplasty in patients with ankylosing spondylitis. Hip Int，33（6）：1026-1034.

Conroy JL，Whitehouse SL，Graves SE，et al，2008. Risk factors for revision for early dislocation in total hip arthroplasty. J Arthroplasty，23（6）：867-872.

Crowe JF，Mani VJ，Ranawat CS，1979. Total hip replacement in congenital dislocation and dysplasia of the hip. J Bone Joint Surg Am，61（1）：15-23.

Danoff JR，Bobman JT，Cunn G，et al，2016. Redefining the acetabular component safe zone for posterior approach total hip arthroplasty. J Arthroplasty，31（2）：506-511.

Dargel J，Oppermann J，Brüggemann GP，et al，2014. Dislocation following total hip replacement. Dtsch Arztebl Int，111（51-52）：884-890.

Davis AM，Wood AM，Keenan AC，et al，2011. Does body mass index affect clinical outcome post-operatively and at five years after primary unilateral total hip replacement performed for osteoarthritis? A multivariate analysis of prospective data. J Bone Joint Surg Br，93（9）：1178-1182.

Ding ZC，Zeng WN，Mou P，et al，2020. Risk of dislocation after total hip arthroplasty in patients with crowe type IV developmental dysplasia of the hip. Orthop Surg，12（2）：589-600.

Du YQ，Sun JY，Ma HY，et al，2020. Leg length balance in total hip arthroplasty for patients with unilateral crowe type IV developmental dysplasia of the hip. Orthop Surg，12（3）：749-755.

Elkins JM，Pedersen DR，Callaghan JJ，et al，2012. Bone-on-bone versus hardware impingement in total hips：a biomechanical study. Iowa Orthop J，32：17-21.

Esposito CI，Gladnick BP，Lee YY，et al，2015. Cup position alone does not predict risk of dislocation after hip arthroplasty. J Arthroplasty，30（1）：109-113.

Fackler CD，Poss R，1980. Dislocation in total hip arthroplasties. Clin Orthop Relat Res，151：169-178.

Faldini C，Stefanini N，Fenga D，et al，2018. How to prevent dislocation after revision total hip arthroplasty：a systematic review of the risk factors and a focus on treatment options. J Orthop Traumatol，19（1）：17.

Fessy MH，Putman S，Viste A，et al，2017. What are the risk factors for dislocation in primary total hip arthroplasty? A multicenter case-control study of 128 unstable and 438 stable hips. Orthop Traumatol Surg Res，103（5）：663-668.

Flecher X，Ollivier M，Argenson JN，2016. Lower limb length and offset in total hip arthroplasty. Orthop Traumatol Surg Res，102（1 Suppl）：S9-S20.

Frueh WW，Hozack WJ，2005. Management of limb length discrepancy after total hip arthroplasty. Sem Arthroplasty，16（2）：127-131.

Fujimaki H，Inaba Y，Kobayashi N，et al，2013. Leg length discrepancy and lower limb alignment after total hip arthroplasty in unilateral hip osteoarthritis patients. J Orthop Sci，18（6）：969-976.

Fujishiro T，Hiranaka T，Hashimoto S，et al，2016. The effect of acetabular and femoral component version on dislocation in primary total hip arthroplasty. Int Orthop，40（4）：697-702.

Fukushi JI，Kawano I，Motomura G，et al，2018. Does hip center location affect the recovery of abductor moment after total hip arthroplasty? Orthop Traumatol Surg Res，104（8）：1149-1153.

García-Rey E，García-Cimbrelo E，2016. Abductor biomechanics clinically impact the total hip arthroplasty dislocation rate：a prospective long-term study. J Arthroplasty，31（2）：484-490.

Gausden EB，Parhar HS，Popper JE，et al，2018. Risk factors for early dislocation following primary elective total hip arthroplasty. J Arthroplasty，33（5）：1567-1571，e2.

Gillinov SM，Joo PY，Zhu JR，et al，2022. Incidence，timing，and predictors of hip dislocation after primary total hip arthroplasty for osteoarthritis. J Am Acad Orthop Surg，30（21）：1047-1053.

Grammatopoulos G，Thomas GE，Pandit H，et al，2015. The effect of orientation of the acetabular component on outcome following total hip arthroplasty with small diameter hard-on-soft bearings. Bone Joint J, 97-B（2）: 164-172.

Guo J, Dou D, 2020. Influence of prior hip arthroscopy on outcomes after hip arthroplasty: A meta-analysis of matched control studies. Medicine（Baltimore）, 99（29）: e21246.

Guo L, Yang Y, An B, et al, 2017. Risk factors for dislocation after revision total hip arthroplasty: a systematic review and meta-analysis. Int J Surg, 38: 123-129.

Haffer H, Wang Z, Hu Z, et al, 2021. Does obesity affect acetabular cup position, spinopelvic function and sagittal spinal alignment? A prospective investigation with standing and sitting assessment of primary hip arthroplasty patients. J Orthop Surg Res, 16（1）: 640.

Hailer NP, Weiss RJ, Stark A, et al, 2012. The risk of revision due to dislocation after total hip arthroplasty depends on surgical approach, femoral head size, sex, and primary diagnosis. An analysis of 78,098 operations in the Swedish Hip Arthroplasty Register. Acta Orthop, 83（5）: 442-448.

Hartley WT, McAuley JP, Culpepper WJ, et al, 2000. Osteonecrosis of the femoral head treated with cementless total hip arthroplasty. J Bone Joint Surg Am, 82（10）: 1408-1413.

Hayashi S, Nishiyama T, Fujishiro T, et al, 2012. Obese patients may have more soft tissue impingement following primary total hip arthroplasty. Int Orthop, 36（12）: 2419-2423.

HEALTH Investigators, Bhandari M, Einhorn TA, et al, 2019. Total hip arthroplasty or hemiarthroplasty for hip fracture. N Engl J Med, 381（23）: 2199-2208.

Heckmann N, McKnight B, Stefl M, et al, 2018. Late dislocation following total hip arthroplasty: spinopelvic imbalance as a causative factor. J Bone Joint Surg Am, 100（21）: 1845-1853.

Hedlundh U, Fredin H, 1995. Patient characteristics in dislocations after primary total hip arthroplasty. 60 patients compared with a control group. Acta Orthop Scand, 66（3）: 225-228.

Hermansen LL, Viberg B, Overgaard S, 2021. Risk factors for dislocation and re-revision after first-time revision total hip arthroplasty due to recurrent dislocation - a study from the danish hip arthroplasty register. J Arthroplasty, 36（4）: 1407-1412.

Hernández A, Lakhani K, Núñez JH, et al, 2021. Can we trust combined anteversion and Lewinnek safe zone to avoid hip prosthesis dislocation? J Clin Orthop Trauma, 21: 101562.

Hernigou P, Barbier O, Chenaie P, 2023. Hip arthroplasty dislocation risk calculator: evaluation of one million primary implants and twenty-five thousand dislocations with deep learning artificial intelligence in a systematic review of reviews. Int Orthop, 47（2）: 557-571.

Hernigou P, Homma Y, Pidet O, et al, 2013. Ceramic-on-ceramic bearing decreases the cumulative long-term risk of dislocation. Clin Orthop Relat Res, 471（12）: 3875-3882.

Howie CR, Ohly NE, Miller B, 2010. Cemented total hip arthroplasty with subtrochanteric osteotomy in dysplastic hips. Clin Orthop Relat Res, 468（12）: 3240-3247.

Jämsen E, Peltola M, Puolakka T, et al, 2015. Surgical outcomes of hip and knee arthroplasties for primary osteoarthritis in patients with Alzheimer's disease: a nationwide registry-based case-controlled study. Bone Joint J, 97-B（5）: 654-661.

Jeschke E, Citak M, Günster C, et al, 2018. Obesity increases the risk of postoperative complications and revision rates following primary total hip arthroplasty: an analysis of 131,576 total hip arthroplasty cases. J Arthroplasty, 33（7）: 2287-2292. e1.

Jolles BM, Zangger P, Leyvraz PF, 2002. Factors predisposing to dislocation after primary total hip arthroplasty: a multivariate analysis. J Arthroplasty, 17（3）: 282-288.

Jørgensen CC, Kjaersgaard-Andersen P, Solgaard S, et al, 2014. Hip dislocations after 2,734 elective unilateral fast-track total hip arthroplasties：incidence，circumstances and predisposing factors. Arch Orthop Trauma Surg，134（11）：1615-1622.

Kanawade V，Dorr LD，Wan Z，2014. Predictability of acetabular component angular change with postural shift from standing to sitting position. J Bone Joint Surg Am，96（12）：978-986.

Kayani B，Pietrzak J，Donaldson MJ，et al，2017. Treatment of limb length discrepancy following total hip arthroplasty. Br J Hosp Med（Lond），78（11）：633-637.

Kayani B，Pietrzak J，Hossain FS，et al，2017. Prevention of limb length discrepancy in total hip arthroplasty. Br J Hosp Med（Lond），78（7）：385-390.

Khatod M，Barber T，Paxton E，et al，2006. An analysis of the risk of hip dislocation with a contemporary total joint registry. Clin Orthop Relat Res，447：19-23.

Kheir MM，Kheir YNP，Tan TL，et al，2018. Increased complications for schizophrenia and bipolar disorder patients undergoing total joint arthroplasty. J Arthroplasty，33（5）：1462-1466.

Kim Y，Morshed S，Joseph T，et al，2006. Clinical impact of obesity on stability following revision total hip arthroplasty. Clin Orthop Relat Res，453：142-146.

Knoch M，Daniel J，Berry DJ，et al，2002. Late dislocation after total hip arthroplasty. J Bone Joint Surg Am，84（11）：1949-1953.

Konyves A，Bannister GC，2005. The importance of leg length discrepancy after total hip arthroplasty. J Bone Joint Surg Br，87（2）：155-157.

Krych AJ，Howard JL，Trousdale RT，et al，2010. Total hip arthroplasty with shortening subtrochanteric osteotomy in Crowe type-IV developmental dysplasia：surgical technique. J Bone Joint Surg Am，92（Suppl 1），Pt 2：176-187.

Kunutsor SK，Barrett MC，Beswick AD，et al，2019. Risk factors for dislocation after primary total hip replacement：meta-analysis of 125 studies involving approximately five million hip replacements. Lancet Rheumatol，1（2）：e111-e121.

Leichtle UG，Leichtle CI，Taslaci F，et al，2013. Dislocation after total hip arthroplasty：risk factors and treatment options. Acta Orthop Traumatol Turc，47（2）：96-103.

Lewinnek GE，Lewis JL，Tarr R，et al，1978. Dislocations after total hip-replacement arthroplasties. J Bone Joint Surg Am，60（2）：217-220.

Liu R，Li Y，Bai C，et al，2014. Effect of preoperative limb-length discrepancy on abductor strength after total hip arthroplasty in patients with developmental dysplasia of the hip. Arch Orthop Trauma Surg，134（1）：113-119.

McLawhorn AS，Sculco PK，Weeks KD，et al，2015. Targeting a new safe zone：a step in the development of patient-specific component positioning for total hip arthroplasty. Am J Orthop（Belle Mead NJ），44（6）：270-276.

McWilliams AB，Grainger AJ，O'Connor PJ，et al，2013. A review of symptomatic leg length inequality following total hip arthroplasty. Hip Int，23（1）：6-14.

Meek RM，Allan DB，McPhillips G，et al，2006. Epidemiology of dislocation after total hip arthroplasty. Clin Orthop Relat Res，447：9-18.

Minoda Y，Kadowaki T，Kim M，2006. Acetabular component orientation in 834 total hip arthroplasties using a manual technique. Clin Orthop Relat Res，445：186-191.

Mont MA，Seyler TM，Plate JF，et al，2006. Uncemented total hip arthroplasty in young adults with osteonecrosis of the femoral head：a comparative study. J Bone Joint Surg Am，88（Suppl 3）：104-109.

Morrey BF，1992. Instability after total hip arthroplasty. Orthop Clin North Am，23（2）：237-248.

Newington DP，Bannister GC，Fordyce M，1990. Primary total hip replacement in patients over 80 years of age．J Bone Joint Surg Br，72（3）：450-452.

Ng VY，Kean JR，Glassman AH，2013. Limb-length discrepancy after hip arthroplasty. J Bone Joint Surg Am，95（15）：1426-1436.

Noticewala M，Murtaugh TS，Danoff J，et al，2018. Has the risk of dislocation after total hip arthroplasty performed for displaced femoral neck fracture improved with modern implants? J Clin Orthop Trauma，9（4）：281-284.

O'Brien S，Kernohan G，Fitzpatrick C，et al，2010. Perception of imposed leg length inequality in normal subjects. Hip Int，20（4）：505-511.

Ollivier M，Abdel MP，Krych AJ，et al，2016. Long-Term results of total hip arthroplasty with shortening subtrochanteric osteotomy in crowe IV developmental dysplasia. J Arthroplasty，31（8）：1756-1760.

Onggo JR，Onggo JD，de Steiger R，et al，2020. Greater risks of complications，infections，and revisions in the obese versus non-obese total hip arthroplasty population of 2，190，824 patients：a meta-analysis and systematic review. Osteoarthritis Cartilage，28（1）：31-44.

Palit A，King R，Gu Y，et al，2019. Subject-Specific surgical planning for hip replacement：a novel 2D graphical representation of 3D hip motion and prosthetic impingement information. Ann Biomed Eng，47（7）：1642-1656.

Papandrea RF，Froimson MI，1996. Total hip arthroplasty after acute displaced femoral neck fractures. Am J Orthop（Belle Mead NJ），25（2）：85-88.

Parvizi J，Picinic E，Sharkey PF，2008. Revision total hip arthroplasty for instability：surgical，techniques and principles. J Bone Joint Surg Am，90（5）：1134-1142.

Parvizi J，Sharkey PF，Bissett GA，et al，2003. Surgical treatment of limb-length discrepancy following total hip arthroplasty. J Bone Joint Surg Am，85（12）：2310-2317.

Parvizi J，Wade FA，Rapuri V，et al，2006. Revision hip arthroplasty for late instability secondary to polyethylene wear. Clin Orthop Relat Res，447：66-69.

Patemo SA，Lachiewicz PF，Kelley SS，1997. The influence of patient-related factors and the position of the acetabular component on the rate of dislocation after total hip replacement．J Bone Joint Surg Am，79（8）：1202-1210.

Perfetti DC，Schwarzkopf R，Buckland AJ，et al，2017. Prosthetic dislocation and revision after primary total hip arthroplasty in lumbar fusion patients：a propensity score matched-pair analysis. J Arthroplasty，32（5）：1635-1640. e1.

Philippot R，Adam P，Reckhaus M，et al，2009. Prevention of dislocation in total hip revision surgery using a dual mobility design. Orthop Traumatol Surg Res，95（6）：407-413.

Pyrko P，Zuckerman J，2016. Leg length discrepancy in primary total hip arthroplasty. Bull Hosp Jt Dis，74（1）：82-87.

Ranawat CS，Rodriguez JA，1997. Functional leg-length inequality following total hip arthroplasty. J Arthroplasty，12（4）：359-364.

Ravi B，Croxford R，Hollands S，et al，2014. Increased risk of complications following total joint arthroplasty in patients with rheumatoid arthritis. Arthritis Rheumatol，66（2）：254-263.

Ravi B，Escott B，Shah PS，et al，2012. A systematic review and meta-analysis comparing complications following total joint arthroplasty for rheumatoid arthritis versus for osteoarthritis. Arthritis Rheum，64（12）：3839-3849.

Rhind JH，Baker C，Roberts PJ，2020. Total hip arthroplasty in the obese patient：tips and tricks and review of the literature. Indian J Orthop, 54（6）: 776-783.

Rodriguez-Elizalde S, Yeager AM, Ravi B, et al, 2013. Computerized virtual surgery demonstrates where acetabular rim osteophytes most reduce range of motion following total hip arthroplasty. HSS J, 9（3）: 223-228.

Rondon AJ, Tan TL, Schlitt PK, et al, 2018. Total joint arthroplasty in patients with parkinson's disease: survivorship, outcomes, and reasons for failure. J Arthroplasty, 33（4）: 1028-1032.

Rowan FE, Benjamin B, Pietrak JR, et al, 2018. Prevention of dislocation after total hip arthroplasty. J Arthroplasty, 33（5）: 1316-1324.

Rubin LE, Blood TD, Ekelund JC, 2016. Total hip and knee arthroplasty in patients older than age 80 years. J Am Acad Orthop Surg, 24（10）: 683-690.

Sadr Azodi O, Adami J, Lindström D, et al, 2008. High body mass index is associated with increased risk of implant dislocation following primary total hip replacement: 2, 106 patients followed for up to 8 years. Acta Orthop, 79（1）: 141-147.

Sariali E, Klouche S, Mamoudy P, 2012. Investigation into three dimensional hip anatomy in anterior dislocation after THA. Influence of the position of the hip rotation centre. Clin Biomech（Bristol, Avon）, 27（6）: 562-567.

Sathappan SS, Ginat D, Patel V, et al, 2008. Effect of anesthesia type on limb length discrepancy after total hip arthroplasty. J Arthroplasty, 23（2）: 203-209.

Seyler TM, Bonutti PM, Shen J, et al, 2006. Use of an alumina-on-alumina bearing system in total hip arthroplasty for osteonecrosis of the hip. J Bone Joint Surg Am, 88（Suppl 3）: 116-125.

Shah SM, Walter WL, Tai SM, et al, 2017. Late dislocations after total hip arthroplasty: is the bearing a factor? J Arthroplasty, 32（9）: 2852-2856.

Shoji T, Ota Y, Saka H, et al, 2020. Factors affecting impingement and dislocation after total hip arthroplasty Computer simulation analysis. Clin Biomech（Bristol, Avon）, 80: 105151.

Shon WY, Baldini T, Peterson MG, et al, 2005. Impingement in total hip arthroplasty a study of retrieved acetabular components. J Arthroplasty, 20（4）: 427-435.

Sing DC, Barry JJ, Aguilar TU, et al, 2016. Prior lumbar spinal arthrodesis increases risk of prosthetic-related complication in total hip arthroplasty. J Arthroplasty, 31（Suppl 9）: 227-232.

Tidermark J, Ponzer S, Svensson O, et al. 2003. Internal fixation compared with total hip replacement for displaced femoral neck fractures in the elderly. A randomized, controlled trial. J Bone Joint Surg Br, 85（3）: 380-388.

Tohidi M, Brogly SB, Lajkosz K, et al, 2019. Ten-year risk of complication and mortality after total hip arthroplasty in morbidly obese patients: a population study. Can J Surg, 62（6）: 442-449.

Tomlinson J, Zwirner J, Ondruschka B, et al, 2020. Innervation of the hip joint capsular complex: A systematic review of histological and immunohistochemical studies and their clinical implications for contemporary treatment strategies in total hip arthroplasty. PLoS One, 15（2）: e0229128.

Visuri T, Lindholm TS, Antti-Poika I, et al, 1993. The role of overlength of the leg in aseptic loosening after total hip arthroplasty. Ital J Orthop Traumatol, 19（1）: 107-111.

Vitale MA, Choe JC, Sesko AM, et al, 2006. The effect of limb length discrepancy on health-related quality of life: is the '2 cm rule' appropriate? J Pediatr Orthop B, 15（1）: 1-5.

Wang D, Li LL, Wang HY, et al, 2017. Long-Term results of cementless total hip arthroplasty with subtrochanteric shortening osteotomy in Crowe type Ⅳ developmental dysplasia. J Arthroplasty, 32（4）: 1211-1219.

Wang L，Trousdale RT，Ai S，et al，2012. Dislocation after total hip arthroplasty among patients with developmental dysplasia of the hip. J Arthroplasty，27（5）：764-769.

Werner BC，Higgins MD，Pehlivan HC，et al，2017. Super obesity is an independent risk factor for complications after primary total hip arthroplasty. J Arthroplasty，32（2）：402-406.

Wetters NG，Murray TG，Moric M，et al，2013. Risk factors for dislocation after revision total hip arthroplasty. Clin Orthop Relat Res，471（2）：410-416.

Woerner M，Weber M，Sendtner E，et al，2017. Soft tissue restricts impingement-free mobility in total hip arthroplasty. Int Orthop，41（2）：277-282.

Woo RY，Morrey BF，1982. Dislocations after total hip arthroplasty. J Bone Joint Surg Am，64（9）：1295-1306.

Woolson ST，Rahimtoola ZO，1999. Risk factors for dislocation during the first 3 months after primary total hip replacement. J Arthroplasty，14（6）：662-668.

Yang S，Halim AY，Werner BC，et al，2015. Does osteonecrosis of the femoral head increase surgical and medical complication rates after total hip arthroplasty? A comprehensive analysis in the United States. Hip Int，25（3）：237-244.

Zhang Y，He W，Cheng T，et al，2015. Total hip arthroplasty：leg length discrepancy affects functional outcomes and patient's gait. Cell Biochem Biophys，72（1）：215-219.

Zhu J，Shen C，Chen X，et al，2015. Total hip arthroplasty with a non-modular conical stem and transverse subtrochanteric osteotomy in treatment of high dislocated hips. J Arthroplasty，30（4）：611-614.

Zwartelé RE，Brand R，Doets HC，2004. Increased risk of dislocation after primary total hip arthroplasty in inflammatory arthritis：a prospective observational study of 410 hips . Acta Orthop Scand，75（6）：684-690.

第四部分

全髋关节置换术后
关节脱位的预防

假体关节脱位是全髋关节置换术后列居第二位的并发症，初次置换术后其发生率多在2%～2.5%，但随着时间的推移，发生率会有所增加；全髋关节翻修术后的脱位率则可高达28%甚至30%。术后脱位一旦发生，假体关节将无法再完成其原有功能并同时给患者带来疼痛、恐慌，严重者可形成复发性脱位，最终需手术解决。因此，临床医生应高度重视这一并发症。相较于脱位发生后再予以处理，防患于未然，即脱位的预防对于患者和医生应该更具意义，且针对性地落实各项预防措施是临床医生可做到的，可最大限度地降低脱位的危险性。本书第三部分将全髋关节置换术后脱位危险因素归纳为原发病与并发病因素、手术入路因素、撞击因素、软组织因素、假体位置及角度因素、假体自身因素、关节外结构因素、髋关节翻修术及髋部手术史因素、术后姿态与活动因素。这些因素按时间顺序也可划分为术前因素、术中因素和术后因素，因此，针对这些因素的规避措施可称为术前预防、术中预防和术后预防。本部分将就此展开详细的阐述与讨论。

第十九章

脱位的术前预防

全髋关节置换术后脱位的术前预防可能是手术医生容易忽视的环节。实际上，通过术前询问病史、规范查体可以发现易发生全髋关节置换术后脱位的高危患者或让手术医生预先识别出危险因素，对这部分病例采取适当的针对性预防措施后，有些全髋关节置换术后脱位是可以避免的或可使脱位的危险性降低。本书第三部分对全髋关节置换术后脱位的危险因素进行了分析，了解这些可以帮助手术医生提前意识到可能面临的风险，以利于合理规避及克服由此带来的对关节稳定性造成的影响。有些伴有脱位高风险的情形被认为是全髋关节置换术的相对禁忌证，如外展肌力丧失、认知障碍等。但医生更常遇到的情况是，即使脱位风险较大，也必须行全髋关节置换术才能达到关节无痛、完全或部分恢复髋关节的功能，如包括臀中肌在内的患侧不全偏瘫的全髋关节置换。在这种情况下，手术医生应尽可能使用可减少术后脱位的手术入路、显露方式，加强软组织修复及使用大直径股骨头甚或双动全髋等特殊假体。术前计划及模板测量能从假体关节的角度防止关节不稳定问题出现，让手术医生预测假体最佳位置和股骨颈截骨水平，恢复下肢长度、髋关节旋转中心、股骨偏心距和软组织张力。

第一节　整体情况评估

一、一般情况评估

了解拟行全髋关节置换术的患者是否存在特定的并发病是术前评估的重要内容。研究表明，有精神障碍的患者、酗酒者，或有脊髓疾病、帕金森病、癫痫、肌无力、脊髓灰质炎后遗症等影响下肢肌力、肌张力疾病的患者更易发生人工髋关节脱位。因此，需要在全髋关节置换术前排查有无上述疾病病史及了解其内科专科治疗的情况。除此以外，长期卧床患者身体机能下降、髋部肌力减弱可伴发明显肌肉萎缩，也易诱发脱位。术前还需要关注的是患者既往是否有髋部手术史。

高龄与女性分别为人工全髋关节置换术后脱位的独立危险因素。这与老年人及女性人群肌力较差、软组织松弛等因素有关。随着年龄的增长，患者髋关节周围肌肉力量不断降低，对假体关节的稳定作用减弱，特别是年龄大于 80 岁发生脱位的风险更大。因此，有些情形，如股骨颈骨折的高龄患者，如不存在髋臼关节炎，行人工股骨头置换术可能比全髋关节置换术要好，因为就脱位风险而言前者更小。

BMI 值大的患者易发生全髋关节置换术后脱位，肥胖患者发生脱位的机制是髋关节屈曲内收时容易发生软组织撞击。

因此，针对这类患者，预防性措施尤为重要，包括对原发病如帕金森病、重症肌无力等的药物治疗及应用不易脱位的特殊假体。同时，应寻求内科医生协助围手术期处理。术前应全面评估患者的身体情况，制订合理的手术方案。

二、认知功能评估

随着社会老龄化的到来及老年人预期寿命的延长，老年手术患者逐年增多。然而，不同于普通成年人，老年尤其高龄患者，认知功能减退是术前常伴有的问题。有文献报道老年患者术前认知功能障碍的发生率高达 23% ～ 68%；术前认知功能障碍的患者术后并发症发生率高，住院时间延长，易导致包括假体髋关节脱位在内的不良手术结局。评估患者的术前认知功能，了解其认知水平可帮助医务人员进行临床及护理决策并给予相应的治疗和护理措施。正确合理措施的实施可使患者在身体、心理上做好准备，帮助其安全度过手术期，促进术后康复。术前认知功能对术后恢复的重要性已得到国内外学术界的一致认可。2012 年，美国外科学会及美国老年协会制定的《优化老年手术患者术前评估指南》指出，在不了解患者是否有认知受损或痴呆的情况下，应进行认知功能评估。2016 年，中华医学会老年医学分会等制定的《老年患者术前评估中国专家建议》也指出，应仔细收集患者术前认知状态资料并尽早进行认知功能评估。

精神疾病、老年痴呆、严重抑郁症、焦虑症、重度更年期综合征等患者都不同程度地存在认知功能障碍并由此导致依从性差、术后无法或不能充分完成必要的医患配合。认知功能障碍的患者更容易发生全髋关节置换术后脱位，可能与其在围手术期不能很好地理解医护人员的要求有关；更直接的原因是患者术后谵妄、躁动、不遵医嘱保持所需要的体位、不按医护人员指导进行髋关节功能恢复锻炼。这些依从性差的行为都容易导致术后脱位的发生。文献表明，存在认知障碍的全髋关节置换患者术后 3 个月内的假体关节脱位率可高达 13%，这远高于常规全髋关节置换患者的脱位率。针对这类患者，术前预防尤为重要。这包括原发病的控制、围手术期麻醉药物的选择与促其快速代谢、家属的亲情陪护、必要的肢体有限约束及应用特殊假体的预案等。

三、手术相对禁忌证

外展肌力缺如或功能不足，以及快速进展的神经性疾病、严重的精神疾病、严重的药物滥用或认知障碍等会增加术后脱位的风险，这些被认为是全髋关节置换术的相对禁忌证（图 19-1）。术者需在术前对此有充分的认识和重视，外展肌是否缺如的信息可从前次手术记录中获得；臀中肌、臀小肌功能情况可以通过查体和肌电图得以充分评估；上述其他情形则需要请神经科、精神科医生协诊以帮助外科医生做出是否可施行全髋关节置换术的决策。一旦决定行置换术则需要制订详细的术前规划，预备各种可以增加置换关节稳定性的措施，从而尽可能地预防术后脱位的发生。如采用脱位率更低的外侧入路或前入路、尽量避免无谓的软组织松解剥离、尽可能修复手术暴露所切断或分离的关节囊及肌腱等软组织、使用高边防脱位聚乙烯内衬及采用直径较大的股骨头假体、适度增加假体颈长、采用高偏心距股骨假体、应用双动全髋假体或限制性假体等。对于特殊病例，如术后不可能站立行走的偏瘫患者的股骨颈骨折、术后关节不负重只需满足卧床和坐轮椅情形的患者，人工股骨头置换可能是更好的选择。但无论怎样做，这些相对禁忌证的术后脱位率都会高于常规手术。因此，慎重、充分地进行术前告知是十分必要和重要的。

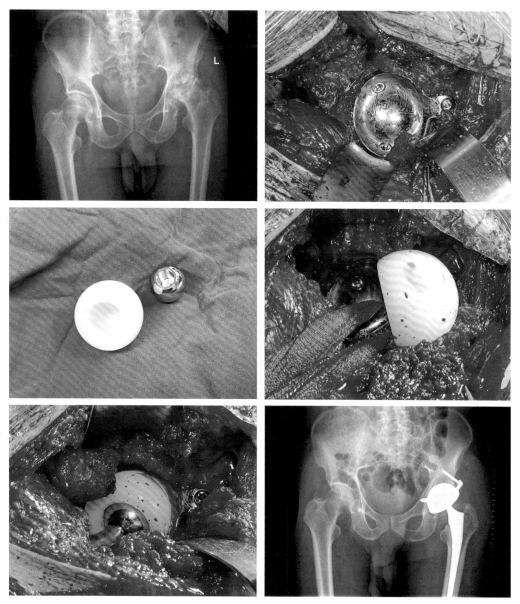

图 19-1　患者，男性，71 岁，帕金森病病史 10 年，身体协调能力差，患肢肌力 4 级。术前评估为脱位高风险。采用双动全髋关节假体置换

四、术前沟通

手术之前医生需和患者及近亲属进行沟通，告知他们手术的名称、方式、目的及预期可获得的效果，让患者了解手术的大概情况和需要在哪些方面进行配合。从伦理和法律规定的角度而言，医生同时也应告知患者手术的不确定性及风险。从医患沟通的角度而言，术前谈话是手术进行之前最后一次且最全面的手术风险告知，患者本人和家属可从中对手术治疗有更进一步、更全面的认识，此时可能会做出不同的决策。对于术后脱位的发生尤其要进行详细的沟通，告知患者及家属术后一些特殊的体位及动作需要避免，以降低术后关节不稳定和脱位的风险。

第二节　局部状况评估

一、髋外展肌张力及肌力

髋外展肌指的是外层的阔筋膜张肌及内层的臀中肌和臀小肌，它们对于生理步态的维持、预防跛行必不可少。髋外展肌对于全髋关节置换术后关节的稳定和功能维持起十分重要且不可替代的作用。髋关节可以看作是一个杠杆，股骨头旋转中心是杠杆的支点。单腿站立时，杠杆的一侧为身体重量，其力臂是股骨头旋转中心至身体重心重力线的垂直距离；另一侧为外展肌肌力，其力臂是股骨头旋转中心至该肌肉作用力方向的垂直距离。而支点，即髋关节关节面则承受着与上述两负荷相关的合力。步行时，髋关节接触压力峰值是体重的 3.5～5.0 倍；单腿站立时，髋关节受力可达体重的 6 倍；提重物、奔跑或跳跃时，髋关节负荷可相当于体重的 10 倍。减轻髋关节关节面的受力对于减少关节假体的界面磨损及提高假体使用寿命至关重要。因此，如果增加了外展肌力臂，就可减轻外展肌负担并减少外展肌疲劳的发生（图 19-2），同时也减轻了髋关节关节面受力，提高假体的使用寿命，并有利于防止假体关节脱位。软组织失衡是影响假体关节稳定的重要因素，尤其外展肌无力会直接导致人工髋关节脱位。术前髋关节周围肌肉尤其是外展肌组病变、失神经或损伤会直接影响全髋关节置换术后假体关节的稳定性。对于重症肌无力、脊髓灰质炎后遗症、脑血管意外后肢体偏瘫、髋关节周围肌肉损伤及神经损伤等疾病所致髋关节周围肌肉功能减退的患者，全髋关节置换术后脱位的风险将显著升高。术前 Trendelenburg 试验是评估外展肌功能的常用、有效方法。对于外展肌功能不全或疑似病例，可通过做臀中肌肌电图检查进一步证实，以便于术前对外展肌功能有一个正确的判断。此外，其他部分的肌力或张力过高也会造成关节不稳。髂腰肌及内收肌群主要完成屈髋、内收动作，某些疾病状态下，如高脱位的髋关节发育不良、头颈短缩的重度骨关节炎、髋关节结核、化脓性髋关节炎、陈旧性骨折及手术等，患者易发生肌挛缩，导致术中复位困难，即便强力完成复位后也易因外展 – 内收肌张力不平衡发生外上方脱位。因此，术前应充分认识到这一点并做好手术松解的规划。

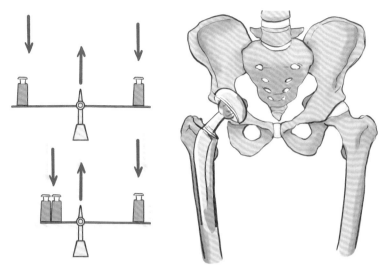

图 19-2　增加外展肌力臂以减少外展肌负荷

二、瘢痕的影响

文献表明，既往有髋部骨折史或髋关节手术史的全髋关节置换患者更易发生脱位。骨折的创伤和手术的损伤都会导致关节周围大量瘢痕形成及局部肌肉张力降低和不平衡，文献显示这使得全髋关节置换术后脱位的风险成倍增加。此外，瘢痕组织的特点是弹性差、顺应性不良。瘢痕化范围大、程度重时会给手术操作带来困难，如显露不充分、假体复位阻力大等。为解决这些问题有可能导致过度松解后软组织张力不足。因此，术前仔细询问病史，体检患髋局部瘢痕及评估患侧髋关节各部肌肉顺应性、关节活动度，预估深部瘢痕的程度和范围等对于术前计划十分必要。

三、增生软组织的影响

在化脓性髋关节炎、髋关节结核、髋关节发育不良、髋部钙化或异位骨化、陈旧性骨折等病损状态下，髋关节周围关节囊及其他软组织往往增生肥厚、挛缩、僵硬、弹力减退。上述这些情况均可导致术中显露或复位困难，增生肥厚的软组织甚至会使假体组件间发生软组织卡压撞击，从而引发不稳、脱位。另外，重度股骨头坏死时股骨头塌陷甚至半脱位，关节滑膜大量增生，引起髋关节周围的软组织出现一系列病理变化。这些变化都可能使关节囊增厚，并沿股骨头塌陷方向逐渐延伸，直至粘连外展肌群，造成外展肌群功能障碍。对上述情况，手术医生应首先具备必要的理论认识，临床实践中可通过 MRI 等影像学检查了解增生软组织的具体情况并加以识别。术前计划时可考虑将关节囊和瘢痕组织大部分或全部切除，但也应规避软组织过度切除、松解造成的髋关节不稳定，适度地保留这样的关节囊对于维持人工髋关节的稳定性是有帮助的。

四、脊柱 – 骨盆联动

脊柱 – 骨盆矢状面平衡、代偿及对人工髋关节稳定性的影响近年来受到人们的重视。随着对脊柱 – 骨盆代偿机制研究的深入，目前对于影响人工髋关节髋臼方向及稳定性最重要的两个焦点在于畸形和僵硬，前者影响了术中对髋臼方向的静态定位，而后者影响的是骨盆与脊柱的联动代偿消失，从而在动态活动中髋关节更易丧失稳定性并出现脱位。站立位、坐位的脊柱 – 骨盆功能状态是目前进行髋关节置换脊柱 – 骨盆矢状位研究的重要手段之一。针对脊柱 – 骨盆功能状态，著名的关节外科医生 Lawrence D. Dorr 团队根据患者站立位及坐位的骨盆侧位片上骶骨倾斜角变化的大小来判断脊柱 – 骨盆的代偿功能。他们将骶骨倾斜角变化在 35° 以上称为高活动度，在 20° 以下称为僵硬，在 20° ～ 35° 定义为正常。对于高活动度患者，因为坐位时骨盆活动度大且过分后倾，前倾角过度增加，因此安放髋臼杯时需要适当减小前倾角，推荐 15° ～ 20° 的前倾角；对于正常活动度患者，使用 15° ～ 25° 前倾角。对于活动度小于 10° 的僵硬患者，推荐在骶骨倾斜角较大时，适当加大前倾角至 20° ～ 25°，以避免屈髋时前方撞击发生后脱位；骶骨倾斜角较小时，推荐减小前倾角至 15° ～ 20°；而严重的骶骨倾斜角减小即小于 5° 时，推荐使用双动人工全髋关节置换术。另一种方法出自 Phan 等的报道，该研究者根据站立位和坐位时骶骨倾斜角变化、骨盆倾斜角（PT）的大小及骨盆入射角 – 腰椎前凸角差值（PI-LL）（PT > 25°，PI-LL > 10° 为不平衡），将全髋关节置换患者的脊柱 – 骨盆状态分为 4 种类型：①髋柔软 + 平衡。脊柱 – 骨盆在站立位时前倾、坐位时后倾增加，符合正常的生理状态，正常安放前倾 5° ～ 25°。②僵硬 + 平衡。站立位骨盆正常前倾，因为僵硬的脊柱无法在坐位时产生骨盆后倾，因此坐位时前方撞击、后方脱位的风险大，安放时需要增加前倾角（15° ～ 25°）。③柔软 + 不平衡。站立位骨盆倾斜角增大，骨盆后倾，前倾角增大，后方撞击，前方脱位风险大。坐位时骨盆后倾还会增加，此类患者有两个选择：一是先行脊柱矫形，再按照僵硬 + 平衡的方法安放髋臼杯（前倾 15° ～ 25°）；二是先行髋关节置换，正常安放髋臼杯，但是如果脊柱再行矫正术，骨盆后倾会纠正，会导致安放的髋臼杯前倾角减小，很容易出现前方撞击，后方不稳定及脱位。④僵硬 + 不平衡。站立位时骨盆后倾，髋臼前倾角增大，容易出现后方撞击，前方不稳及脱位，坐位时骨盆后倾不变。此时解决方案有两个：一是先行脊柱矫形术，纠正患者的脊柱不平衡状态，并固定在这个状态不再变化，然后全髋关节置换按照僵硬 + 平衡的方法安放髋臼杯（前倾 15° ～ 25°）；二是先行人工髋关节置换术，正常安放髋臼杯，但是如果脊柱再行矫正术，骨盆后倾会纠正，这样会导致安放的髋臼杯前倾角减小，很容易出现髋关节前方撞击、后方不稳及脱位。

站立位及坐立位 X 线片是非常有效的手段，能够测量出骨盆入射角、骨盆倾斜角、骶骨倾斜角、坐位骶骨倾斜变化等，但其缺点在于仅能反映下段腰椎的侧位状态，而腰椎整体及冠状位状况无法了解，在脊柱僵硬后凸、骨盆后倾时，可能还会并存严重的冠状面侧弯畸形。而对于老年人骨质疏松骨折导致的后凸畸形，大部分还发生在胸腰段，因此定位于以髋关节为中心的骨盆侧位 X 线片无法获得相应的信息。而且坐位 X 线片的拍摄质量无法保证，如坐位可有上身保持直立或者躯干懈怠放松两种状态，这两种状态均会对骶骨倾斜产生一定的影响，从而影响医生对腰椎－骨盆活动度的判断。

第三节　术前预防措施

一、术前宣教

首先应建立患者、家属与医生之间的密切联系，让患者了解手术的目的、方法及效果，以及术后的一般康复程序及注意事项，使患者及家属对疾病和治疗有初步的认识。对患者和家属而言，无论面对什么手术，心理准备都是最首要的任务。完成这一过程需要医护人员的帮助和专业指导。人工全髋关节置换术是一项旨在提高患者生活能力、改善患者生活质量的手术。在期待无痛和满足功能的假体关节的未来手术效果时，也要告知可能的风险和规避措施，这包括术前教会患者术后脱位的预防。应向患者及其家属告知术后功能锻炼的重要性，尤其是功能恢复过程中预防、规避脱位风险的重要性。术后脱位是全髋关节置换术的常见并发症，大多数脱位发生于术后 3 个月内，超过 60% 的脱位发生在术后 4 ～ 5 周之后。一旦发生脱位，复位后再发脱位的风险就很高，有报道其再发生率为 33%。复发性脱位常需要手术治疗来解决问题。因此，规避脱位发生比发生后再治疗更为重要。应教会患者及陪护人员避免术后髋关节屈曲、内收、内旋或外旋过快、角度过大，如突然坐起、翻身、穿袜及跷二郎腿等情况。如手术将采用后外侧入路，需教会患者术后卧床时避免过度屈髋、内收、内旋患肢。仰卧时下肢外展、脚趾朝上的旋转中立位是安全的体位。拟采用外侧入路手术时，患者常需避免做髋过伸、内收、外旋动作。这些可以让患者术前就开始练习并习惯和接受。

二、术前功能锻炼

研究显示，全髋关节置换术的康复治疗应自术前开始。手术前指导患者做好手术配合准备，通过运动练习提升患者上下肢肌肉的收缩功能，重点锻炼肌群为上肢肌和股四头肌。上肢肌力的练习主要是为了提升患者的上肢力量，以便于患者手术后上肢能够具备拄拐杖的能力，也利于术后卧床时应用牵引床的手环用力拉起身体协助便盆的置入、预防压疮护理等。股四头肌训练主要在静止状态下进行等长收缩练习，控制股四头肌收缩，每次收缩时间为 5 ～ 6 秒，放松后再次进行练习，每天练习 4 ～ 5 组。这样的练习是为术后站立、行走做力量准备，同时还可以预防深静脉血栓形成。

向患者及其家属讲解预防置换术后脱位的重要性及预防脱位的具体方法，教会患者抬臀方法，并进行卧位示范，训练床上排便；同时教会患者如何正确使用步行器、拐杖等辅助器。老年患者术前的注意力也较术后更专注，给予功能锻炼指导时患者更容易掌握方法，这样更有利于术后功能练习的进行；通过术前反复练习动作，肌肉形成条件反射性运动，即肌肉记忆；同时提升患者功能锻炼的主动性，确保术后早期主动、正确地进行功能锻炼。

功能锻炼的目的在于防止局部组织挛缩、粘连，改善机体感觉功能，增强股四头肌肌力，提高行走能力，做到这些对于预防脱位具有积极意义。除手术本身的因素外，患者功能锻炼的掌握程度对疾病的预后及康复效果也起着决定性作用。因此，术前预先进行功能练习能为术后早期、系统的功能锻炼打下基础，以利于在术后早期注意力和认知减退的情况下通过肌肉记忆保证功能锻炼的主动性及连续性，并确保可执行性。术前开始功能锻炼可以促进血液循环、防止血栓形成，同时还可以改善长期卧床导致的肌肉萎缩、下肢肿胀及规避术后再跌倒等并发症。研究表明，阶段性、连续性的功能锻炼也是患者康复过程中不可或缺的重要组成部分。因此，将指导功能锻炼前移到术前进行，能使患者提前掌握锻炼的方法和适应锻炼强度，既能促进术后早期的功能锻炼和早日康复，又可超前通过锻炼增强肌力，增加术后假体关节的稳定因素，防止脱位的发生。

第四节　术前准备

一、一般用物的准备

采用易于固定的可倾斜手术台，特别是当取侧卧位手术时，如果患者固定不可靠，随着手术操作的牵拉、敲击等，会导致患者体位改变，影响术者的判断，难以确定放置髋臼假体的合适位置。体位架应置于不妨碍术中髋关节活动的位置，否则将难以测试和判断关节的稳定性。手术消毒范围应尽量满足术中活动所需，以利于术中判断髋关节的稳定性。

二、人员准备

所有术者术前应熟悉患者基本情况和各关键相关信息，通过规范的术前讨论，让所有成员了解某一特定患者手术的难点和关键点。为防止全髋关节置换术后脱位，需要告知手术所有参与者如何协调配合，并进行相关留床培训，防止基础知识缺乏引起的术后体位性脱位。

三、器械、器材准备

手术医生应同手术室器械护士在术前一同仔细核查手术器械、器材并确保有足够的备用品；核查、调试相关设备。需准备的用品包括：①普通手术器械，如 Kocher 钳、S 拉钩、超高频电刀、中心吸引装置、自体血回输装置等；②骨科基本器械，如髋臼拉钩、咬骨钳、骨刀、刮匙、挺骨板等；③专用器械、器材，全髋关节置换术专用配套器械包括摆锯、髋臼锉、髓腔锉等。术前应重点准备术中的置换专用器械，核实是否齐全或满足特殊需要。例如，髋关节发育不良患者术前评估骨性髋臼可能只可容纳最大 40mm 的髋臼杯，就需要术前确证、核实准备 40mm 及更小的髋臼假体，并准备相应的髋臼锉，否则就只能通过植骨植入更大的假体；股骨前倾角过大时，术中也需要一并校正，此时需要准备组配式专用假体，如可调节股骨前倾角的 S-ROM 假体等，以及对应器械或预备转子下截骨。髋臼包容不好时可能需要结构植骨，此时需准备内固定器械及内固定物；预计需要使用骨替代垫块时，需准备专用器械及试模；有时因为髋臼缺损严重，包容极差，可能需要准备加强环等。股骨髓腔过细时，需准备特殊的小型号假体及骨水泥型假体。如系翻修术，还需要准备假体取出专用工具和翻修假体植入器械。术前还需要核对髋臼假体、股骨假体、髋臼内衬、股骨头的型号是否齐全以确保手术顺利实施。

第二十章

脱位的术中预防

第一节　麻醉及手术床的选择

一、麻醉的选择

全髋关节置换术通常选择硬膜外麻醉、腰硬联合麻醉或全身麻醉，这些麻醉方式都可以很好地满足手术需求。一般认为，全身麻醉患者肺部相关并发症发生率会升高，住院时间相对延长。Weinstein 等及 Song 等的多数文献表明，全身麻醉术后谵妄的发生率高于椎管内麻醉。这可能不利于术后假体关节的稳定。但最近《新英格兰医学杂志》和 *JAMA* 报道，两类麻醉方式的术后谵妄率没有差异。而椎管内麻醉可因围手术期肌张力丧失导致术后即刻拍片显示关节半脱位，但没有脱位的长期风险。Miric 等回顾分析了 13 例硬膜外麻醉全髋关节置换术后即刻 X 线片显示轴向半脱位的患者，确定了这种现象的发生时间和发生率。研究人员在患者术后仍处于麻醉作用下时拍摄了 X 线片，并对患者进行了至少 36 个月的术后随访，结果只有 1 名患者真实发生了髋关节脱位。之后该团队又研究了 6 个月内所有全髋关节置换病例的术后影像，发现约 3% 的病例出现术后半脱位。然而，这对术后脱位率并没有显著影响。这种放射学发现的轴向半脱位可能是麻醉的持续肌肉松弛作用造成的，随着肌张力的恢复会自行消除，无须特殊处理。关节周围注射"鸡尾酒"和多模式镇痛可促进全髋关节置换的快速恢复，能满足日间手术和早期出院需求。相关数据表明这些措施并未增加全髋关节置换术后脱位的风险。

二、手术床的选择

后外侧入路或者直接外侧入路一般仅需要普通骨科手术床即可完成置换。有时为方便术中透视，可采用碳纤维手术床。手术床要求稳定以便于体位支撑辅助装置的固定与调整，以利于术中体位的正确维持，避免因体位变化造成的髋臼植入角度、位置错误。直接前入路通常需要一个专用的手术牵引床和术中透视设备，这被认为是手术成功的基本要求；但直接前入路也可以在标准手术床上进行，手术床能满足折刀位即可。标准手术床的好处包括能够在手术时消毒准备整个手术肢体，提供更好的肢体控制，并且在术中更容易测量下肢长度和测试稳定性。此外，标准床还可防止术中过度的力传导，减少术中股骨骨折的发生。牵引床的好处主要是易于显露、方便助手操作和易于术中透视，但牵引床并非普遍可用，其价格高昂。

第二节　手术体位及手术入路

全髋关节置换术无论采用何种体位、何种入路都应该达到正确的髋臼和股骨假体安放标准，合适的软组织张力，正确的软组织修复尤其是外展肌的修复或张力的维持。只有这样才能达到满足术后功能，确保尽量长时间的假体生存期，出现尽可能少的术后并发症，尤其避免本书主题所涉及的"假体关节脱位"这一在术后早、中、晚期都可能出现的并发症。全髋关节置换最常用的手术入路包括后外侧入路、直接外侧入路和直接前方入路三种。不同入路对体位的要求不尽相同，术中避免假体关节脱位的细节亦有所差异。临床研究表明，80% 的全髋关节置换术后脱位发生在外科手术入路时的方向。与直接外侧入路相比较，后外侧入路脱位风险较高。然而，有报道将切开组织经骨缝合、维持外旋肌及关节囊的完整可将脱位风险降至与外侧入路一样低。同样，经大转子入路，如果大转子不愈合，将增加髋关节的不稳定性，但当今这一入路除特殊情况外已很少使用。入路的选择要根据术者的习惯和患者的具体情况决定，对于有关节后脱位高风险的患者，前路手术可能会降低术后后脱位的风险。

一、后外侧入路

后外侧入路需采用侧卧位，该入路显露广泛、视野良好、操作简便。对于严格规范、固定良好的患者，侧卧位可便于在术中正确评估髋臼角度，并便于股骨侧操作。为达这一要求，术前需用两个侧支撑架稳定患者，后支撑放置在骶骨部，前支撑放置在耻骨联合上。如果后支撑置于太远端，会导致固定效果不佳，还可能会压迫坐骨神经；而一旦后支撑太靠近心端，则会出现脊柱前凸过度和骨盆倾斜增加，这可能导致髋臼杯定位错误。放置前支撑时需避免压迫生殖器等会阴部重要结构。前、后支撑均不应妨碍术中手术侧髋关节活动。无菌准备包括整个下肢并延伸至下胸部；髂前上棘和大转子应可自由扪及。

经后外侧入路施行的全髋关节置换，术后一旦发生脱位更容易出现后脱位。有文献报道，后外侧入路的脱位率是直接外侧入路的两倍左右。可能原因如下：一方面，后外侧入路全髋关节置换股骨前方牵引力不足时，磨锉骨性髋臼过程中髋臼锉角度相对不易控制，易发生髋臼后倾；另一方面，后外侧入路也因分离外旋肌群、切除后关节囊导致髋后方稳定性降低。但文献报道改良的方法是术毕缝合关节囊、修复外旋肌组各肌肉的附着，这些措施可使术后脱位率明显降低。

二、直接外侧入路

直接外侧入路常采用患者仰卧位，一部分医生也采用患者侧卧位，该入路是目前在全球应用广泛程度仅次于后外侧入路的全髋关节置换入路。患者仰卧位时平躺在常规骨科手术床上，骨盆下方偏患侧通常置一个薄软垫，对侧骨盆髂骨翼处置挡板或固定支撑垫防止手术时患者逐渐移向对侧。无菌准备包括整个下肢并延伸至下胸部；髂前上棘、耻骨联合可自由扪及。侧卧位施行手术脱位关节后，患肢屈髋、内收、外旋，这时可将小腿及足部置于无菌巾单折叠成的袋中并下垂于手术台平面以下，确保无菌。

直接外侧入路全髋关节置换的术后脱位多见的是前脱位。这可能与该入路切开、显露、脱位生理髋关节的方向相关。该入路术中需向前方牵开劈裂臀中肌的前 1/3 和劈裂部分股外侧肌，于髋关节前方暴露关节囊并切开，从前方脱位暴露股骨头。因此，髋前方软组织受到损伤，强度降低。手术时当所有假体安放完成并复位关节后，可内收、外旋下肢以检查是否容易发生前脱位。术毕应对劈裂的臀中肌等进行缝合修复，部分患者还可以保留前方关节囊进行修复缝合。

三、直接前入路

直接前入路多采用患者仰卧位，如前所述，该入路通常在患者仰卧位并使用特殊手术牵引床的情况下进行。与直接外侧入路和后外侧入路相比，直接前入路全髋关节置换术表现出更快的恢复、更少的术后疼痛和脱位。但大多数研究报道，直接前入路全髋关节置换术具有相当高的围手术期和术后并发症发生率，特别是直接前入路与使用牵引床的组合导致并发症发生率高达 14.5%，这包括骨折、股骨穿孔、脱位和伤口愈合问题等。为降低并发症发生率，可采用侧卧位行直接前入路手术。经验丰富的医生也可以在普通手术床上进行侧卧位直接前入路全髋关节置换术。但侧卧位手术时的髋臼杯位置不良是一个常见问题，可能与骨盆在三个平面上不同程度的倾斜有关。避免髋臼杯位置不良的最关键步骤是正确定位患者髂前上棘的垂直方向。有报道称，侧卧位直接前入路使用骨水泥型弯柄取得了良好结果。我国 Chen 等在侧卧位直接前入路手术中使用生物柄也获得了满意的临床和影像学结果。对于这一相对少用的入路，必要的学习曲线和经验积累后也可以顺利完成全髋关节置换术，并且一旦掌握后可能会有更多的优势。

第三节　术中透视

通常认为，术中透视可以为外科医生提供更多的客观依据，从而改进假体定位的决策。髋臼杯外展角可以在标准正位成像上经可靠测量得到，前倾角可因骨盆的倾斜程度及髋臼杯的方向变化而影响判断，甚或在正位透视影像下无法分辨前倾、后倾，但髋臼假体的卵圆形面是前倾抑或后倾可在术中实际情况下帮助手术医生做出正确的判断。Schloemann 等研究发现，矢状位骨盆位置的变化会在整个侧卧位全髋关节置换术中发生，如果不加以考虑，则会导致髋臼假体放置错误。了解矢状面骨盆位置的变化及对髋臼假体位置的影响对于选择和实现合适的髋臼杯安放角度是非常必要的。虽然使用术中透视可以显著降低假体位置不良的发生率，但对髋臼假体位置的判断必须考虑患者在侧卧位时发生的骨盆矢状位的变化，即发生了骨盆前倾或后倾。Shah 等评估了仰卧位全髋关节置换术期间的骨盆位置的术中变化，在 32% 的患者中观察到由于骨盆位置的变化，实际髋臼杯与预测角度有大于 5° 的差异，虽然差异不那么大，但在仰卧位全髋关节置换术期间确实会发生骨盆位置的变化，这可能会影响髋臼假体安放的方向。因此，在全髋关节置换术时使用术中透视，对于经验不足的手术医生可以有效避免假体的安放错误或位置不良；对于有经验的手术医生也可以更好地控制髋臼杯外展角和前倾角，以及借以确认股骨柄假体的大小选择及安放，防止主观错误。术中透视还可让术者及时发现诸如不明显的假体周围骨折、骨赘或骨碎屑的关节内残留等意外情况。国内外多数高水平医院在患者出手术室前会常规进行 X 线摄片或透视检查（图 20-1）。

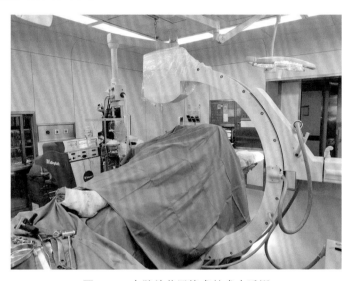

图 20-1　全髋关节置换术的术中透视

一些研究表明，直接前入路时的术中透视有助于实现更好的髋臼杯定位和放置，术中 X 线透视能改善植入物的定位，并且在放置准确性和降低并发症发生率方面也有益处。但即便使用透视引导，手术医生也仍需要一个学习曲线，因为这个学习曲线对于直接前入路全髋关节置换术十分重要。

对于术中透视的必要性，Rathod 等的对比研究却发现，在分别没有和有术中透视的情况下，髋臼假体的外展角植入结果几乎是相同的，两者分别为 43.0°±4.7° 和 43.8°±4.5°。因此，充分暴露并正确显示真实髋臼的位置对于正确放置假体至关重要。此外，充分显露可以最大限度地减少潜在的髋臼前后缘的磨锉失误，这是即使使用术中透视也无法评估的。

第四节　术中直视下假体前倾角、外展角的判断

正如 Lewinnek 所描述的那样，髋臼杯的安放标准应该是将髋臼假体置于前倾 15°±10° 和外展 40°±10° 的安全区。因为当髋臼假体过度前倾时，伸展、内收、外旋髋关节容易导致前脱位；如果髋臼前倾不够或后倾，那么屈曲、内收、内旋髋关节时则易发生后脱位。假体外展角过大，髋关节内收时易导致外上脱位；如果髋臼杯外展角接近水平，

则髋关节屈曲时产生撞击会发生后脱位，在前倾角不足时尤为如此。Lewinnek 报道，髋臼杯在安全区内的假体关节脱位率为 1.5%，安全区外的脱位率为 6.1%。因此，手术将髋臼杯放置在安全区可显著减少脱位的发生。外科医生术中可以根据局部解剖标志、简单的机械引导或技术辅助来实现将髋臼杯植入安全区。髋臼外展角相对容易掌控，但髋臼前倾角与多因素有关，且前倾角测量方法相对繁杂。参照身体冠状面，术者手术时髋臼前倾的定位一般在摆好合适的体位后，通过目测或使用专用定位器将髋臼杯定位于外展 40°±10°、前倾 15°±10°。然而，术者目测存在较多主观性，可能会出现较大偏差，容易导致假体植入位置不准确。参照髋臼骨性边缘确定外展角、前倾角，对于增生及骨赘不明显的患者也可根据髋臼本身的骨性解剖位置调整前倾角，这适用于股骨颈骨折、髋臼增生变形小的股骨头坏死等（图 20-2）。髋臼横韧带是放置髋臼杯的一个特征性解剖标志，髋臼杯与横韧带平行，可防止其过度前倾或后倾，使用横韧带作为术中参照标识可获得更好的髋臼杯定位和低脱位率。

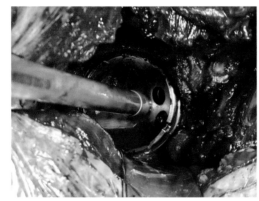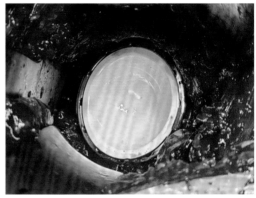

图 20-2 以髋臼骨性边缘为标志确定前倾角

　　股骨假体放置时的角度应注意与患者本身股骨解剖结构相适应。①术中判断股骨侧假体前倾的方法：侧卧位后外侧入路时，膝关节屈曲 90°，患者的小腿垂直于天花板，以使患者的股骨髁通髁线平行于地面，此时股骨侧假体与地面水平线的夹角为股骨侧前倾角；仰卧位前外侧入路时，膝关节屈曲 90°，患者的小腿平行于地面，使患者的通髁线垂直于天花板，此时股骨侧假体与股骨髁连线的夹角为股骨侧前倾角（图 20-3）。股骨假体固定时股骨颈应有 5°～10° 的前倾角。髋关节发育不良和幼年类风湿关节炎患者会出现股骨颈过度前倾的情况；股骨头骨骺滑移、股骨颈截骨水平过低和近端股骨骨折不愈合时会出现股骨颈后倾，这些都需要被识别并加以矫正。股骨假体前倾超过 15° 时，易发生前脱位；股骨假体后倾、髋关节屈曲内旋时易发生后脱位。基于髋臼杯和股骨假体的前倾角度均可影响假体关节稳定性，Amuwa 和 Dorr 提出了联合前倾角的概念，即髋臼前倾角与股骨柄前倾角之和。联合前倾角目标值是 35°，在 25°～50° 均可接受。髋臼和股骨假体位置对髋关节的稳定性具有叠加作用，单一侧假体的位置不佳可以被另一侧代偿。②后外侧入路全髋关节置换术中判断联合前倾角方法：髋关节复位后，伸髋 0°、屈膝 90°，大腿与地面平行，从头侧观察，内旋大腿使股骨假体颈与髋臼杯假体开口平面垂直或股骨头假体边缘平面与内衬边缘平面平行，此时小腿与水平面所成的角度即为联合前倾角。③直接外侧入路全髋关节置换术中判断联合前倾角方法：屈髋0°时股骨头前部外露多、后部外露少；屈曲髋关节90°时股骨头后部外露多、前部外露少；如果屈曲髋关节小于45°时股骨头试模的边缘与内衬试模的边缘平行，而屈曲髋关节45°时股骨头试模的前部外露少、后部外露多，说明髋臼杯试模的前倾小，需要增加髋臼杯试模的前倾；如果屈曲髋关节大于45°时股骨头试模的边缘与内衬试模的边缘平行，而屈曲髋关节45°时股骨头试模的前部外露多、后部外露少，说明髋臼假体的前倾大，需要减小髋臼假体的前倾。

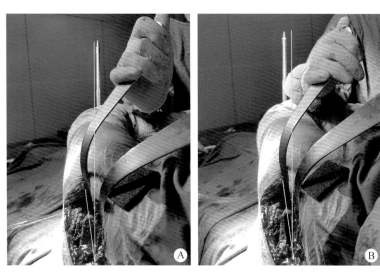

图20-3 患者取仰卧位，以通髁线为标志确定股骨假体前倾角

A. 术中规划股骨假体前倾角；B. 按规划行前倾角开髓

在一项研究中，Wines等要求外科医生在术中估计髋臼杯和股骨柄的安置情况，并将这些估计与术后CT扫描测量值进行比较，结果发现，当外科医生在术中估计髋臼假体前倾角在10°～30°时，实际上只有45%的假体在这个目标范围内；医生术中估计93%病例的股骨假体前倾角在15°～20°，而CT扫描测量的结果是其倾斜范围从15°后倾到45°前倾，只有71%的假体柄在目标范围内。有文献质疑髋臼安全区作为脱位预测指标的有效性，一些作者提出了更严格的前倾和外展限制。髋臼杯位置的稳定性目标受到许多因素的影响，并且可能因患者而异。最近的研究表明，Lewinnek安全区可能不完全适用，特别是在股骨颈异常前倾或骨盆动态活动异常时，前者如髋关节发育不良股骨前倾角异常增大，后者如强直性脊柱炎或脊柱固定术后的脊柱僵硬。在一项三维模拟实验中，10例模拟理想化的全髋关节置换时髋臼杯均放置在安全区内，术后做髋关节深屈动作时8例发生撞击。很明显，仅依据安全区不足以完全防止全髋关节置换术后脱位。髋臼杯位置不良导致的全髋关节置换脱位风险在手术中也是可以有效测试并加以避免的，但它受到术中定位、患者特殊的解剖异常、关节周围软组织挛缩、腰骶结合部固定和肥胖等因素的影响，也很大程度上取决于外科医生的经验。研究表明，随着外科医生手术量的增加，全髋关节置换术后脱位的风险显著下降。术者应对自身经验和能力、水平加以积累、提高，尤其应具有良好的术中评估能力。

第五节　机器人辅助手术

Parratte 和 Argenson 的一项前瞻性研究表明，导航可以优化假体定位，与传统手术相比，在安全区外放置的髋臼杯比例显著降低。髋臼杯位置错误的概率与手术入路（微创入路风险增加）、术者经验不足及患者肥胖有关。调查显示，髋臼杯的位置仍是影响关节置换术效果的重要因素，计算机辅助导航可以有效避免植入偏差，是一种有效减少术后脱位的方法。对于股骨假体植入，与传统徒手操作技术相比，计算机辅助导航可以优化定位、改善肢体长度差异和恢复偏心距。机器人辅助系统（图 20-4）与传统全髋关节置换术相比，股骨侧假体显示出更好的适配性和位置。在针对 50 例全髋关节置换患者的回顾性配对分析中，机器人组使用 CT 影像技术进行术前计划和用机械臂植入髋臼假体，髋臼杯外展角和前倾角的目标分别是 40° 和 20°，术后发现机器人组髋臼杯的定位比传统手术组更好，机器人组的外展角更准确和更精确（40.0°±3.2° vs 42.6°±5.4°），虽然两组前倾角均未达到 20° 的目标，但机器人组更精确（16.7°±3.0° vs 13.3°±7.0°）。在一项比较传统后外侧入路全髋关节置换与机器人辅助下全髋关节置换的研究中发现，机器人辅助下髋臼杯 100% 放置在 Lewinnek 安全区内，而在传统手术组病例中仅 80% 在安全区内。另一机构的研究表明，使用立体定向手臂辅助髋臼假体植入，其髋臼假体定位精度在术前计划的 ±4° 以内。该机构的后续研究表明，100 例机器人辅助全髋关节置换术患者没有发生脱位，而同一外科医生的早期（前 100 例）和晚期（最后 100 例）传统全髋关节置换术的脱位率分别为 5% 和 3%。经术后 CT 评估发现，使用无显像计算机辅助导航系统可以让 96% 的病例在 Ranawat 安全区内获得 25°～50° 的联合前倾角；外科医生对股骨前倾角的术中评估不如计算机辅助导航系统精确，对联合前倾角的视觉估计也不准确。目前关于假体位置的理念是，没有一个对所有患者都安全的安全区。如果患者明显有术后脱位风险，外科医生应考虑定制假体的植入。当今科技的发展可以让假体植入位置的准确度和精度明显提高。

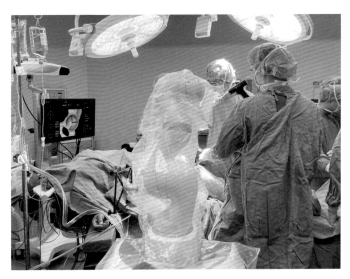

图 20-4　机器人辅助全髋关节置换术

第六节　术中关节稳定性的测试

在关节假体最终植入前，无论使用何种方法，都应对髋关节稳定性进行评估，并且在外科医生对髋关节稳定性满意之前不应缝合切口。术中所见的假体位置常与术后的位置存在差异。术后患者坐、卧等日常生活都会改变骨盆的倾斜度，这将影响髋臼假体的方向和关节安全活动范围。术中做稳定性试验，即用试模检查髋关节在屈曲、后伸、内收、外展、内旋和外旋时的最大活动范围，找出影响髋关节稳定性的因素，并做出相应调整，可以提高关节的稳定性。这些调整措施包括采用加长的股骨头假体，在有脱位倾向处放置防脱位高边内衬及采用直径较大的股骨头假体等，必要时还可调整假体角度，这些均能有效预防术后假体脱位，提高髋关节的稳定性。

模拟侧卧位睡姿：髋内收和髋、膝关节屈曲45°是否会导致半脱位；模拟从汽车下车：髋外旋和外展是否会存在前脱位的风险；模拟穿鞋：髋内旋和屈曲是否会有后脱位的风险；模拟从马桶等低位起身：髋关节深度屈曲是否存在后脱位的风险。如果髂前下棘或前方关节囊与大转子之间、坐骨结节与小转子之间有撞击，应通过去除骨赘或增厚的关节囊、髂前下棘截骨术或增加偏心距来解决问题。撞击不仅会出现在上述位置，还可能发生在股骨假体与髋臼假体之间，也会出现在残存股骨颈或小转子与髋臼及其周围的残存骨赘、溢出骨水泥及软组织之间，一旦发生就应做出相应处理或调整。将平边内衬更换为高边内衬可以增加稳定性，以阻止脱位方向上的极端运动。但法国的一个多中心研究显示，与标准内衬相比，使用旨在降低脱位风险的高边内衬并不会改善最终结果。软组织张力可以推测全髋关节置换关节稳定性。通过 Shuck 试验能对偏心距及跳跃距离进行评估，即在髋关节屈伸运动时，示指与中指放在柄的颈部，对其施加应力使头偏离球窝，如跳跃间隙过大，提示软组织张力不足，可能需要加大偏心距。髋关节的初始活动度及稳定性也必须予以评估，首先保持髋膝伸直，通过肢体外旋判断关节前方的稳定性。另外，将髋关节屈曲至90°并内旋下肢，对髋关节后方稳定性进行评估，如果内旋到45°以上时髋关节才出现脱位，说明具有良好的稳定性。如果存在很明显的不稳定，那么应该检查髋臼与股骨假体的前倾角。对于骨性或软组织的撞击也应进行评估，需检查是否存在关节囊增厚撞击及关节周围骨赘与假体颈撞击。与卡尺测量相比，Shuck 试验对全髋关节置换软组织张力进行预估时并不准确，试验表明 Shuck 试验组的术后腿长差异为 1.18cm，卡尺组为 0.37mm。评估外展肌、关节囊、外旋肌甚至坐骨神经的张力可能会提供有关软组织张力的信息，但这些测试需要经验丰富的外科医生来实施和判断。

第七节　术中撞击的避免

Ganz 等提出的关于生理髋关节撞击的理念在概念上与人工髋关节撞击发生的情况相似。在生理髋关节中，撞击是股骨和骨盆之间的机械冲突。这同样也发生于全髋关节置换之后的髋关节，产生于髂前下棘与股骨之间等任何一个两两异常接触的骨结构，有关此内容本书第十二章中已有详述。解决此类撞击的办法是切除骨隆起部位的增厚软组织或做骨结构成形术，如小转子部增厚的腱性肌肉附着点的清理、髂前下棘成形等；在人工全髋关节置换术中，撞击更多的是金属股骨颈和髋臼内衬之间或髋臼缘骨赘与假体颈之间。前者可以通过增大股骨头直径以增加头颈比改善，假体髋关节中的凸轮撞击是由任何降低头颈比的假体特征引起的；后者则可通过术中去除髋臼缘引发撞击的骨赘解决。此外，另一个影响假体头脱位的因素是跳出距离，通常假体股骨头直径越大，自髋臼窝脱出需要的位移，即跳出距离越大，脱位的概率就越小。但需要指出的是，跳出距离不是股骨头半径。全髋关节脱位与股骨假体颈部设计的几何形状也有关系，假体颈部横切面为梯形与圆形相比，梯形颈可以使脱位率从 15% 降到 4%。

生理髋关节中的钳夹撞击由髋臼后倾、前突或深髋引起的机械因素导致，在临床中也更为常见。人工髋关节的钳夹撞击是由带边的内衬或将小直径股骨头放置在大髋臼杯中引起的。Kelley 等研究发现，当股骨头小、髋臼杯大时，脱位率更高。他们认为，这是因为假体头尺寸与患者原来的股骨头大小不对等，当髋臼假体很大时，术后形成的假关节囊离股骨头很远，导致软组织松弛，以及髋臼假体与股骨颈之间的撞击可能导致了不稳。术中未能充分去除髋臼周围骨赘或髋臼杯植入过深是钳夹撞击的另一个重要原因。髋臼杯放置后其外缘残留的骨质或突出的骨水泥可能会成为支点而与股骨假体发生撞击，这样会使股骨头翘起并脱出髋臼杯。尤其是本身较浅的骨性髋臼被磨深时，放置髋臼杯后周围均可能残留骨赘，从而影响假体关节的稳定性。植入髋臼假体后，必须彻底清除髋臼周围骨赘或溢出的骨水泥。突出在髋臼后缘的骨赘或骨水泥会限制髋关节外旋，并易发生撞击使股骨头向前脱位；突出在髋臼前缘的骨赘或骨水泥可限制髋关节屈曲，使股骨头向后脱位；而髋臼下方的骨水泥、骨赘可使股骨头向上脱位。有关髋臼缘骨赘去除以避免撞击的细节还可参见第十二章撞击因素的内容。髋臼位置过于向身体中线方向的内置会增加股骨与骨盆撞击的可能性，尤其是屈髋、内旋时容易导致撞击脱位，并且会降低髋部软组织的张力。髋关节旋转中心上移会增加股骨与骨盆撞击的风险。此外，变形、位置异常的股骨转子部也可在髋关节活动时与髋臼发生碰撞，损害关节稳定性。必要时，可予以修整或行大转子截骨。残余的关节囊和外旋肌群卡入大转子与髋臼后缘之间也可引起股骨头脱位。

具有防脱位高边的聚乙烯内衬被认为可提高髋关节稳定性，减少术后脱位的发生。髋臼假体内衬的高边可以放在任何需要的位置上，可以更大程度地包容股骨头，提高关节的稳定性，减少脱位的发生（图 20-5）。然而，防脱位高边内衬如果高边过高或者放置的方向不当，会起到相反作用，因为这样会为假体柄的颈部提供一个更容易发生碰撞的部位，进而增加脱位的风险。偏心内衬的设计改变了髋臼旋转中心，防脱位效果会更好。

全髋关节置换术后关节脱位与假体组件间撞击密切相关，髋臼和股骨假体植入时注意规范的位置、角度，聚乙烯内衬高边的合理放置，以及窄的假体颈、大的股骨头假体

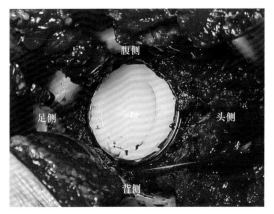

图 20-5　聚乙烯内衬高边置于髋臼杯后上象限

使用，甚至组配式的股骨颈假体的使用都有利于避免撞击的发生。但是，首先要认识到当硬性撞击是骨赘造成时，那么仅去除骨赘即可解决问题。

第八节　术中软组织修复

一、关节囊及外旋肌组修复

后外侧入路全髋关节置换术后脱位率较高的确切原因目前尚不清楚，但有文献认为这可能与后关节囊支持不足有关。因为传统的后外侧入路时，后关节囊是需要切除而不予保留的。全髋关节置换术中修复关节后部结构的想法由 Pellicci 等 1998 年首先提出并逐渐推广，他们报道后外侧入路修复短外旋肌和关节囊后髋关节脱位率降低。与不修复相比，修复后的脱位率降到 0 ～ 0.8%，而一般人群经后外侧入路全髋关节置换脱位的发生率为 4% ～ 8%。在该手术过程中，短外旋肌和梨状肌腱在转子上的抵止部被切开并小心地与后关节囊分离。之后再 U 形切开关节囊，即沿股骨颈外上缘、髋臼缘，再沿股骨颈内下缘切开囊复合体，然后形成一个基底附着于股骨颈的 U 形瓣，手术过程中需小心保护囊瓣。术毕原位精确修复并重建短外旋肌和梨状肌肌腱附着（图 20-6）。意即关节囊、外旋肌组得到有效修复，其脱位风险会显著降低。

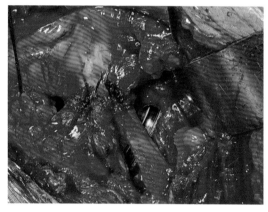

图 20-6　后外侧入路原位修复、重建短外旋肌和梨状肌肌腱附着

如前所述，与外侧入路相比，后外侧入路脱位风险较高，但将切开组织经骨缝合，维持短外旋肌及关节囊的完整可将脱位风险降至与直接外侧入路一样低。Kwon 等的综述也证实了这一观点，他们发现如果修复关节囊，采用后外侧入路和直接外侧入路、前外侧入路的脱位发生率相当。采用后外侧入路时，不进行软组织修复的术后脱位风险是软组织修复后的 8 倍。一项磁共振成像研究表明，在全髋关节置换术后至少 4 年的一组无脱位病例中，96% 的病例股方肌和后关节囊显示完整，而梨状肌、闭孔内肌，以及上、下孖肌联合肌腱却未见愈着，提示关节囊和股方肌的修复更为重要。一项经肌肉修复和经骨缝合技术的比较研究显示，两种后方软组织修复技术对全髋关节置换术后的稳定性没有差异。因此，无论采用何种技术，对软组织精确的修复在稳定假体关节、避免脱位方面是至关重要的，建议关节外科医生注意髋关节切开后的修复闭合以降低脱位风险。另外，文献报道，当要修复髋关节外展功能、前次术后 Trendelenburg 跛行及术前存在髋关节前脱位时，选择外侧入路应该更为合理，部分初次髋关节置换患者还可以保留前方关节囊并进行缝合修复。

二、臀中肌修复及力臂的恢复

在直接外侧入路全髋关节置换术过程中，需要切开部分外展肌群，包括切开髂胫束、劈裂部分臀中肌、切断部分或全部臀小肌肌腱。假体植入后关闭伤口时需要对这些结构进行修复，以恢复外展肌的完整性，确保其术后功能。还需要指出的是，支配外展肌群的臀上神经在大转子近端 5cm 左右横行穿过臀中肌、臀小肌之间。直接外侧入路时臀中肌劈裂向近端延伸过多或前外侧入路显露器械时均可能对该神经造成损伤，应确保避免该神经损伤的发生，否则可致术后外展肌无力、跛行及易脱位。

全髋关节置换可能改变髋关节的旋转中心，使髋内、外两侧的力臂长度发生变化，减弱外展肌肌力，使得维持关节稳定的有利因素弱化。因此，恢复或适度增加外展肌力臂成为全髋关节置换术过程中的重要考虑因素；重建偏心距具有重要的意义。髋关节偏心距是外展肌作用于髋关节的力臂，是关节动力性稳定的重要因素。偏心距减小时髋关节外展肌张力减弱，容易导致脱位。如果髋臼假体位置过高或偏内侧，或者选择的股骨颈长度过短、股骨柄假体植入在内翻位、股骨距去除过多时，会引起股骨颈有效长度的缩短，从而导致髋关节周围软组织过度松弛、张力降低，关节容易脱位。相对于健侧，全髋关节置换术 5mm 的旋转中心内移就可以降低肌筋膜张力，从而降低外展肌肌力强度，是全髋关节置换术后不稳定的危险因素。因此，为维持外展肌张力及肌力强度，应避免旋转中心上移和内移；在选择股骨假体时应考虑通过股骨颈长度的选择和增大股骨柄的型号调整偏心距或选用高偏心距假体。延长股骨颈的"裙边"假体组件可以额外增加股骨颈的长度，但这个设计的主要缺陷是增加了股骨假体所受的扭转和弯曲应力，还可能增加股骨颈直径而导致假体间撞击。

第二十一章

翻修术中脱位的预防

　　术后脱位是全髋关节置换翻修术后最常见的并发症之一，发生率在 4% ～ 30%。近年又有文献报道，全髋关节翻修术的脱位率较初次置换高 3 ～ 4 倍，而第二次或更多次翻修术后脱位的风险会更高。研究发现，既往假体髋关节脱位史和翻修史是全髋关节置换翻修术后脱位最显著的危险因素，其次是患者手术时年龄、股骨头大小和没有使用高边内衬。因而，翻修术时除了需注意前述初次置换术中旋转中心、假体角度、股骨颈长、偏心距、外展肌张力等关节稳定因素外，还要关注翻修术本身的脱位因素。

第一节　髋臼侧假体准备

一、髋臼杯

　　除临床医生熟知的各种常规翻修髋臼杯以外，近年来又出现了一种新的有利于防止脱位发生的双动髋臼杯（dual mobility cup，DMC）（图 21-1）。它不论是在初次全髋关节置换还是在全髋关节置换翻修术中都是一种越来越重要的可用的假体关节，可有效防止脱位、减少磨损、降低术后并发症的发生率。将双动髋臼杯用于翻修术，植入后平均 5 年的假体生存率高达 99%，脱位率在 0 ～ 10%。尽管使用双动髋臼杯的全髋关节置换翻修术后脱位的发生率仍较初次全髋关节置换术高，但 2.2% 的发生率低于大多数传统全髋关节置换翻修术的脱位率，后者在短期随访时为 4.9% ～ 12.2%，长期随访时达 28%。有研究发现，

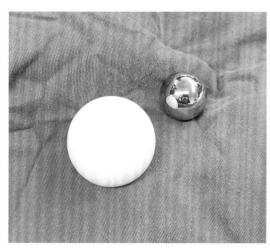
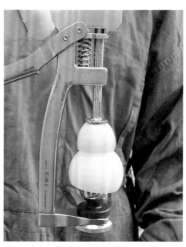

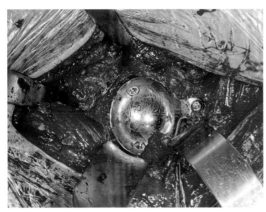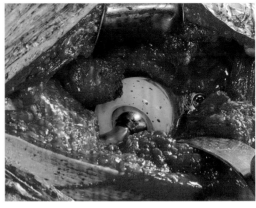

图 21-1　双动髋臼杯的全髋关节置换术

外展角增大和前倾角减小会增加全髋关节置换翻修术后脱位的风险。然而，有荟萃分析发现，髋臼外展角和前倾角并不是全髋关节置换翻修术后发生脱位的危险因素。文献表明，使用双动髋臼杯且尽可能将髋臼杯放置于安全区域可以有效预防全髋关节置换翻修术后的脱位。

二、高边防脱位内衬

使用高边防脱位内衬可减少全髋关节置换翻修术后脱位的发生，无高边内衬的假体脱位风险是有高边防脱位内衬假体的 1.8 倍。Cobb 等报道，在关节置换翻修术中，高边防脱位内衬可以降低脱位的发生率。但 Alberton 等却发现，仅翻修髋臼时，使用高边防脱位内衬也不会有更多的获益。当髋臼和股骨侧假体组件都进行翻修时，植入高边防脱位内衬的髋臼杯会使髋关节更稳定。目前，高边防脱位内衬仅在聚乙烯内衬系列上有，陶瓷内衬虽不具备防脱位高边，但其仍具备自身其他的性能优势，可通过改变金属外杯的安放角度来达到不低于聚乙烯高边防脱位内衬的效果。

三、髋臼加强环和笼

髋臼骨缺损是髋关节翻修术后假体脱位的另一个危险因素。在髋臼翻修术中，由于骨量不足，需要一个"桥"来跨越缺损，因此从翻修术出现到目前一直都保留了髋臼加强环和笼（ring and cage）这一有效器材。可用螺钉将加强环或笼固定在髂骨与坐骨上，然后将髋臼杯固定到合适的位置。文献报道的髋臼加强环和笼显示出良好的中期结果。Zehntner 和 Ganz 等研究了 27 例患者，他们使用带 Müeller 髋臼加强环的同种异体股骨头移植进行髋臼重建，发现髋臼加强环的 10 年生存率为 80%。同样，Goodman 等对 42 例使用髋臼笼的患者进行平均 4.6 年的随访，发现髋臼笼的生存率为 76%。但随着技术的发展，目前三维打印髋臼杯假体也能够完成，甚至可更好地完成髋臼加强环所承担的任务（图 21-2）。各种微孔垫块结合翻修杯及 cup-on-cup 等技术的应用使得翻修髋臼杯时有了更多的选择。但无论选择哪种方式，最终把髋臼杯置于规范、安全的位置和角度是临床终极目标，这样可以有效地减少包括术后脱位在内的并发症，增加假体长期生存率。

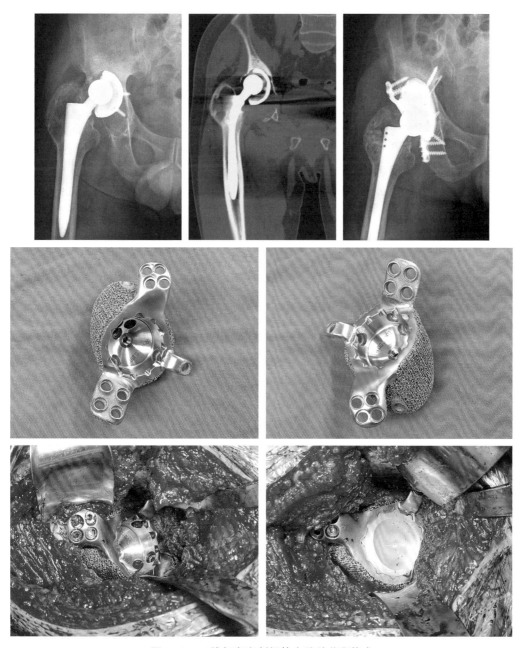

图 21-2　三维打印定制假体全髋关节翻修术

四、植骨材料

髋臼骨缺损是全髋关节置换术后晚期脱位及全髋关节置换翻修的重要原因，通过填充骨缺损重建髋臼，确保假体的初始稳定性和髋关节旋转中心的恢复是翻修术的主要目标。

打压植骨（图 21-3）和髋臼骨水泥常用于处理髋臼骨缺损。在这项技术中，髋臼被磨锉至骨渗血，节段性髋臼缺损可用金属网或固体移植物重建。Buttaro 等报道了 23 例患者接受金属网髋臼翻修及打压植骨和骨水泥杯治疗的研究结果，发现髋臼杯生存率为 90.8%。自体髂骨和异体骨结构植骨也是可选用的克服髋臼骨缺损的常用方法。如前所述的微孔金属垫块也可用于充填骨缺损（图 21-4）。总体而言，翻修术中重视髋臼骨缺损的克服与髋臼重建有利于降低术后脱位及再翻修的风险。

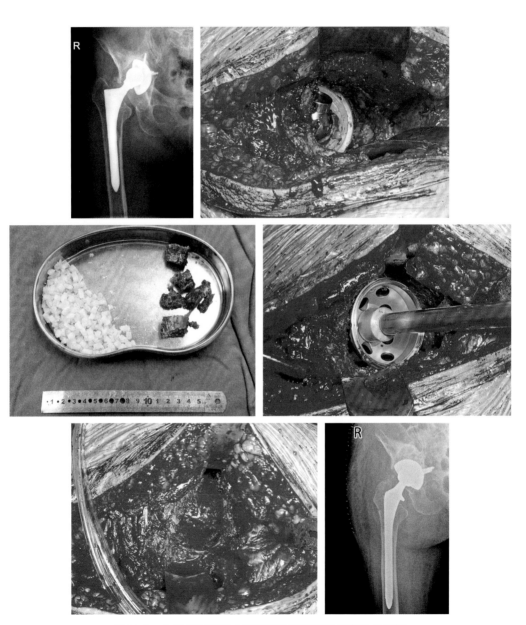

图 21-3　全髋关节翻修术打压植骨克服髋臼包容性骨缺损

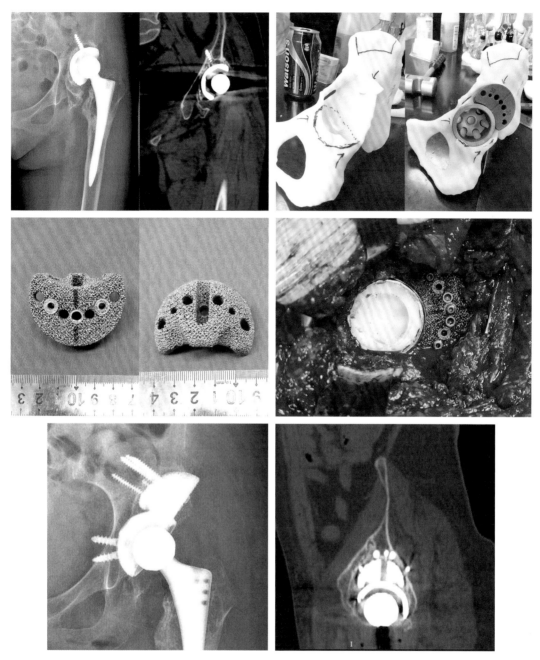

图 21-4 全髋关节翻修术微孔金属垫块充填髋臼骨缺损

第二节　股骨侧假体准备

一、翻修柄的植入

与初次全髋关节置换术相比，髋关节翻修术经常受到股骨侧骨缺损及假体位置改变

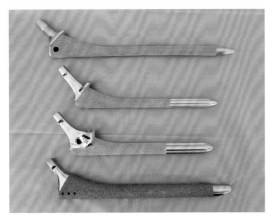

图 21-5 长柄股骨翻修假体

的影响。文献提示，股骨侧前倾角异常和股骨假体下沉是导致全髋关节置换术后晚期脱位及翻修的常见原因。因而，术中关注前倾角的恢复与维持、选择合适的颈长与偏心距尤为重要。股骨近端骨溶解导致假体下沉甚至股骨近段亦有骨溶解时，通常需要用长柄的股骨翻修假体，此类假体可供选择的还有带股骨距的柄或近端带孔的柄以提供外展肌的附着（图 21-5）。股骨侧过多的骨缺损有时需根据情况采用异体骨板植骨固定。近端骨溶解可能导致无法通过局部解剖标志来判断前倾角，此时股骨内、外髁通髁线就是置放假体时判断前倾角的最佳参考。

二、股骨头尺寸

关于全髋关节翻修术后的脱位，Garbuz 等的一项随机对照研究发现，在至少 2 年的随访中，股骨头直径为 32mm 的髋关节假体脱位率为 8.7%，而使用直径 36mm 和 40mm 股骨头的脱位率降低到 1.1%。荟萃分析也证实，小直径股骨头（≤ 28mm）假体术后脱位率始终高于大直径股骨头（≥ 32mm）假体。因此，髋翻修时，在条件具备的前提下，尽量选择大直径假体头是预防术后脱位的有效措施。另外，也不能不顾髋臼侧骨量及假体最佳覆盖去盲目追求使用大直径头而轻率增加髋臼杯直径。如前所述的双动全髋关节假体，其聚乙烯头的直径明显大于常规全髋关节假体头的直径，由于有更大的假体头和更优的头颈比，其防止翻修术后脱位更具优势。

三、软组织重建

大量文献一直都强调髋关节周围软组织张力对预防全髋关节置换术后脱位的突出作用，因而术中应避免进行过多的软组织松解或截骨。恢复软组织张力是预防全髋关节置换术后脱位的最重要措施，在后外侧入路全髋关节置换术中，未进行软组织修复者的关节脱位风险较对照组高 8.21 倍。通过修复关节囊及外旋肌或重建关节囊韧带的方法可明显降低后外侧入路全髋关节置换术后脱位的发生率。

翻修手术时，医生面临的常常可能是没有可见的关节囊及肌腱可修复，甚至会面临更严重的情况——外展肌缺失。对于髋外展肌缺失，多需要肌肉转移或使用合成材料来进行手术修补以帮助稳定髋关节，防止全髋关节置换术后脱位。以下笔者就文献报道的修复外展肌的不同方法进行阐述：将外展肌直接修复到大转子上，可用于初次全髋关节置换术后15 个月内出现不稳定的患者；带跟骨骨块的同种异体跟腱移植适用于接受过多次翻修术及髋关节后壁软组织不足的患者；臀大肌肌腱移植适用于慢性外展肌撕裂、臀中肌和臀小肌功能受限或丧失的患者；股外侧肌移植可能有益于有多次翻修手术史、臀中肌腱和股骨近端之间分离较大者；合成韧带植入物可用于假体组件位置、角度正常时复发性后脱位的患者。虽然目前对于外展肌缺失尚无统一、公认的普适性修复方法，但是利用软组织增强技术进行的手术干预在缓解疼痛、跛行和减少全髋关节置换术后不稳定方面还是显现出了一定的效果。有关外展肌缺失的修复原则、各种修复方式的优缺点、具体方法和细节等内容在本书后续章节将进一步阐述。

第二十二章

脱位的术后预防

目前，全髋关节置换术已成为治疗终末期髋骨关节炎、老年股骨颈骨折、股骨头坏死及其他晚期和严重髋关节疾病的主要手段，在解除患者疼痛、恢复关节功能、减少卧床并发症等方面发挥了不可替代的作用。关节脱位是全髋关节置换术后主要并发症之一，一旦发生，会使置换术获得的关节功能再次丧失并产生疼痛，严重者或复发性脱位可能需要再次手术。如前文所述，在做好充分的术前评估及准备，并在术中尽可能处理好各种不利因素后，置换术可为患者提供一个无痛、可活动且稳定性好的人工关节。但术后脱位预防措施也是整体预防中的一个重要环节，不容忽视。术后 6 周内，由于关节囊等软组织未充分愈合，肉芽组织未形成瘢痕，脱位的发生率较高，在此期间所发生的脱位占总脱位的 70%。因此，术后早期的正确处理对预防髋关节脱位的发生极为重要。术后早期人工髋关节脱位的相关危险因素主要有搬运方式、体位制动和生活方式的不当，以及患者依从性差等。下文将主要从这几个方面分析、探讨全髋关节置换术后预防脱位的措施。

第一节　脱位危险因素的识别

术后有效的脱位预防可弥补术中或术前可能遗留的不足，故对每一个髋关节置换的患者进行个性化的评估并制定合理的脱位预防方案十分重要。术后的危险因素评估主要包括但不限于以下几个方面：①麻醉方式及手术入路，全身麻醉患者术后复苏、意识恢复过程中的躁动可能导致肢体出现无意识的不安全活动；椎管内麻醉术后即刻肌力未完全恢复时易出现轴向半脱位，这些都是假体关节可能发生脱位的危险时刻。采用后外侧入路髋关节置换时，术后髋过屈、内收、内旋动作，以及直接外侧入路时髋过伸、内收、外旋动作在任何时候都是脱位高危因素。②年龄，高龄患者髋关节软组织松弛、肌力减弱，本体感觉减退，神经敏感性降低，易发生术后脱位。另外，高龄患者运动的准确性和协调性较差，早期活动时易跌倒，会增加关节脱位的发生风险。③瘫痪及神经系统疾病，合并肢体瘫痪、脑梗死后遗症、帕金森病等患者的髋部和周围肌肉肌力不足、肌张力差或不平衡，关节脱位风险较高。④认知障碍，如精神疾病、老年痴呆、严重更年期综合征、酗酒等患者认知能力受限，依从性差，系脱位高危人群。⑤髋臼假体放置于安全区外，如术后摄片显示外展角过大，则其脱位的风险会增加；若前倾角过大，也存在前脱位的风险。需避免置于相应易脱位的体位。⑥既往手术史，有髋关节手术史尤其是置换手术史的患者，术后外展肌肌力下降、肢体长度恢复不佳、软组织张力下降等均会对髋关节稳定性造成不利影响，再次接受手术时，容易发生脱位。

危险因素的识别和评估应涵盖患者个体因素、手术因素及护理因素等方面。个体因素包括年龄超过 80 岁、女性、BMI 超过 35kg/m² 、患髋手术史、外展肌肌力不佳、并发疾病、依从性差等。手术因素包括手术入路、假体安放位置及角度、股骨头大小、外展肌张力、偏心距等。护理因素包括搬运、卧床及活动体位、康复训练、自我保护是否正确得当等。

若进一步了解相关内容可参照本书第三部分全髋关节置换术后关节脱位的危险因素。

第二节 搬 运

术后对患者进行不恰当的搬运是导致髋关节置换术后关节脱位的常见原因之一，也是最早发生的脱位高风险事件。搬运患者至少包括两个不同时间段的过程，首先是术毕搬运，其次是出院时从医院到家时的转运。

术毕搬运在这里指的是手术结束后从手术台转移到推床，再从推床转移到病房床位的过程。全髋关节置换术毕患者的搬运十分重要，部分患者在搬运过程中可能发生脱位，这主要是因为麻醉和特殊体位影响。全身麻醉术后的患者肌肉肌力通常很快恢复，但患者往往躁动不安，此时对于那些手术前被认为存在全髋关节置换术后髋关节脱位风险的患者，常需使用维持下肢外展的垫枕和防旋鞋。椎管内麻醉术后的患者肌肉肌力还没有恢复时更容易发生脱位，需尽量避免在脱位体位下搬运。前外侧入路髋关节置换患者搬运时应避免髋内收、外旋和过伸；后外侧入路髋关节置换患者搬运时应避免内收、内旋和过度屈曲。正确地搬动患者时需 4 或 5 人同时进行，其中 3 或 4 人平行搬动患者，1 人保护患髋，始终保持外展 30° 位不内收、内旋或内收、外旋，手托住骶骨或骨盆，而不能将着力点放在大转子后方使股骨近端受力，防止搬动不当而导致假体脱位（图 22-1）。如使用过床滑板或滑垫移动患者，仍需有医生专门负责维持手术侧肢体在合适位置，以防止脱位发生。

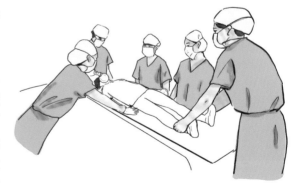

图 22-1 术毕搬运的正确方式

此外，出院时从医院到家中的数次转运过程也存在脱位风险。此阶段，虽然大部分患者已有较好的肌张力，但高龄老年患者依然存在肌张力较低的危险因素，过度牵拉患肢仍然可能出现关节的垂直分离脱位，此时稍加上其他方向的应力就可能促使实际脱位的发生。家属护理经验不足也可能导致患者出现髋关节过度屈曲、内收、内旋所导致的人工关节后脱位或过伸、内收、外旋所导致的前脱位。对于肌力恢复良好的年轻患者，也容易出现过床时过度伸髋所致的前脱位，以及运送车辆座位过低所致髋关节过度屈曲引起的后脱位。

第三节 体 位

体位主要包括搬运体位、翻身体位、日常生活中的体位，如睡姿、坐姿和排便姿态。

（1）搬运体位：以床单或转移板辅助，3人以上配合操作，注意将患肢置于外展中立位。高危患者搬运时还要安排医护人员专人保护患肢，切不可单独牵拉患肢。具体方法及注意事项见前述涉及搬运部分的内容。

（2）翻身体位：应用翻身毛巾垫翻身，确保患肢同时与身体转为侧卧位，并在大腿之间夹软枕。常规翻身每2小时1次，高危患者可减少翻身或用倾斜睡姿替代侧卧。

（3）静态休息体位：保持正确的髋关节位置。①平卧时患肢保持外展中立位，外展15°～30°，足趾朝上。为防止患肢内收，可在两腿间放置梯形体位枕。同时将软枕垫于患肢小腿处，抬高20°～30°以防止或减轻水肿。对于椎管内麻醉的患者，建议穿中立防旋鞋或使用皮牵引，健肢可自由活动。②侧卧时采用健侧卧位，不可两腿交叉，须在两腿间垫软枕，患肢膝关节高度不低于髋关节，防止内收、内旋或内收、外旋导致假体脱位（图22-2）。

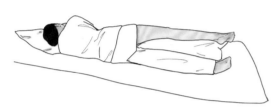

图 22-2 术后正确的侧卧方式

（4）睡姿：采用上述平卧姿态及要求。术后需翻身改变体位为侧卧位或患侧卧位时，容易发生两腿交叉等情况而增加后脱位风险；为老年患者更换一次性护理垫或使用压疮预防垫时，过度的提髋动作可能使患者髋关节过伸而导致髋关节假体前脱位的发生。

（5）坐姿：一般认为，髋关节囊及周围软组织的修复时间至少需要6周，坐过低的座椅可导致患者屈髋角度大于90°，增加假体关节后脱位风险。

（6）排便姿态：使用便盆时，过厚的便盆在放入时患者臀部需抬至足够高度，此时患侧髋关节容易产生过伸并由此增加关节前脱位风险；而在使用便盆过程中也可能因为患者需移动髋部而导致患肢出现过度内收、内旋动作，从而导致后脱位的发生。放置便盆时，护士立于患侧，将髋关节及整个患肢托起，同时嘱患者健肢屈曲，用力抓住牵引床拉手，上身及臀部做引体向上，使臀部抬起足够高度，并注意保持患肢位置，避免患肢内旋及内收。给女性患者使用喇叭口式的尿壶以避免过多使用便盆。术后早期禁忌使用蹲便方式及较低的坐便器。

注意事项：不同的手术入路对患者术后体位要求有所差异。髋关节后外侧入路者要在术后保持下肢外展、中立位，屈髋小于60°，过度屈曲、内收和内旋可引起后脱位；外侧入路或髋臼假体位置过于前倾者，髋伸直位过度内收和外旋易导致前脱位的发生。使用便盆时应从健侧放入，先进行适度的翻身转动动作后再放入便盆，避免过伸、外旋髋部。老年偏瘫患者由于偏瘫侧肌力下降，特别是髋部肌力下降，软组织松弛，活动不当容易引起髋关节脱位。因此，术后搬动及卧床，患肢均应保持为外展中立位，防止患肢内收、内外旋，可使用中立防旋鞋或皮牵引预防脱位。

第四节　基础疾病的控制及康复训练

一、基础疾病的控制

　　术前有癫痫、脑卒中后遗症、帕金森病等中枢神经系统疾病的患者，由于其髋关节周围肌肉萎缩、肌力减弱，术后髋关节不能维持正常的肌张力及肌力，特别是髋关节外展肌力，因而术后更易发生关节脱位。这些中枢神经系统疾病中，帕金森病可以通过服用药物改善肌张力、僵硬和身体协调性；癫痫可以口服苯妥英钠等药物实现良好控制；其他问题也都有针对性的专科药物加以控制。外科医生应该和内科医生密切合作以应对这些困难，尤其在围手术期。部分高龄患者，老年痴呆、精神疾病患者及酗酒者因其认知能力及肌肉协调能力下降，或不遵医嘱执行必要的体位控制和正确的功能恢复锻炼，总体依从性差而容易出现术后脱位。精神疾病、严重抑郁症患者都需要进行系统药物治疗并且可以在很大程度上得到控制，手术时麻醉、手术创伤本身均可能加重或改变病情，应及时与精神科医生沟通以调整治疗药物。酗酒等成瘾性疾病也可请相应专科医生协助戒断治疗。更年期综合征则可通过激素替代治疗或中医治疗加以控制。总之，积极治疗、控制这些基础疾病对于脱位的预防十分必要。

二、康复锻炼及功能训练

　　1. 床上功能锻炼　麻醉作用消失后鼓励患者进行踝关节的主动屈伸及环转运动。术后第 1 天进行腿部肌肉如股四头肌的等长收缩练习和上肢肌力练习。术后第 2 天开始加强髋关节以外腿部肌肉的等长和等张训练及关节活动。关节活动时取仰卧伸膝位，等张收缩股四头肌，缓慢将患肢足跟向臀部活动，使髋屈曲、足尖向前。术后第 2 ～ 3 天进行患侧髋关节运动（图 22-3），如仰卧位直腿抬高运动，屈膝、屈髋运动等；注意屈髋＜ 90°，禁止内收、内旋或内收、外旋（视手术入路确定）。注意运动量由小到大，活动时间由短到长，所有活动均在患肢外展中立位的状态下进行。目的是保持关节稳定性和肌肉张力，防止出现关节僵硬和肌肉萎缩，同时规避脱位。

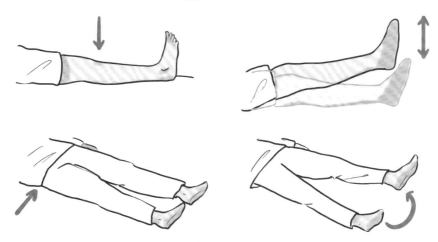

图 22-3　仰卧位患肢直腿抬高及床面外展、内收运动

2. 离床功能锻炼 于术后 2 ～ 3 天病情平稳后开始进行，在此之前逐渐延长半卧位时间为离床做准备。下床时先将身体移至健侧床边，健侧腿先离床并使脚着地，患肢外展屈髋＜ 45°，由他人协助抬起上身使患肢离床并使脚着地，再扶助行器或双拐站立（图 22-4）；上床时则按相反的方向进行，即先患肢再健肢。行走时使用助行器或双拐先迈健肢，患肢跟进，助行器或双拐随后。注意患肢始终保持外展 30° 左右，逐渐增加负重量，步行时间、距离渐次延长，护士或家属在旁守护以防发生意外。

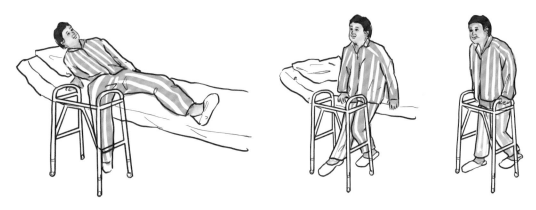

图 22-4　正确的离床方式

3. 自理能力的训练 鼓励患者在床上进行力所能及的自理活动，如梳头、进食等。离床活动后即训练洗脸等站立状态下的活动，以增进食欲，增加自信心，促进功能康复。

术后最好由专业康复师指导患者功能锻炼，不宜过早负重及大幅度髋部活动，以避免体位性脱位的发生。

第五节　需避免的动作

全髋关节置换术后不同时期，尤其是早期，患者需规避易引发脱位或假体关节不稳的动作，这是手术医生及护理人员需特别详细教会、交代患者的细节，它涵盖居家生活的坐、卧、行走及户外活动等诸多方面。对于后外侧入路的患者，术后不宜过早做直腿抬高运动或需控制抬起的高度。搬动和移动患者或放置便盆时应将整个髋关节抬起，尤其对于外侧入路手术的患者，不宜做患髋单独用力上抬的动作，避免过伸。通常术后 1 ～ 2 天可行半坐位，术后早期可做不引起患者不适的屈髋训练。术后 3 个月内不能采取无保护的侧卧位；侧卧位时，两腿之间需放置软枕，膝关节不得低于髋关节水平。术后 3 个月内，在日常生活中应规避坐过低的马桶及沙发。此外，患者还要做到以下"四不"：不屈患髋下蹲、不盘腿、不坐矮板凳、不跷二郎腿。规避拾物及穿裤、袜等主动弯腰动作。术后 6 个月内应谨慎驾驶机动车。术后早期的功能锻炼要求髋关节屈曲最好不大于 60°，不应过早做直腿抬高训练，避免做剧烈的运动。上下楼梯时应注意脚着地的顺序：上楼梯时要先上健肢，后上患肢；下楼梯时先下患肢，后下健肢。6 个月内不进行造成双腿交叉的训练动作。具体要求如下：

1. 总体 在任何体位时避免患肢向健肢交叉腿，如跷二郎腿等，患髋尽量避免屈曲超过 90°。日常生活应规避重体力劳动，避免跑、跳等需髋关节大范围剧烈运动的活动，以减少术后关节脱位、半脱位等情况的发生。

2. 卧床 术后 3 个月内尽量采用仰卧位，在双腿之间放一个枕垫，使双足间距保持不小于肩宽。翻身或侧卧时建议患侧在下的方式：伸直患侧髋关节，以保持患肢中立位，胸前和身后可垫软枕；向健侧翻身或侧卧：健肢在下略弯曲，翻身时伸直患侧髋关节，侧卧两腿之间垫较大软枕以分开双膝及双足，使双足保持间距不小于肩宽。

3. 坐立 避免坐太矮的座椅，必要时加坐垫，以保持髋关节在双膝水平以上。坐位时双足分开不小于肩宽，身体向后靠，腿向前，身体不要前倾超过 90°。起立时，逐渐向座椅的边缘滑动，然后利用拐杖或其他支撑物辅助站起。应避免在髋关节内收、内旋时自坐位站起的动作。避免在双膝并拢、双足分开的情况下身体向术侧倾斜取物、接电话等动作。

4. 站立 站立时患肢外展，双足尽量保持间距不小于肩宽，6 个月内患肢避免内收及内旋或内收、外旋动作（视手术入路、髋臼杯前倾角定）。

5. 行走 勿在过于光滑或不平整的地面行走。保持活动范围内通道或道路通畅，避免患肢遇到不必要的碰撞或出现大的跨越动作。常用的物品应放在容易拿到的地方，防止在拿取物品时出现下蹲或踮脚尖的动作。

6. 如厕 用较高的坐便器如厕，在辅助下身体后倾、患肢前伸如厕；禁忌使用蹲便方式。

7. 腰部活动 避免过度弯腰，因其合并深屈髋动作，应严格禁止。不突然转身或伸手去取身后的物品，转身时要整个身体转动，不宜只转动上身。术后 1～3 个月不要弯腰捡地上的物品。

第六节　院外预防

一、定期复诊

全髋关节置换术的住院时间短，髋关节功能完全恢复所需时间却较长，术后康复需要 3 个月到半年的时间。因此，对患者出院后的居家护理、恢复指导对于安全康复非常重要。患者出院后通常需在术后 1 个月、3 个月、半年、1 年、2 年、5 年进行随访，复查项目包括活动度检查、功能评分、X 线检查等，必要时行实验室检查。患者在出院后的任何时间感觉到特别不适或无法自己确认的异常时都需随时到医院就诊。

二、院外功能锻炼

为了更好、更快地恢复髋关节功能，最好能坚持锻炼肌肉力量，每天 2～3 组，每组 10～20 分钟。训练内容如下：

1. 平卧位训练 ①臀大肌训练：收紧臀肌，略做抬高臀部动作，保持 5～6 秒；②股四头肌训练：绷紧大腿前侧肌肉，尽量让膝关节后部贴近床面，坚持5～6秒；③髋屈曲：足跟沿床面向臀部方向滑动使膝尽量屈曲后保持5～6秒，再伸直膝关节。

2. 站立位训练 ①髋外展肌训练：自然直立，臀外侧肌收紧使患肢由内向外打开，重心在躯干中线并保持5～6秒，然后再回到健肢旁；②屈髋练习：自然直立，患肢膝关节向前抬高，抬高时小腿和地面垂直保持5～6秒；③屈膝：自然直立，患侧小腿向后抬高保持5～6秒。上述训练应手扶固定物协助稳定身体以防跌倒。

另外，还需教患者进行生活自理练习：指导患者正确更衣，如穿裤时先患肢、后健肢；指导患者学会伸髋屈膝位穿袜、穿鞋。

三、生活方式

注意合理调节饮食，保证营养的同时避免体重过度增加；拄拐时尽量不单独活动；弃拐外出时使用手杖，一方面是自我保护，另一方面可警示周围人群，防止可能的碰撞等意外发生。

（一）卧、坐、站及其他体位改变和行走

患者回到家中后，床、椅、沙发、马桶等应尽量垫高。平日穿衣、上下床、坐椅子和如厕时需注意动作幅度不应过大。尤其是站立、坐下或躺下后，应避免双腿或双脚交叉，喜欢跷二郎腿的患者需要格外注意。

患者卧、坐、站及行走的正确方式和注意事项如前所述，其他方面要求将逐一介绍。

移动方法：

1. 上下床 上床时先上患肢，后上健肢；下床时先下健肢，后下患肢。

2. 上下楼梯 单侧髋关节置换后，上楼梯时先迈健侧腿。下楼梯时则相反，应先迈患侧腿。台阶不应过高，最好低于25cm。

3. 坐位、站位转换

（1）坐位转站立：健侧小腿在后，患侧小腿在前，双手支撑椅子扶手，保持在起立位时躯体重心移动过程中患侧屈髋不超过90°，防止脱位。

（2）站立转坐位：健侧小腿在后，患侧小腿在前，健侧手扶住椅子扶手坐下。坐位时，膝关节不能超过髋关节的水平。

4. 助行器的使用 在助行器辅助下行走时，先前移助行器约20cm，再迈出患侧肢体，健侧肢体再跟上，如此循环往复。

5. 行走转弯 步行转弯时尽量以健侧下肢为轴，配合躯干转动。

（二）居家生活

1. 拾物 术后2周内不可弯腰捡拾地上的物品，术后3个月内不可双腿直接下蹲拾物。如需拾物，应使用长柄拾物夹，这样可避免髋关节过度屈曲，防止髋关节脱位。

2. 如厕 使用坐便器，双腿分开，且坐下时膝关节要低于髋关节的高度，如果坐便器高度不够，建议采用可调式坐便椅。

3. 淋浴 伤口愈合后可进行淋浴。洗澡间准备可靠的扶手、椅子。站位和坐位洗浴均可，但一定要在地上使用防滑垫或防滑的座椅（座椅高度合适）。使用带有伸缩杆的海绵球等涂抹沐浴液以避免深蹲或弯曲髋关节。

4. 穿脱鞋袜 请他人帮忙或使用鞋抽，选择不系带的宽松鞋。后外侧入路手术者，可在内侧提鞋；外侧入路手术者可在外侧提鞋；或患侧髋稍外展、屈膝，用手将后跟提起。可尝试学会患侧跪立伸髋屈膝位穿袜。

5. 穿衣 避免站着穿衣，最好坐在椅子或者床沿上穿衣，这样比较稳定，可以防止跌倒；不过度屈曲髋关节，如抬腿过高；穿裤子、袜子、连裤袜等都应从患肢先穿起；脱衣则采用相反的顺序。

（秦　俊　倪曲波　潘正启　陈海涛　王　华）

参 考 文 献

陈廖斌，顾洁夫，王华，等，2001. 足踝主、被动运动对下肢静脉回流的影响. 中华骨科杂志，21（3）：145-147.

Abdel MP，von Roth P，Jennings MT，et al，2016. What safe zone? the vast majority of dislocated THAs are within the lewinnek safe zone for acetabular component position. Clin Orthop Relat Res，474（2）：386-391.

Alberton GM，High WA，Morrey BF，2002. Dislocation after revision total hip arthroplasty：an analysis of risk factors and treatment options. J Bone Joint Surg Am，84（10）：1788-1792.

Archbold HA，Mockford B，Molloy D，et al，2006. The transverse acetabular ligament：an aid to orientation of the acetabular component during primary total hip replacement：a preliminary study of 1000 cases investigating postoperative stability. J Bone Joint Surg Br，88（7）：883-886.

Baker AS，Bitounis VC，1989. Abductor function after total hip replacement. An electromyographic and clinical review. J Bone Joint Surg Br，71（1）：47-50.

Bargar WL，Bauer A，Börner M，1998. Primary and revision total hip replacement using the Robodoc system. Clin Orthop Relat Res，354：82-91.

Barnett SL，Peters DJ，Hamilton WG，et al，2016. Is the anterior approach safe? early complication rate associated with 5090 consecutive primary total hip arthroplasty procedures performed using the anterior approach. J Arthroplasty，31（10）：2291-2294.

Barrack RL，2004. Preoperative planning for revision total hip arthroplasty. Clin Orthop Relat Res，420：32-38.

Barrack RL，Butler RA，Laster DR，et al，2001. Stem design and dislocation after revision total hip arthroplasty：clinical results and computer modeling. J Arthroplasty，16（8 Suppl 1）：8-12.

Barrett WP，Turner SE，Leopold JP，2013. Prospective randomized study of direct anterior vs postero-lateral approach for total hip arthroplasty. J Arthroplasty，28（9）：1634-1638.

Beamer BS，Morgan JH，Barr C，et al，2014. Does fluoroscopy improve acetabular component placement in total hip arthroplasty? Clin Orthop Relat Res，472（12）：3953-3962.

Berend KR，Lombardi AV Jr，Seng BE，et al，2009. Enhanced early outcomes with the anterior supine intermuscular approach in primary total hip arthroplasty. J Bone Joint Surg Am，91（Suppl 6）：107-120.

Berend KR，Sporer SM，Sierra RJ，et al，2010. Achieving stability and lower-limb length in total hip arthroplasty. J Bone Joint Surg Am，92（16）：2737-2752.

Berry DJ，von Knoch M，Schleck CD，et al，2005. Effect of femoral head diameter and operative approach on risk of dislocation after primary total hip arthroplasty. J Bone Joint Surg Am，87（11）：2456-2463.

Bertin KC，Röttinger H，2004. Anterolateral mini-incision hip replacement surgery：a modified Watson-Jones approach. Clin Orthop Relat Res，429：248-255.

Beverland DE，O'Neill CK，Rutherford M，et al，2016. Placement of the acetabular component. Bone Joint J，98-B（1 Suppl A）：37-43.

Blom AW，Rogers M，Taylor AH，et al，2008. Dislocation following total hip replacement：the Avon Orthopaedic Centre experience. Ann R Coll Surg Engl，90（8）：658-662.

Bozic KJ，Kurtz SM，Lau E，et al，2009. The epidemiology of revision total hip arthroplasty in the United States. J Bone Joint Surg Am，91（1）：128-133.

Brown NM，Morrison J，Sporer SM，et al，2016. The use of structural distal femoral allograft for acetabular reconstruction of paprosky type Ⅲ A defects at a mean 21 years of Follow-Up. J Arthroplasty，31（3）：680-683.

Bukowski BR，Anderson P，Khlopas A，et al，2016. Improved functional outcomes with robotic compared with manual total hip arthroplasty. Surg Technol Int，29：303-308.

Busch VJ，Gardeniers JW，Verdonschot N，et al，2011. Acetabular reconstruction with impaction bone-grafting and a cemented cup in patients younger than fifty years old：a concise follow-up，at twenty to twenty-eight years，of a previous report. J Bone Joint Surg Am，93（4）：367-371.

Buttaro MA，Comba F，Pusso R，et al，2008. Acetabular revision with metal mesh，impaction bone grafting，and a cemented cup. Clin Orthop Relat Res，466（10）：2482-2490.

Callaghan JJ，Rosenberg AG，Rubash HE，et al，2015. The adult hip：Hip arthroplasty surgery. 3rd ed. New York：Wolters Kluwer.

Callanan MC，Jarrett B，Bragdon CR，et al，2011. The John Charnley Award：risk factors for cup malpositioning：quality improvement through a joint registry at a tertiary hospital. Clin Orthop Relat Res，469（2）：319-329.

Camenzind RS，Stoffel K，Lash NJ，et al，2018. Direct anterior approach to the hip joint in the lateral decubitus position for joint replacement. Oper Orthop Traumatol，30（4）：276-285.

Carr AM，DeSteiger R，2008. Osteolysis in patients with a metal-on-metal hip arthroplasty. ANZ J Surg，78（3）：144-147.

Cebatorius A，Robertsson O，Stucinskas J，et al，2015. Choice of approach，but not femoral head size，affects revision rate due to dislocations in THA after femoral neck fracture：results from the Lithuanian Arthroplasty Register. Int Orthop，39（6）：1073-1076.

Charissoux JL，Asloum Y，Marcheix PS，2014. Surgical management of recurrent dislocation after total hip arthroplasty. Orthop Traumatol Surg Res，100（Suppl 1）：S25-S34.

Chen M，Luo Z，Ji X，et al，2017. Direct anterior approach for total hip arthroplasty in the lateral decubitus position：our experiences and early results. J Arthroplasty，32（1）：131-138.

Clayton ML，Thirupathi RG，1983. Dislocation following total hip arthroplasty. Management by special brace in selected patients. Clin Orthop Relat Res，177：154-159.

Cobb TK，Morrey BF，Ilstrup DM，1996. The elevated-rim acetabular liner in total hip arthroplasty：relationship to postoperative dislocation. J Bone Joint Surg Am，78（1）：80-86.

Confalonieri N，Manzotti A，Montironi F，et al，2008. Leg length discrepancy，dislocation rate，and offset in total hip replacement using a short modular stem：navigation vs conventional freehand. Orthopedics，31（10 Suppl 1）.

Cooper HJ，Della Valle CJ，2014. Large diameter femoral heads：is bigger always better? Bone Joint J，96-B（11 Supple A）：23-26.

Danoff JR，Bobman JT，Cunn G，et al，2016. Redefining the acetabular component safe zone for posterior approach total hip arthroplasty. J Arthroplasty，31（2）：506-511.

De Geest T，Vansintjan P，De Loore G，2013. Direct anterior total hip arthroplasty：complications and early outcome in a series of 300 cases. Acta Orthop Belg，79（2）：166-173.

DelSole EM，Vigdorchik JM，Schwarzkopf R，et al，2017. Total hip arthroplasty in the spinal deformity population：does degree of sagittal deformity affect rates of safe zone placement，instability，or revision? J Arthroplasty，32（6）：1910-1917.

Dietrich M，Kabelitz M，Dora C，et al，2018. Perioperative fractures in cementless total hip arthroplasty using the direct anterior minimally invasive approach：reduced risk with short stems. J Arthroplasty，33（2）：548-554.

Domb BG，El Bitar YF，Sadik AY，et al，2014. Comparison of robotic-assisted and conventional acetabular cup placement in THA：a matched-pair controlled study. Clin Orthop Relat Res，472（1）：329-336.

Dorr LD，Malik A，Dastane M，et al，2009. Combined anteversion technique for total hip arthroplasty. Clin Orthop Relat Res，467（1）：119-127.

Dorr LD，Wan Z，1998. Causes of and treatment protocol for instability of total hip replacement. Clin Orthop Relat Res，355：144-151.

Earll M，Fehring T，Griffin WL，et al，2004. Early osteolysis associated with trunion-liner impingement. Clin Orthop Relat Res，418：153-156.

Ekelund A，1993. Trochanteric osteotomy for recurrent dislocation of total hip arthroplasty. J Arthroplasty，8（6）：629-632.

Elbuluk AM，Coxe FR，Schimizzi GV，et al，2020. Abductor deficiency-induced recurrent instability after total hip arthroplasty. JBJS Rev，8（1）：e0164.

Elson L，Dounchis J，Illgen R，et al，2015. Precision of acetabular cup placement in robotic integrated total hip arthroplasty. Hip Int，25（6）：531-536.

Esposito CI，Gladnick BP，Lee YY，et al，2015. Cup position alone does not predict risk of dislocation after hip arthroplasty. J Arthroplasty，30（1）：109-113.

Etienne A，Cupic Z，Charnley J，1978. Postoperative dislocation after Charnley low-friction arthroplasty. Clin Orthop Relat Res，132：19-23.

Evans EM，Freeman MAR，Miller AJ，et al，1974. Metal sensitivity as a cause of bone necrosis and loosening of the prosthesis in total joint replacement. J Bone Joint Surg Br，56-B（4）：626-642.

Fryhofer GW，Ramesh S，Sheth NP，2020. Acetabular reconstruction in revision total hip arthroplasty. J Clin Orthop Trauma，11（1）：22-28.

Fujishiro T，Nishikawa T，Takikawa S，et al，2003. Reconstruction of the iliofemoral ligament with an artificial ligament for recurrent anterior dislocation of total hip arthroplasty. J Arthroplasty，18（4）：524-527.

Ganz R，Parvizi J，Beck M，et al，2003. Femoroacetabular impingement：a cause for osteoarthritis of the hip. Clin Orthop Relat Res，417：112-120.

Garbuz DS，Masri BA，Duncan CP，et al，2012. The Frank Stinchfield Award：dislocation in revision THA：do large heads（36 and 40mm）result in reduced dislocation rates in a randomized clinical trial? Clin Orthop Relat Res，470（2）：351-356.

Girard J，Kern G，Migaud H，et al，2013. Primary total hip arthroplasty revision due to dislocation：prospective French multicenter study. Orthop Traumatol Surg Res，99（5）：549-553.

Goebel S，Steinert AF，Schillinger J，et al，2012. Reduced postoperative pain in total hip arthroplasty after minimal-invasive anterior approach. Int Orthop，36（3）：491-498.

Gonzalez AI，Bartolone P，Lubbeke A，et al，2017. Comparison of dual-mobility cup and unipolar cup for prevention of dislocation after revision total hip arthroplasty. Acta Orthop，88（1）：18-23.

Goodman S，Saastamoinen H，Shasha N，et al，2004. Complications of ilioischial reconstruction rings in revision total hip arthroplasty. J Arthroplasty，19（4）：436-446.

Gu M，Zhang Z，Kang Y，et al，2015. Roles of sagittal anatomical parameters of the pelvis in primary total hip replacement for patients with ankylosing spondylitis. J Arthroplasty，30（12）：2219-2223.

Guo L，Yang Y，An B，et al，2017. Risk factors for dislocation after revision total hip arthroplasty：a systematic review and meta-analysis. Int J Surg，38：123-129.

Hailer NP，Weiss RJ，Stark A，et al，2012. The risk of revision due to dislocation after total hip arthroplasty depends on surgical approach，femoral head size，sex，and primary diagnosis. An analysis of 78,098 operations in the Swedish Hip Arthroplasty Register. Acta Orthop，83（5）：442-448.

Hedlundh U，Ahnfelt L，Hybbinette CH，et al，1996. Surgical experience related to dislocations after total hip arthroplasty. J Bone Joint Surg Br，78（2）：206-209.

Illgen RL Nd，Bukowski BR，Abiola R，et al，2017. Obotic-Assisted total hip arthroplasty：outcomes at minimum two-year follow-up. Surg Technol Int，30：365-372.

Jewett BA，Collis DK，2011. High complication rate with anterior total hip arthroplasties on a fracture table. Clin Orthop Relat Res，469（2）：503-507.

Ji W，Stewart N，2016. Fluoroscopy assessment during anterior minimally invasive hip replacement is more accurate than with the posterior approach. Int Orthop，40（1）：21-27.

Jørgensen CC，Kjaersgaard-Andersen P，Solgaard S，et al，2014. Hip dislocations after 2,734 elective unilateral fast-track total hip arthroplasties：incidence，circumstances and predisposing factors. Arch Orthop Trauma Surg，134（11）：1615-1622.

Judet J，Judet R，1950. The use of an artificial femoral head for arthroplasty of the hip joint. J Bone Joint Surg Br，32-B（2）：166-173.

Jules-Elysee KM，Goon AK，Westrich GH，et al，2015. Patient-controlled epidural analgesia or multimodal pain regimen with periarticular injection after total hip arthroplasty：a randomized，double-blind，placebo-controlled study. J Bone Joint Surg Am，97（10）：789-798.

Kamara E，Robinson J，Bas MA，et al，2017. Adoption of robotic vs fluoroscopic guidance in total hip arthroplasty：is acetabular positioning improved in the learning curve? J Arthroplasty，32（1）：125-130.

Kanawade V，Dorr LD，Wan Z，2014. Predictability of acetabular component angular change with postural shift from standing to sitting position. J Bone Joint Surg Am，96（12）：978-986.

Kanazawa M，Nakashima Y，Ohishi M，et al，2016. Pelvic tilt and movement during total hip arthroplasty in the lateral decubitus position. Mod Rheumatol，26（3）：435-440.

Kaplan SJ，Thomas WH，Poss R，1987. Trochanteric advancement for recurrent dislocation after total hip arthroplasty. J Arthroplasty，2（2）：119-124.

Kelley SS，Lachiewicz PF，Hickman JM，et al，1998. Relationship of femoral head and acetabular size to the prevalence of dislocation. Clin Orthop Relat Res，355：163-170.

Khan T，Knowles D，2007. Damage to the superior gluteal nerve during the direct lateral approach to the hip：a cadaveric study. J Arthroplasty，22（8）：1198-1200.

Killampalli VV，Reading AD，2009. Late instability of bilateral metal on metal hip resurfacings due to progressive local tissue effects. Hip Int，19（3）：287-291.

Kim YH，Park JW，Kim JS，et al，2015. High survivorship with cementless stems and cortical strut allografts for large femoral bone defects in revision THA. Clin Orthop Relat Res，473（9）：2990-3000.

Kreuzer S，Leffers K，2011. Direct anterior approach to total hip arthroplasty using computer navigation. Bull NYU Hosp Jt Dis，69（Suppl 1）：S52-S55.

Kwon MS，Kuskowski M，Mulhall KJ，et al，2006. Does surgical approach affect total hip arthroplasty dislocation rates? Clin Orthop Relat Res，447：34-38.

Lewinnek GE，Lewis JL，Tarr R，et al，1978. Dislocations after total hip-replacement arthroplasties. J Bone Joint Surg Am，60（2）：217-220.

Lovell TP，2008. Single-incision direct anterior approach for total hip arthroplasty using a standard operating table. J Arthroplasty，23（Suppl 7）：64-68.

Lum ZC，Coury JG，Cohen JL，et al，2018. The current knowledge on spinopelvic mobility. J Arthroplasty，33（1）：291-296.

Mahmood SS，Mukka SS，Crnalic S，et al，2016. Association between changes in global femoral offset after total hip arthroplasty and function，quality of life，and abductor muscle strength. A prospective cohort study of 222 patients. Acta Orthop，87（1）：36-41.

Malik A，Maheshwari A，Dorr LD，2007. Impingement with total hip replacement. J Bone Joint Surg Am，89（8）：1832-1842.

Maratt JD，Gagnier JJ，Butler PD，et al，2016. No difference in dislocation seen in anterior vs posterior approach total hip arthroplasty. J Arthroplasty，31（Suppl 9）：127-130.

Masonis JL，Bourne RB，2002. Surgical approach，abductor function，and total hip arthroplasty dislocation. Clin Orthop Relat Res，405：46-53.

Matta JM，Shahrdar C，Ferguson T，2005. Single-incision anterior approach for total hip arthroplasty on an orthopaedic table. Clin Orthop Relat Res，441：115-124.

McCarthy TF，Alipit V，Nevelos J，et al，2016. Acetabular cup anteversion and inclination in hip range of motion to impingement. J Arthroplasty，31（Suppl 9）：264-268.

McLawhorn AS，Potter HG，Cross MB，et al，2015. Posterior soft tissue repair after primary THA is durable at mid-term followup：a prospective MRI study. Clin Orthop Relat Res，473（10）：3183-3189.

McLawhorn AS，Sculco PK，Weeks KD，et al，2015. Targeting a new safe zone：a step in the development of patient-specific component positioning for total hip arthroplasty. Am J Orthop（Belle Mead NJ），44（6）：270-276.

Melman WP，Mollen BP，Kollen BJ，et al，2015. First experiences with the direct anterior approach in lateral decubitus position：learning curve and 1 year complication rate. Hip Int，25（3）：251-257.

Miric A，Kahn B，Waldman B，et al，2000. Characteristics and natural history of transient postoperative pseudosubluxation after total hip arthroplasty. J Arthroplasty，15（6）：736-743.

Mjaaland KE，Svenningsen S，Fenstad AM，et al，2017. Implant survival after minimally invasive anterior or anterolateral vs. conventional posterior or direct lateral approach：an analysis of 21，860 total hip arthroplasties from the norwegian arthroplasty register（2008 to 2013）. J Bone Joint Surg Am，99（10）：840-847.

Mock BK，Olsen AS，Klatt BA，2017. Abductor deficiency in total hip arthroplasty：evaluation，diagnosis，and treatment strategies. Oper Tech Orthop，27（3）：186-191.

Morrey BF，1992. Instability after total hip arthroplasty. Orthop Clin North Am，23（2）：237-248.

Moskal JT，Capps SG，Scanelli JA，2013. Anterior muscle sparing approach for total hip arthroplasty. World J Orthop，4（1）：12-18.

Müller M，Tohtz S，Winkler T，et al，2010. MRI findings of gluteus minimus muscle damage in primary total hip arthroplasty and the influence on clinical outcome. Arch Orthop Trauma Surg，130（7）：927-935.

Naito M，Ogata K，Asayama I，1999. Intraoperative limb length measurement in total hip arthroplasty. Int Orthop，23（1）：31-33.

Nakashima Y，Hirata M，Akiyama M，et al，2014. Combined anteversion technique reduced the dislocation in cementless total hip arthroplasty. Int Orthop，38（1）：27-32.

Nakata K，Nishikawa M，Yamamoto K，et al，2009. A clinical comparative study of the direct anterior with mini-posterior approach：two consecutive series. J Arthroplasty，24（5）：698-704.

Nam D，Sculco PK，Su EP，et al，2013. Acetabular component positioning in primary THA via an anterior，posterolateral，or posterolateral-navigated surgical technique. Orthopedics，36（12）：e1482-e1487.

Odak S，Ivory J，2013. Management of abductor mechanism deficiency following total hip replacement. Bone Joint J，95-B（3）：343-347.

Parcells BW，Macknet DM，Kayiaros ST，2016. The direct anterior approach for 1-stage bilateral total hip arthroplasty：early outcome analysis of a single-surgeon case series. J Arthroplasty，31（2）：434-437.

Park YS，Moon YW，Lim SJ，et al，2005. Early osteolysis following second-generation metal-on-metal hip replacement. J Bone Joint Surg Am，87（7）：1515-1521.

Parratte S，Argenson JN，2007. Validation and usefulness of a computer-assisted cup-positioning system in total hip arthroplasty. A prospective，randomized，controlled study. J Bone Joint Surg Am，89（3）：494-499.

Parvizi J，Picinic E，Sharkey PF，2008. Revision total hip arthroplasty for instability：surgical techniques and principles. J Bone Joint Surg Am，90（5）：1134-1142.

Pellicci PM，Bostrom M，Poss R，1998. Posterior approach to total hip replacement using enhanced posterior soft tissue repair. Clin Orthop Relat Res，355：224-228.

Penenberg BL，Samagh SP，Rajaee SS，et al，2018. Digital radiography in total hip arthroplasty：technique and radiographic results. J Bone Joint Surg Am，100（3）：226-235.

Penenberg BL，Woehnl A，2014. Intraoperative digital radiography：an opportunity to assure. Seminars in Arthroplasty，25（2）：130-134.

Perlas A，Chan VW，Beattie S，2016. Anesthesia technique and mortality after total hip or knee arthroplasty：a retrospective，propensity score-matched cohort study. Anesthesiology，125（4）：724-731.

Phan D，Bederman SS，Schwarzkopf R，2015. The influence of sagittal spinal deformity on anteversion of the acetabular component in total hip arthroplasty. Bone Joint J，97-B（8）：1017-1023.

Philippot R，Adam P，Reckhaus M，et al，2009. Prevention of dislocation in total hip revision surgery using a dual mobility design. Orthop Traumatol Surg Res，95（6）：407-413.

Post ZD，Orozco F，Diaz-Ledezma C，et al，2014. Direct anterior approach for total hip arthroplasty：indications，technique，and results. J Am Acad Orthop Surg，22（9）：595-603.

Pugely AJ，Martin CT，Gao Y，et al，2013. Differences in short-term complications between spinal and general anesthesia for primary total knee arthroplasty. J Bone Joint Surg Am，95（3）：193-199.

Rachbauer F，2006. Minimally invasive total hip arthroplasty. Anterior approach. Orthopade，35（7）：723，724，726-729.

Rachbauer F，Kain MS，Leunig M，2009. The history of the anterior approach to the hip. Orthop Clin North Am，40（3）：311-320.

Rathod PA，Bhalla S，Deshmukh AJ，et al，2014. Does fluoroscopy with anterior hip arthroplasty decrease acetabular cup variability compared with a nonguided posterior approach? Clin Orthop Relat Res，472（6）：

1877-1885.

Restrepo C, Parvizi J, Pour AE, et al, 2010. Prospective randomized study of two surgical approaches for total hip arthroplasty. J Arthroplasty, 25（5）: 671-679.

Rittmeister M, Callitsis C, 2006. Factors influencing cup orientation in 500 consecutive total hip replacements. Clin Orthop Relat Res, 445: 192-196.

Robinson M, Bornstein L, Mennear B, et al, 2012. Effect of restoration of combined offset on stability of large head THA. Hip Int, 22（3）: 248-253.

Rodriguez JA, Deshmukh AJ, Rathod PA, et al, 2014. Does the direct anterior approach in THA offer faster rehabilitation and comparable safety to the posterior approach? Clin Orthop Relat Res, 472（2）: 455-463.

Röhner E, Matziolis G, 2017. Einsatz von dual-mobility-pfannen beim hüftprothesenwechsel [Use of dual mobility cups for revision hip arthroplasty]. Orthopade, 46（2）: 114-120.

Russell RD, Pierce W, Huo MH, 2016. Tapered vs cylindrical stem fixation in a model of femoral bone deficiency in revision total hip arthroplasty. J Arthroplasty, 31（6）: 1352-1355.

Russo MW, Parks NL, Hamilton WG, 2017. Perioperative pain management and anesthesia: a critical component to rapid recovery total joint arthroplasty. Orthop Clin North Am, 48（4）: 401-405.

Sariali E, Leonard P, Mamoudy P, 2008. Dislocation after total hip arthroplasty using Hueter anterior approach. J Arthroplasty, 23（2）: 266-272.

Schloemann DT, Edelstein AI, Barrack RL, 2019. Changes in acetabular orientation during total hip arthroplasty. Bone Joint J, 101-B（6 Supple B）: 45-50.

Sculco PK, Cottino U, Abdel MP, et al, 2016. Avoiding hip instability and limb length discrepancy after total hip arthroplasty. Orthop Clin North Am, 47（2）: 327-334.

Seagrave KG, Troelsen A, Malchau H, et al, 2017. Acetabular cup position and risk of dislocation in primary total hip arthroplasty. Acta Orthop, 88（1）: 10-17.

Shah SM, Walter WL, Ngo J, 2017. Is the pelvis stable during supine total hip arthroplasty? Acta Orthop Belg, 83（1）: 81-86.

Sheth D, Cafri G, Inacio MC, et al, 2015. anterior and anterolateral approaches for THA are associated with lower dislocation risk without higher revision risk. Clin Orthop Relat Res, 473（11）: 3401-3408.

Smith-Petersen MN, Larson CB, 1947. Complications of old fractures of the neck of the femur; results of treatment of vitallium-mold arthroplasty. J Bone Joint Surg Am, 29（1）: 41-48.

Spaans AJ, van den Hout JA, Bolder SB, 2012. High complication rate in the early experience of minimally invasive total hip arthroplasty by the direct anterior approach. Acta Orthop, 83（4）: 342-346.

Spaans EA, Spaans AJ, van den Hout JA, et al, 2015. The result of transmuscular versus transosseous repair of the posterior capsule on early dislocations in primary hip arthroplasty. Hip Int, 25（6）: 537-542.

Sultan PG, Tan V, Lai M, et al, 2002. Independent contribution of elevated-rim acetabular liner and femoral head size to the stability of total hip implants. J Arthroplasty, 17（3）: 289-292.

Timperley AJ, Biau D, Chew D, et al, 2016. Dislocation after total hip replacement - there is no such thing as a safe zone for socket placement with the posterior approach. Hip Int, 26（2）: 121-127.

Tsai SJ, Wang CT, Jiang CC, 2008. The effect of posterior capsule repair upon post-operative hip dislocation following primary total hip arthroplasty. BMC Musculoskelet Disord, 9: 29.

Tsutsumi M, Nimura A, Akita K, 2019. The gluteus medius tendon and its insertion sites: an anatomical study with possible implications for gluteus medius tears. J Bone Joint Surg Am, 101（2）: 177-184.

Wera GD, Ting NT, Moric M, et al, 2012. Classification and management of the unstable total hip arthroplasty. J Arthroplasty，27（5）：710-715.

White RE Jr，Forness TJ，Allman JK，et al，2001. Effect of posterior capsular repair on early dislocation in primary total hip replacement. Clin Orthop Relat Res，393：163-167.

Wines AP，McNicol D，2006. Computed tomography measurement of the accuracy of component version in total hip arthroplasty. J Arthroplasty，21（5）：696-701.

Wohlrab D，Radetzki F，Noser H，et al，2012. Cup positioning in total hip arthoplasty：spatial alignment of the acetabular entry plane. Arch Orthop Trauma Surg，132（1）：1-7.

Woo RY，Morrey BF，1982. Dislocations after total hip arthroplasty. J Bone Joint Surg Am，64（9）：1295-1306.

Zehntner MK，Ganz R，1994. Midterm results（5.5-10 years）of acetabular allograft reconstruction with the acetabular reinforcement ring during total hip revision. J Arthroplasty，9（5）：469-479.

Zijlstra WP，de Hartog B，Van Steenbergen LN，et al，2017. Effect of femoral head size and surgical approach on risk of revision for dislocation after total hip arthroplasty. Acta Orthop，88（4）：395-401.

第五部分

全髋关节置换术后关节脱位的处理

全髋关节置换术后关节脱位的发生与患者性别、年龄、髋关节原发病、全身并发病、手术因素、撞击、软组织张力、假体因素、脊柱骨盆疾病、初次置换抑或是翻修术、术后护理及居家康复等多种因素相关。对于某一病例,其脱位的发生可以是多因素、复杂原因造成的,也可能是单因素造成的。需要根据病史、脱位发生的体位、体征、X线及CT等影像学检查结果进行综合分析,正确判断脱位原因,以指导治疗方案的制订。对于这些错综复杂的原因,具体分析时可以从患者因素、手术因素和假体因素这3个方面展开。这3个方面的危险因素又可按本书归纳为原发病与并发病因素、手术入路因素、撞击因素、软组织因素、假体位置及角度因素、假体自身因素、关节外结构因素、髋关节翻修术及髋部手术史因素、术后姿态与活动因素(具体参见第三部分)。从发生脱位的时间看,一般把术后6个月内的脱位定义为早期脱位;术后6个月到5年发生的脱位定义为中期脱位;大于5年发生的脱位定义为晚期脱位。早期脱位的原因多与患者的体位性因素和手术因素相关;而晚期脱位多由假体因素方面的聚乙烯磨损、假体松动移位等造成。中期脱位则可能与上述因素呈不同程度相关。假体关节脱位还可以按脱位的方向分为后脱位、前脱位和上方脱位,但总体而言,后脱位更多见,占所有脱位的75%～90%。通常假体关节脱位的方向更趋向于和手术入路时的取向一致,即后外侧入路假体关节更容易发生后脱位;直接外侧入路、前外侧入路假体关节更多发生前脱位。Woo等总结了10 500例全髋关节置换术后报道,后外侧入路的脱位患者77%发生的是后脱位,20%发生的是上方脱位,发生前脱位的只占3%;外侧入路时发生的前脱位、后脱位各占46%,上方脱位占8%。对于不同的脱位,可首先行手法复位,待复位后再进一步判断,根据其脱位的原因、次数等决定保守治疗抑或手术治疗。

当面对全髋关节置换假体关节脱位患者时,首先要明确的是置换术后多长时间发生的脱位,发生脱位的次数。其次应该询问清楚脱位发生时的具体情形:暴力(如意外从楼梯跌落)抑或在日常动作的过屈或过伸时发生,以了解脱位时暴力的大小和关节的活动幅度是否超过了安全范围。过屈时通常发生的是后脱位,前脱位常常是在伸髋时发生。下一步需要判断的是假体位置。通过骨盆X线片与髋侧位X线片、脱位前后的X线片对比,以及CT扫描,需要判断脱位的方向、髋臼及股骨假体的位置、髋臼假体外展角和前倾角、股骨假体前倾角,有没有骨性撞击因素存在,脱位前有无聚乙烯磨损所致的假体股骨头偏心移位、假体周围骨溶解等。还需要评估是否存在外展肌张力不足及其他软组织失衡的情况。通过脱位前骨盆X线片上置换侧与对侧的比较来判断旋转中心、假体颈长、偏心距是否得当是评估外展肌张力的重要指标,该指标可反映手术因素;需要追问病史,确认是否存在原有并发病,如偏瘫、帕金森病、脊髓灰质炎后遗症等外展肌张力减弱或不足的情况;需要查看手术记录,甚至可能时询问手术医生及通过查体确定是否内收肌需松解而未做或松解不够造成的髋周围软组织张力不平衡等。还需要评估是否有原发病,如强直性脊柱炎的全髋关节置换并发脊柱僵硬,导致脊柱－骨盆－髋关节联动受限,是否存在严重的双下肢结构性不等长、有无脊柱手术史等。只有做好上述这些,才能最后评判对某一病例是应该采取非手术治疗还是手术治疗,一旦需要手术时就可以针对性地做好术前准备,术中有的放矢地解决问题。

第二十三章

非手术治疗

第一节　适应证的选择及复位方法

一、适应证选择

关节脱位是全髋关节置换术后排第二位的常见并发症，其发生率在初次全髋关节置换术后及全髋关节置换翻修术后各有不同。初次全髋关节置换术后假体关节脱位的发生率为0.3%～11%，而全髋关节置换翻修术后关节脱位的发生率可高达25%～28%。初次置换术后假体关节脱位的大多数病例可通过保守治疗获得满意疗效，其余近1/3的病例则需要行翻修术。总体而言，所有的髋假体关节脱位都应该首先在麻醉下复位脱位的关节，以解除患者的疼痛等临床症状，避免可能的继发性损害。之后再分析原因，确定下一步的处理或治疗措施。

对于假体位置良好、固定可靠、未发生假体移位的早、中期体位性脱位，手法复位的保守治疗可获得确切疗效（图23-1、图23-2）；满足上述条件的软组织失衡性脱位，在通过诸如松解过紧的内收肌解除失衡后，或股骨颈颈长或偏心距不够致外展肌张力略有不足等情况时，仍适用于手法复位的保守治疗。复位后的位置维持让瘢痕充分形成、软组织逐渐适应及恢复张力可能是治疗成功的关键环节。而外展肌张力、肌力严重不足引起的脱位，手术增加假体髋的稳定性或限制性应该是合理的解决办法；对于假体位置不良的早、中期脱位，即使手法复位成功也难以避免再次发生，翻修术应该是合理方案；晚期脱位多与髋臼聚乙烯磨损、假体松动移位有关，其终极解决方案应该是手术治疗。除非存在强烈的翻修指征，多数假体髋关节脱位，复位保守治疗、恢复后再进行一段时间的观察都应该是合理的选择。

二、复位方法

在排除复位禁忌证后，应在发生脱位6小时内完成关节假体的复位。闭合复位应在充分镇痛的情况下完成，充分镇痛可以使患者肌张力降低，减少复位难度和避免可能的其他风险，同时可以降低复位过程对假体的刮擦磨损。对于不同方向的关节假体脱位，复位方法也不尽相同。通常，复位需要在麻醉下进行，因此术前禁食是必需的。C形臂X线机可

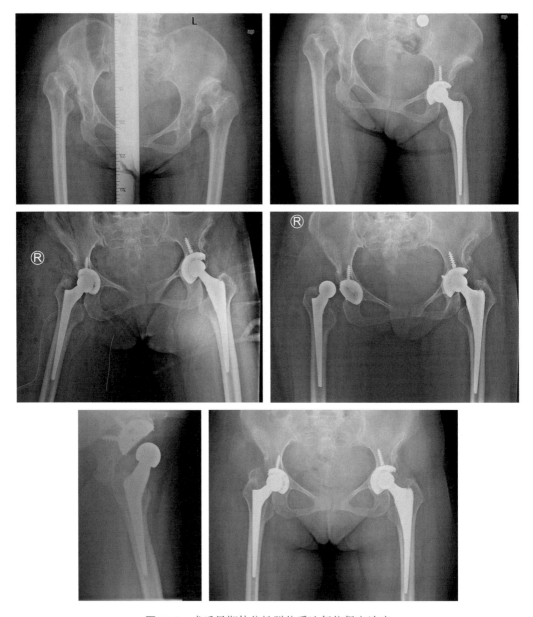

图 23-1　术后早期体位性脱位手法复位保守治疗

患者，女性，46 岁，双侧 Crowe Ⅳ型髋关节发育不良，左侧全髋关节置换术后 6 个月再行右侧置换，术后 1 个月右髋关节过伸时前脱位，系早期体位性脱位。麻醉下手法复位，因未做转子下截骨，故复位后采用胫骨结节骨牵引 6 周制动，后治愈

提供即刻的影像学支持，至少复位前、后都需要分别透视一次。对于困难情况或反复操作仍不能复位的病例，可以直接在透视监视下进行操作，以达到复位目的。此外，除下述各种复位方法外，有时也可使用骨科手术牵引床及辅助牵引器具，因为它们可以提供比人力更持久、恒定的牵引力。全髋关节置换术后关节脱位的复位方法与生理状态下的创伤性髋关节脱位复位方法并无太大区别，根据髋关节脱位的方向，选择术者熟悉的复位方法可完成复位。但需要注意的是，在复位时需防止股骨头底缘在髋臼边缘形成撞击，导致复位时

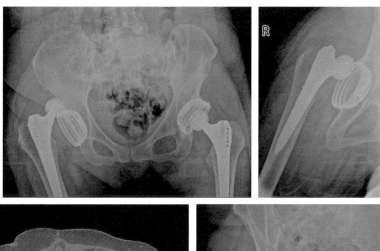

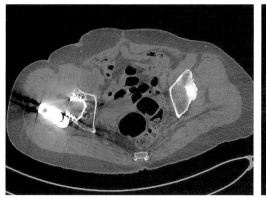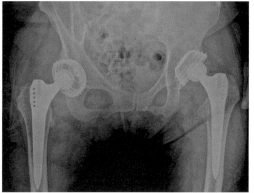

图 23-2 术后晚期体位性脱位手法复位保守治疗

患者，女性，63岁，双侧全髋关节置换术后14年，右髋过度屈髋内收后疼痛12小时，X线及CT检查证实假体髋关节后脱位。麻醉下手法复位，皮牵引6周治愈

股骨头从锥形的假体颈上脱落。对于常见的假体髋后脱位，其解决办法是在髋关节牵引复位时，一名助手在屈髋位髋关节前方股骨侧施加向肢体远端的力量，以避免复位时股骨头与髋臼直接接触或剐蹭。需要注意的是，无论使用何种复位方式，即便是在麻醉状态下操作者也常需要对患者肢体施以很大的牵引力、杠杆力甚至剪切力才能使脱位的股骨头复位，在此过程中需防止医源性骨折。

（一）后脱位的闭合复位

1. Allis 法 患者取仰卧位，助手双手按压两侧髂前上棘固定骨盆，术者手握患肢踝部，另一前臂置于小腿上端近腘窝处，使髋关节、膝关节屈曲至90°，向上用力持续牵引。待肌肉松弛后，缓慢内、外旋转，当听到或感到弹响，表明股骨头滑入髋臼，然后伸直患肢。如局部畸形消失，关节活动恢复，表示复位成功（图 23-3）。

2. Bigelow 法（问号法） 患者取仰卧位，助手双手按压两侧髂前上棘固定骨盆，术者手握患肢踝部，另一前臂置于屈曲的膝关节后方，沿患者畸形方向纵向牵引，然后在持续牵引下保持内收内旋位，屈髋至90°或以上，然后外展、外旋伸直髋关节，股骨头可进入髋臼内。对于左侧髋关节脱位，该法复位过程中患者膝关节走行的轨迹恰似一个问号，故又称为问号法；对于右侧髋关节脱位，其复位轨迹为一反问号（图 23-4）。

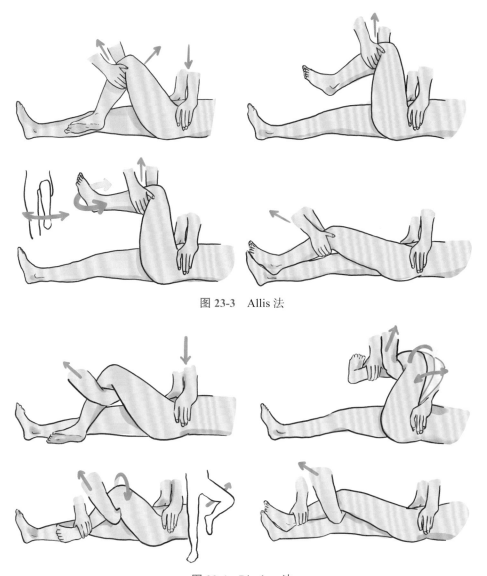

图 23-3　Allis 法

图 23-4　Bigelow 法

3. Stimson 重力法　患者取俯卧位，髋关节和膝关节在操作台的边缘屈曲至 90°。在助手稳定骨盆的情况下，医生握住患肢膝关节和脚踝，并在膝关节远端的肢体施加向下的压力，直到髋关节复位。医生可以应用内向和外向旋转的力来帮助复位。这种技术的应用必须谨慎，因为处于俯卧位的镇静患者必须持续监测气道，同时也必须预防患者跌落（图 23-5）。

4. Captain Morgan 法　患者取仰卧位，医生位于患者患侧，助手固定骨盆。患者的髋关节和膝关节屈曲至 90°，医生将患者的膝关节屈膝置于自己的膝关节上方。医生用一只手抓住同侧踝关节，将另一只手置于患者膝关节后方。于踝关节处施加向下的外力，膝关节处施加向上的力，直到髋关节复位。

5. Lefkowitz 法　患者取仰卧位，助手稳定骨盆，医生站在患侧。患者的髋关节和膝关节屈曲至 90°，医生将患者的膝关节屈膝置于自己的膝关节上方。医生用一只手抓住同侧踝关节，将另一只手置于患者大腿中段，轻轻地向下用力，直到髋关节复位。

6. East Baltimore Lift 法 患者取仰卧位，稳定骨盆，医生站在患侧，第一助手站在另一侧。患者的髋关节和膝关节屈曲至 90°。医生和第一助手面向床头，各用一只手置于患肢的膝关节下，另一只手相互放在对方的肩膀上。第二助手施加向下的力，同时医生和第一助手在膝关节伸展时施加向内向上的力。

7. Howard 法 患者取仰卧位，医生和助手都站在患侧。患髋关节屈曲至 90°。助手抓住大腿并

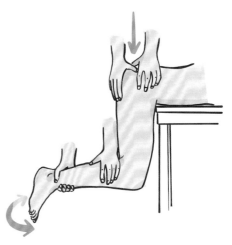

图 23-5 Stimson 重力法

施加向外的侧向牵引力。在肢体复位的过程中，稳定骨盆。医生采用内收牵引和外向旋转操作，直到髋关节复位。

8. 侧方牵引法 患者取仰卧位，助手用一块布单或将手放在患者患肢大腿内侧。医生沿着股骨施加纵向力，关节伸直，而助手拉动布单以施加横向牵引力。在髋关节复位的过程中，如果需要可以施加内向旋转的力。

（二）前脱位的闭合复位

1. 改良 Allis 法 患者取仰卧位，助手固定骨盆，髋外展、外旋位拔伸牵引至屈髋 90°，与此同时，术者双手环抱大腿根部，将大腿根部向后外方提拉，再内旋髋关节，患肢伸直内收内旋，即可复位（图 23-6）。

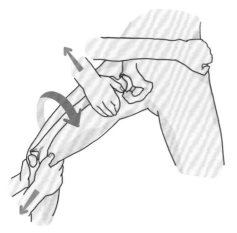

图 23-6 改良 Allis 法

2. 反向 Bigelow 法（反问号法） 患者取仰卧位，助手双手按压两侧髂前上棘固定骨盆。术者手握患肢踝部，另一前臂置于屈曲的膝关节的腘窝部，沿股骨长轴纵向持续牵引，首先将患肢逐渐屈膝，外旋、外展，患肢膝关节自外侧至紧贴躯干，此后牵引患肢，使髋关节内收、内旋，将股骨头送入髋臼并逐渐伸直患肢（图 23-7）。

3. 侧方牵引法 患者取仰卧位，助手用一块布单包裹同侧大腿内侧。医生沿着股骨施以纵向牵引，而助手拉上布单，在髋关节复位过程中施加横向牵引力。

4. Stimson 重力法 患者取俯卧位，髋关节和膝关节在操作台边缘屈曲至 90°。在辅助稳定骨盆的情况下，医生握住同侧膝关节和踝关节，对膝关节远端肢体施加向下的压力，直到髋关节复位。

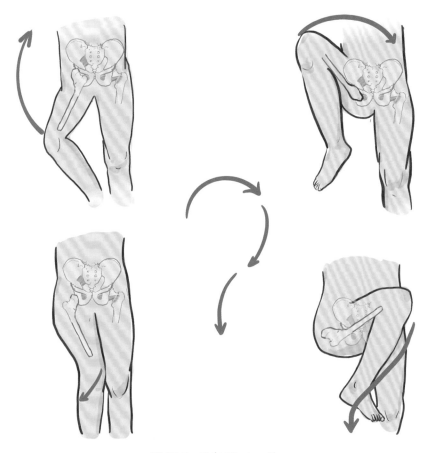

图 23-7 反向 Bigelow 法

第二节 复位后的处理及有效性

一、复位后的处理

复位成功后需复查 X 线片确认，同时对患肢进行制动。制动的方法有单侧髋关节"人"字形石膏固定，使用支具或患肢皮牵引等。据文献报道，在全髋关节置换术后关节脱位的患者中，如果假体各部件的固定、位置、角度等都不存在问题，在处置得当的前提下 67% 成功闭合复位的患者将不会再发生脱位。

1. 石膏固定 经 X 线证实确定复位后，施行单侧髋关节"人"字形石膏固定。髋管型石膏固定可促使髋关节内血液或液体的吸收及周围瘢痕组织形成，有利于髋关节稳定。患者髋关节"人"字形石膏固定角度在屈曲 20°、外展 20°，轻度旋转位（前脱位为轻度内旋位，后脱位为轻度外旋位），固定持续 6 周。复位成功后很有必要对患者进行预防脱位教育。去除固定后限制患者做容易引起脱位的动作，如髋关节的内旋内收、盘腿等动作；同时，告知患者髋关节活动幅度及范围在早期要尽可能小，达到必要的活动目的即可。通常手法复位、石膏固定治疗假体髋脱位的成功率为 63%～83%。据文献报道，髋关节石膏能有效减少复发性脱位的发生率。

2. 支具制动 复位后，若假体位置满意，需卧床休息一段时间，并在定制的外展20°、屈曲不超过 60° 的髋关节外展支具的帮助下活动。支具制动患肢直到关节囊周围软组织愈合。一般在复位后支具佩戴 6～12 周。取下支具后 8 周内，应严格遵守预防措施防止再次脱位。对于前脱位的患者，复位后应使下肢轻度屈曲，将其保持在外展位，避免交叉双腿，患肢轻度内旋。对于后脱位患者，下肢屈曲应限制在 70° 内，避免屈曲位内旋运动，坐位时，务必保持两腿分开，建议使用较高的马桶、座椅。

3. 牵引制动 手法复位后可皮牵引制动 4～6 周，以使关节得到稳定。治疗过程中要保持牵引的有效性，其间需严密观察患肢的血液循环和肢体的感觉、运动情况，包括肢端皮肤颜色、温度，足背动脉的搏动和足趾的活动。牵引的重量为体重的 1/7～1/5，嘱其家属不能随意调节牵引的重量。牵引要保持正确的体位，一般为患侧下肢外展 30° 中立位。不要随意采取其他体位。对于依从性不好的患者通常需要延长牵引时间。根据笔者经验，对于依从性不够的患者或其他特殊情况，亦可使用胫骨结节骨牵引来维持复位后的关节稳定，将患肢置于 Braun 架上并呈屈髋外展位。

笔者认为，虽然上述 3 种复位后的制动方式都有制动可靠、效果确切的优点，但患者相对难以耐受髋"人"字形石膏固定，此方法不方便护理和功能锻炼，在寒冷或炎热季节分别存在相应问题。相比较而言，对于皮牵引或骨牵引技术，关节外科医生都能熟练掌握，此方法简单、易施行；患者容易接受，且制动期间大小便方便，也利于非制动关节和肢体的功能锻炼，患者的日常自理程度更高，舒适性更好。支具制动的优点接近于牵引制动，但不同设计、不同厂家的产品可能存在差异，如果不常用而医生又不熟悉则可能导致制动的可靠性难以保证。因此，假体髋复位后制动的方法宜首选牵引，骨牵引比皮牵引更可靠。

二、非手术治疗的有效性

一旦复位完成且暂时不需要手术时，需要注意以下事项。在患者神经功能和认知能力完好的情况下，对于第一次或者第二次偶然的脱位即体位性脱位，也许可以考虑不制动髋关节。但规范、完整的非手术治疗应该包括复位后的石膏或支具外固定、患肢牵引等制动方式。"人"字形石膏治疗早期脱位的效果好，因为它可以保证尚未愈合的软组织的愈合，避免额外的损伤。当处理复发性脱位时，多遵循"事不过三"（three-strike）的原则。研究显示，第二次脱位通过非手术治疗仍然有较高的治愈率。通常在第三次脱位后才决定进行翻修术。总体而言，采用非手术治疗，超过 2/3 的脱位可以获得确切疗效以达到治愈。

第二十四章

手术治疗

第一节 适应证的选择与术前计划

一、适应证的选择

如前文所述，多数髋关节假体脱位可以通过以复位、制动为核心的非手术治疗治愈。但有些脱位则必须通过手术翻修消除脱位因素才能达到治疗目的。因此，需如本章节伊始所述那样分析、判断脱位原因，这对于治疗十分必要，对于拟采取手术治疗的病例尤为重要。总结文献及结合我们的经验，需手术治疗的假体髋关节脱位的情形包括反复发作的复发性脱位，无论它属于哪种分类；假体位置不良或错误引起的脱位及明确的其他手术因素如骨和假体间撞击、假体组件间撞击等导致的脱位；外展肌力严重不足导致的软组织失衡性脱位，无论它是否是并发病因素或手术因素造成的结果；假体聚乙烯内衬严重磨损或假体松动移位的晚期脱位；手法复位失败，未能将股骨头复位到髋臼假体内的脱位。另外，如存在脱位的关节外确切因素，则需要其他手术予以矫正或消除，如程度较重的结构性双下肢不等长、严重的脊柱畸形等。从本书第三部分论及的引起脱位的 10 个方面危险因素来看，关节外科医生可通过手术直接解决或改善的因素只有其中的 4 个，即假体位置与角度因素、撞击因素、假体自身因素和部分软组织因素，而其余如并发病因素、关节外结构因素，以及高龄、较大的 BMI 等因素则需要有其他学科参与综合治疗。

二、术前计划

就脱位的原因而言，有的脱位可能是单因素缺陷或错误导致的，有些可能是几个因素同时作用造成的结果。术前分析出脱位的可能原因是术前计划中最重要的工作，这有利于充分的术前准备和术中针对性地克服。术前准备尤其要细致到通过手术记录、影像学检查等了解前次手术植入的假体品牌，各部件大小、型号、材质，假体固定方式以预估本次手术的难易度及进行个性化的准备。需在术前认真组织讨论，分析脱位的主要原因、次要原因，术中克服的方式、方法，从而针对性地做出术前计划并确保手术效果。

针对不同原因引起的全髋关节置换术后关节脱位，翻修术所涉及的范围、方式及手术难度存在差异。因此，进行针对性的术前计划是必要的。预测可能发生的并发症及手术难点，完善术前诊断及鉴别诊断并准备应对各种困难所需要的额外器械，制订有条理的手术方案能更加有效地解决术中可能遇到的各种问题。

　　首先，术前血液生化检查、感染相关指标检查、系统性疾病的诊断与排查应做到与初次全髋关节置换等同，甚至要求更高。翻修术相对于初次全髋关节置换术往往时间更长、失血量更多。因此，术前对患者进行血红蛋白、白蛋白、总蛋白等评估，在确保患者有较好的全身状态并确保血库有充足的对应血型备血的前提下进行手术尤其重要。完善感染指标的检查可排除因感染所致的假体关节脱位，如存在感染，手术方式可能也会随之变化。因为单纯脱位的治疗往往仅需一次手术，而感染所致脱位则多需要清创、间隔器置入，待二期再行翻修术（图 24-1）。全身性疾病包括心、脑、血管基础疾病，肺部疾病，糖尿病及深静脉血栓等。完善的系统性评估能更准确地预估手术风险、指导手术方案制订。例如，全身状况差、基础疾病多且高龄患者应尽量选择手术时间短、手术涉及范围小的术式，甚至在可能的情况下选择姑息保守治疗。

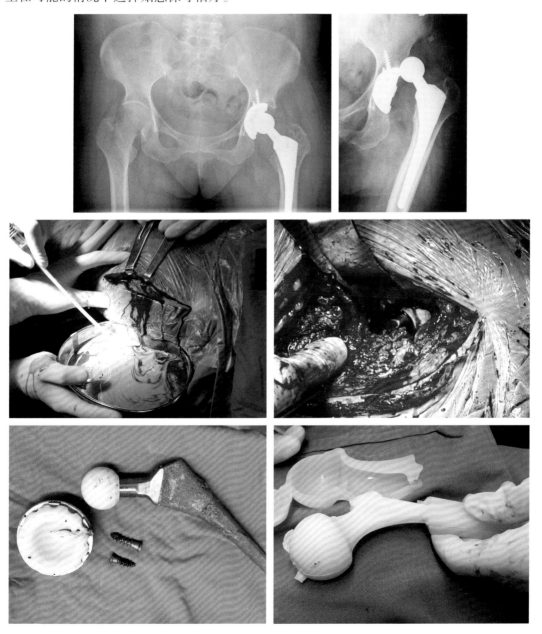

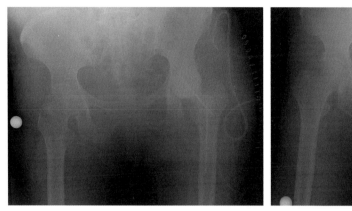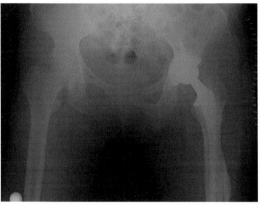

图 24-1　髋关节置换术后感染性脱位二期翻修术

患者，女性，67 岁，左侧股骨颈骨折全髋关节置换术后 6 个月，突发关节疼痛、活动受限 7 天。X 线片显示假体髋关节脱位、髋臼杯外展角过大。体检见下肢短缩、屈曲、内收、弹性固定，左髋部局部皮温高、有波动感，穿刺抽出黄色黏稠脓液。手术见深筋膜下及假体关节周围大量脓液，髋关节假体脱位。予以清创、骨水泥间隔器置入。3 个月后行二期髋关节翻修术

其次，重新拍摄高质量的骨盆及股骨影像是必要的。在计算机的影像系统中对骨组织参数进行测量，从而提前判断所需组件型号是十分重要的；髋臼、股骨的骨缺损程度可以通过 CT 扫描进一步评估，同时还可以有效地观察异位骨化的具体位置；清晰的影像还有助于判断及鉴别假体的类型和型号，从而有针对性地准备相应取出及调整的工具。

通常来说，翻修术相比初次全髋关节置换术需要更多的器械。一般来说需要准备与原假体相匹配的器械及特殊的取出工具，如改锥及头颈分离器等。翻修术经常需要准备的额外器械和材料包括股骨柄及髋臼杯取出器械、骨水泥取出器械、髓腔软钻、弹性薄骨刀、弧形骨刀、环扎钛缆或钢丝、同种异体骨，甚至电动金属切割器械等。

除手术器械外，还需要准备多种备用假体及髋臼侧的填充材料。需要各种常规柄及长柄股骨假体、股骨距可替换柄或可加长颈部的股骨柄来矫正肢体长度的不足、骨丢失及术中骨折。准备髋臼侧垫块、髋臼加强环、自体骨等用于填充髋臼侧可能存在的骨缺损，必要时可使用三维打印定制假体。

三、手术入路

传统的人工全髋关节置换术入路主要分为四类，即后外侧入路、直接外侧入路、肌间隙入路（OCM）及以直接前入路为代表的微创入路，其中后外侧入路及直接外侧入路是临床全髋关节置换术中使用最为广泛的两种手术入路，但各具优点，同时也均存在些许不足。全髋关节置换术后脱位翻修术的入路与初次置换术的入路基本一致，除个别术中暴露较为受限的微创入路外，其他应用于初次置换的手术入路均可作为治疗人工关节脱位的手术入路。但因为不同手术入路及体位的摆放各有其优劣，因此针对不同的脱位因素并结合详细的术前计划选择最为合适的手术入路可有效规避术中的困难，从而达到更好的治疗效果。

（一）后外侧入路

后外侧入路又称 Moor 入路，是初次全髋关节置换术最常用的入路。使用该入路时，患者侧卧位骨盆固定。切口自髂后上棘前外 5cm 至股骨大粗隆后缘，长 12～15cm，切开臀大肌并切断部分外旋肌群，随后切开后方关节囊，暴露关节。该术式术毕需对切断的外旋肌群及后侧关节囊进行缝合修复。

该入路作为假体髋脱位翻修入路的优点包括：①良好的暴露及切口的可延展性，可较好地显露髋臼及股骨侧，显露不佳时可扩展切口；②通常不需要切断臀中肌，不影响髂胫束功能，降低了跛行的可能性。该入路的缺点主要包括：①操作邻近坐骨神经，尤其在翻修术时由于局部瘢痕的影响，神经损伤的风险增加。②切开或切除后方关节囊、切断外旋肌群增加了后方不稳定因素，导致术后髋关节后脱位的风险增加；虽然关闭切口时可对关节囊、外旋肌止点进行重建，但依然对髋关节稳定有所影响。

该入路髋关节翻修术可充分满足髋臼侧和股骨侧假体与骨床的处理、各种撞击因素的去除等手术目的。该入路为骨科医生广为熟悉。

（二）直接外侧入路

直接外侧入路又称改良 Hardinge 入路，在目前全球全髋关节置换术的入路使用中居第二位。该入路切口以大转子为中心，由近及远、由前向后略微倾斜纵向切开皮肤，一般长度为 10～15cm，并可根据术中需要向近端或远端延长。分离皮下组织后沿阔筋膜张肌与臀大肌的间隙切开阔筋膜。在确定臀中肌的前后缘后，在其前、中 1/3 交界处劈裂该肌，拉钩分开臀中肌与股外侧肌，使髋关节外旋，顺着肌纤维走行劈裂臀小肌后显露前方关节囊。切开关节囊后可较好地显露髋关节。

该入路作为髋关节脱位翻修入路的主要优点在于它十分有利于髋关节的稳定。髋关节后方关节囊薄弱，后脱位是假体髋最常见的脱位方向。该入路不破坏后方关节囊及软组织，术中对髋关节周围稳定结构损伤也较小，因此术后发生脱位的概率较后入路低。此外，该入路远离坐骨神经，无损伤坐骨神经之虞。该入路的缺点主要是术中需要部分切开臀中肌，因此对术后患肢外展功能可能造成一定的影响，在关闭切口时应着重修复臀中肌；切口向近端延伸过多时可能损伤臀上神经。

对于全髋关节脱位翻修术，直接外侧入路对术野暴露良好，可延展性高且术后再次脱位风险可能更低，适用于各种原因所致人工髋关节脱位的手术治疗，是较为推荐的手术入路。

（三）肌间隙入路

肌间隙入路又称前外侧入路，该入路利用了阔筋膜张肌和臀中肌之间的间隙，可清楚地暴露髋臼并可以安全地进行股骨干扩髓。患者可取骨盆固定的平卧位，术中需使用牵引床配合，切口从大粗隆边缘前上方指向髂前上棘后方。该入路术中髋臼侧及股骨侧视野均较好，且因走行于肌肉间隙，因此该入路具有组织损伤小、出血少、无须切开臀中肌、股外侧皮神经及旋股外血管不受损、切口可延展性高等优点。该入路的风险及难点主要在于存在臀上神经损伤风险，一旦损伤可导致跛行及 Trendelenburg 征阳性。另外，该入路股骨侧暴露及操作相对于外侧入路较为困难，需要借助牵引床或特定体位完成，否则存在股骨侧骨折风险。

对于全髋关节置换术后脱位的患者，如脱位原因来自髋臼侧，如需要髋臼杯角度的调整、更换大头、更换内衬、更换双动全髋、髋臼侧撞击因素的去除及软组织张力重建等，该入路为较好的选择。但如果脱位因素来源于股骨侧假体，需对股骨侧假体进行更换，该入路需要谨慎操作，应适当延长切口或选用其他入路进行手术。

（四）直接前入路

直接前入路属微创入路。手术时患者取平卧位，需使用特殊骨科牵引床。切口经阔筋膜张肌与缝匠肌间隙、臀中肌及股直肌间隙进入，不需要剥离阔筋膜张肌在髂嵴的附着部分，完全基于自然解剖间隙显露。该入路具有创伤小、恢复快、疼痛轻等优点。但直接前入路的缺点包括股骨侧显露困难及易发生骨折、穿出髓腔等相应并发症，以及股外侧皮神经损伤等。

目前全髋关节翻修术是否可采用直接前入路存在争议，有文献提出直接前入路是翻修术的绝对禁忌；但也有学者认为直接前入路可用于翻修术，但存在一定的限制。例如，无严重的关节活动受限、体形偏瘦、肌肉不发达、髋关节轻度外翻或股骨偏心距较大的患者是理想的适应证。综上可知，全髋关节置换术后脱位翻修对部分患者可选择直接前入路，但仅适合解决单纯的髋臼侧因素，如髋臼假体的调整、髋臼周围撞击因素的清除等。对于需要调整股骨假体的手术，该入路并不适合，需兼顾患者是否肌肉发达、肥胖等身体因素。

第二节　假体位置的纠正

一、假体位置不良的来源

假体位置不良是髋关节复发性脱位的主要原因之一。假体位置不良既可以发生在髋臼侧，也可能发生于股骨侧，但以髋臼侧更常见。Lewinnek 等提出的全髋关节置换术髋臼假体安放的角度，即髋臼杯 $40°\pm10°$ 的外展、$15°\pm10°$ 的前倾，对于假体髋稳定而言是相对安全的区域。过度前倾会造成前脱位，前倾不足甚至后倾容易导致后脱位的发生；过度外展倾斜则会在抬腿时增加侧方脱位的风险。但最新的文献表明，此安全区的概念可能并不那么全面、准确，它并没有考虑髋臼-股骨之间的相对运动及髋臼外展角、前倾角在人体运动过程中的变化。因此，每位患者髋臼杯的理想安装区域可能会因这些因素而异。即便如此，虽然将髋臼杯放于目标区域，但也可能无法完全消除脱位的风险，却可将这种风险降至最低。

单独髋臼假体的安放位置及角度不能完全决定人工髋关节的稳定性，人工髋关节假体的稳定性与髋臼假体和股骨假体安放均相关。正常人股骨颈前倾角为 $12°\sim15°$，全髋关

对于特殊情况需要个性化处理，如晚期假体松动性脱位手术的目的是直接取出假体，重新定位，植入新的髋关节假体；对于仅有假体聚乙烯磨损导致的不稳脱位而金属杯及股骨假体仍固定牢靠的髋关节，仅更换内衬甚或取出内衬旋转改变负重区位置后再嵌入聚乙烯杯都是可以的选择，但后者系无合适聚乙烯内衬可用时并考虑患者手术耐受力差时的姑息方法。

四、手术技术——髋臼及股骨假体均翻修

（1）根据术者的经验选择合适的手术入路，通常选择原手术入路，下面以后入路为例。

（2）沿原手术切口进入，切开阔筋膜，显露外旋肌群，内外旋髋关节，检查外旋肌群的张力。

（3）标记外旋肌并将其从股骨止点切开，显露后方关节囊和（或）瘢痕，伸屈髋关节，用手指触摸到髋关节的活动部位，以确定股骨颈的位置，切开或切除后方关节囊，清楚显露股骨颈及髋臼后缘。

（4）切除髋臼内的瘢痕组织，充分显露股骨颈，使用单钩提拉股骨头，并同时屈髋内收、内旋髋关节，将股骨头脱位。脱位后轻轻敲击取下股骨头，切除髋臼前方的瘢痕组织，完整显露整个髋臼杯及内衬。将2把髋关节拉钩分别放置于髋臼的前下方和后下方，并将股骨假体颈压于前下方髋臼拉钩下，上方则可使用2枚粗骨针协助显露。

（5）内衬的固定锁定方式因厂家不同而多样。针对聚乙烯内衬，可在内衬边缘钻一4.5mm的孔，然后拧入一枚直径6.5mm的松质骨螺钉，当螺钉顶到金属髋臼杯时，通过螺钉的推挤作用即可轻松取出内衬；针对陶瓷内衬，可使用金属棒或骨膜剥离器放置于金属髋臼杯缘，用锤子轻轻敲击器械的近端，利用敲击产生的震动震松陶瓷内衬。

（6）生物型髋臼杯即使存在假体周围骨溶解，往往也十分牢固，难以取出。此时可使用专用的髋臼杯取出工具，沿髋臼杯与骨的界面插入并进行剥离（图24-11）。注意避免破坏髋臼环的完整性（图24-12）。

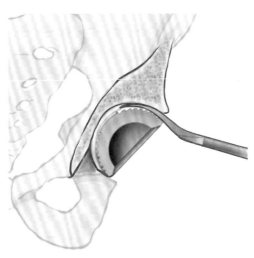

图 24-11 使用专用的髋臼杯取出工具沿髋臼杯与骨的界面插入并进行剥离

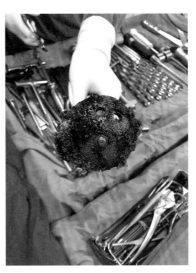

图 24-12 髋关节翻修术中取出髋臼杯时带出的骨质可导致髋臼骨缺损

（7）取出髋臼杯后，评估髋臼环和骨床的完整性及骨缺损的程度（关于严重髋臼缺损的重建，本书不做专门介绍）；如剩余骨量充足，可在原髋臼杯大小基础上扩大磨锉，植入大号髋臼杯，尽可能保证能使用直径36mm以上的大股骨头。根据厂家不同，金属髋臼杯直径多需大于50～52mm时方可使用大直径股骨头。如剩余骨量不足，无法容纳大髋臼杯，则使用同型号髋臼锉稍稍加深髋臼，再植入直径大1～2mm的髋臼杯。植入髋臼杯时，需充分考虑患者的体位，以及参考髋臼的骨性标志，以达到准确植入的目的。最终植入假体时，最好不要一次性将髋臼杯击打到底，稍稍保有余量，经术中透视确保髋臼杯前倾、外展角满意后，再将髋臼杯充分击打到位。辅以髋臼螺钉固定。

（8）安装内衬及股骨头试模并将关节复位，检查关节稳定性。与初次全髋关节置换相同，可根据稳定情况选用高边内衬及调整颈长，如髋关节稳定，则可植入假体。但如果使用了高边内衬及最长颈股骨头试模后，关节仍不稳定，则需要进行股骨侧翻修。

（9）股骨假体的取出需充分显露股骨近端，任何骨性或软组织的阻挡都会对假体的顺利取出产生阻碍。生物型假体如果非常稳定，可使用薄的骨刀插入骨－假体界面以使之分离，然后再连接滑锤倒打拔出。对于拔出困难的病例，可使用远端开窗或大转子延长截骨（ETO）取出假体（图24-13）。骨水泥型假体一般较容易取出，困难的是完整取出骨水泥鞘。如果骨水泥难以取出且水泥－骨界面结合良好，也可选择 cement in cement 技术安装新的水泥假体。

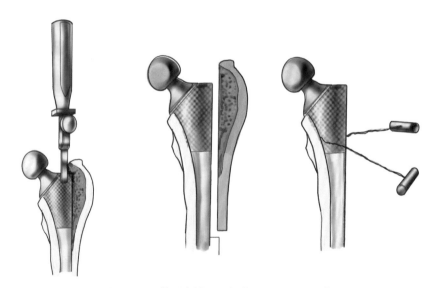

图 24-13　使用大转子延长截骨取出股骨假体

（10）准备好股骨侧骨床后，安装新的股骨假体时，前倾角可参考股骨颈截骨面的长轴，一般与该长轴重合或平行于长轴放置假体即为10°～15°的生理前倾角度；新的水泥假体前倾角调整至与股骨颈椭圆形截骨面一致。如股骨近端缺损严重，骨性标记缺失，可以以股骨髁通髁线为基准。放置假体时，患肢屈髋、屈膝、内收、内旋，将小腿完全垂直于地面，通髁线与地面平行，此时假体颈平面与地面所成的夹角即为前倾角。

（11）安装内衬及股骨头试模并将关节复位，检查关节稳定性；仔细重建外旋肌，尽可能缝合关节囊或相应组织，缝合阔筋膜及皮肤。

（12）术后患者皮牵引 2 周，然后逐渐开始下肢功能锻炼。

上述过程中如术前、术中股骨假体有明确的证据需要翻修则先处理股骨侧，取出股骨假体后再进行髋臼侧的处理。

五、典型病例

（一）仅翻修纠正髋臼杯位置不良

病例一：患者，男性，75 岁，左侧全髋关节置换术后 3 年，共发生脱位 4 次。X 线片显示髋臼杯前倾角 0°、外展角 50°；股骨假体偏心距、颈长与健侧无明显差异。CT 检查显示髋臼杯几乎无前倾，股骨假体前倾角正常。术中见髋臼杯无明确前倾角；髋臼杯与股骨假体固定牢固。因此，仅翻修髋臼侧假体，增加髋臼杯前倾角，减小外展角；股骨侧假体未予翻修（图 24-14）。

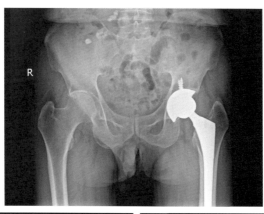
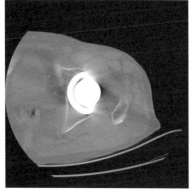
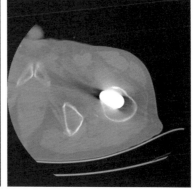

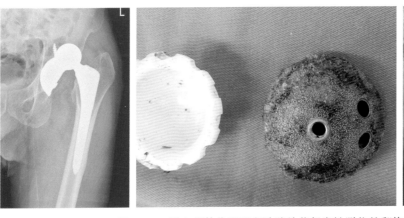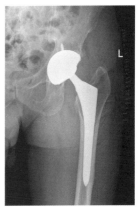

图 24-14　髋臼假体位置不良致髋关节复发性脱位的翻修术

　　病例二：患者，女性，60 岁，右侧全髋关节置换术后 12 年，右髋疼痛、活动受限 1 年。X 线片显示假体髋关节脱位、髋臼、股骨假体周围未见骨溶解及假体松动，髋臼位置略差。术中见股骨头从聚乙烯内衬中脱出；缺口型聚乙烯内衬磨损并在髋臼杯内旋转致股骨头与金属杯直接接触，股骨头磨损。股骨假体固定牢固。因此，手术仅翻修髋臼杯，股骨假体保留，更换股骨头（图 24-15）。

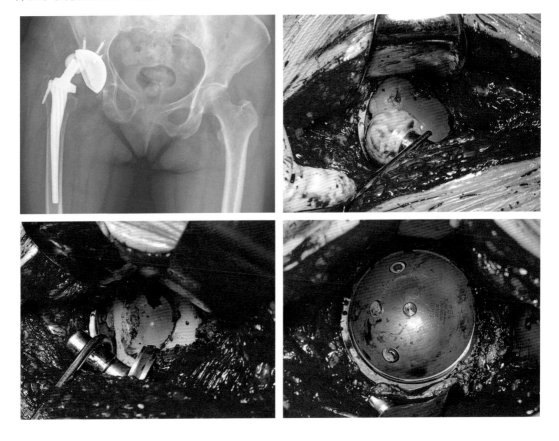

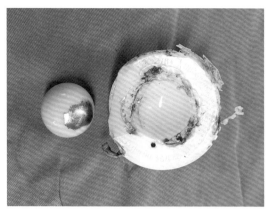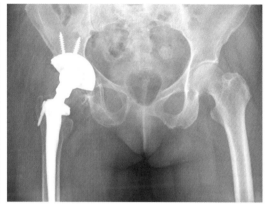

图 24-15　髋臼杯聚乙烯内衬磨损致髋关节假体脱位翻修术

（二）仅翻修纠正股骨侧假体位置不良

病例：患者，女性，71 岁，右侧股骨颈骨折全髋关节置换术后 3 天下床活动跌倒致假体关节脱位，手法复位未能成功。X 线片显示股骨近端骨折可疑，股骨假体发生旋转；髋臼杯位置、角度无异常。术中见股骨近端纵行劈裂骨折，股骨假体旋转近 100°；髋臼杯稳定。手术复位股骨假体及股骨骨折，钢丝捆扎固定后复位关节（图 24-16）。

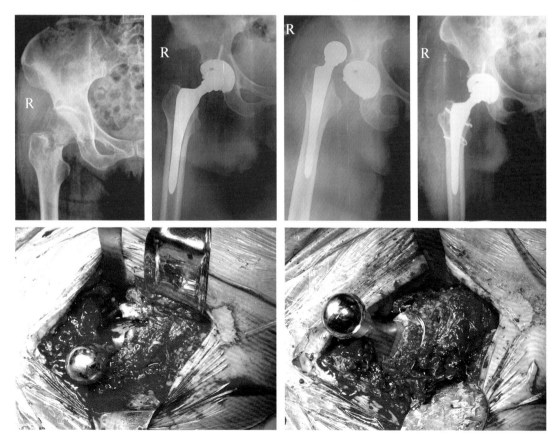

图 24-16　股骨假体周围骨折致髋关节脱位的翻修术

（三）髋臼和股骨侧假体均翻修

病例一：患者，男性，64 岁，右侧全髋关节置换术后 12 年，突发右髋疼痛、活动受限 22 天。X 线片显示髋臼及股骨假体周围骨溶解、假体松动，假体关节脱位。CT 检查显示假体股骨头脱位于髋臼杯后上方；假体周围骨溶解。排除感染后施行翻修术，术中见假体关节脱位，髋臼杯、股骨假体松动，聚乙烯内衬磨损为卵圆形。因此，手术翻修髋臼杯、股骨假体，并行自体髂骨、异体骨移植（图 24-17）。

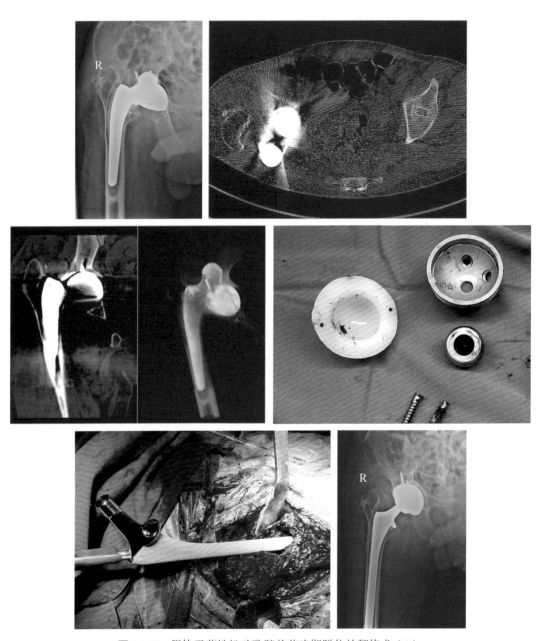

图 24-17　假体无菌性松动致髋关节晚期脱位的翻修术（1）

病例二：患者，女性，49岁，左侧全髋关节置换术后10年，关节疼痛数年加重7天。X线及CT检查显示假体关节脱位，股骨假体周围骨溶解、假体松动下沉，远端穿破股骨干；螺旋臼植入位置较浅。术中见股骨头脱位，股骨假体松动；聚乙烯内衬磨损为卵圆形。因此，手术翻修髋臼杯、股骨假体，异体骨移植（图24-18）。

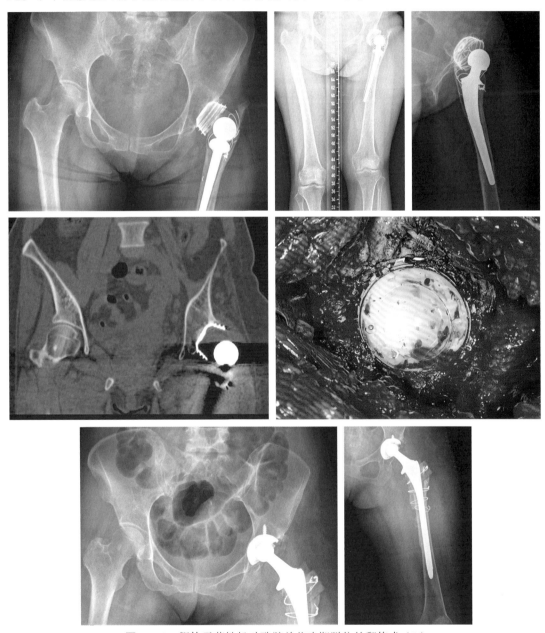

图24-18 假体无菌性松动致髋关节晚期脱位的翻修术（2）

（四）中心性脱位翻修

病例：患者，女性，65岁，左髋类风湿关节炎全髋关节置换术后5个月并疼痛、负重不能。X线片显示左侧假体髋中心性脱位突入盆腔。血管造影见左髂外动脉与髋臼杯紧密接触，几近受压。术中见髋臼杯突入较深并翻转，无法脱位股骨头。将假体头从股骨颈敲下摆脱，显露髋臼侧假体，震松陶瓷内衬并取出，移除髋臼螺钉后取出髋臼杯；骨性髋臼底缺如，髋臼口环完整。股骨假体固定牢固。翻修手术取髂骨结构植骨，于髋臼内向髂骨、耻骨方向拧入螺钉阻挡移植骨块，再另用螺钉固定骨块并植入异体骨松质，利用骨性髋臼开口环把持、固定髋臼杯。股骨假体固定牢固，位置、角度尚满意，未予翻修。安装 –4 号假体头后复位关节（图 24-19）。

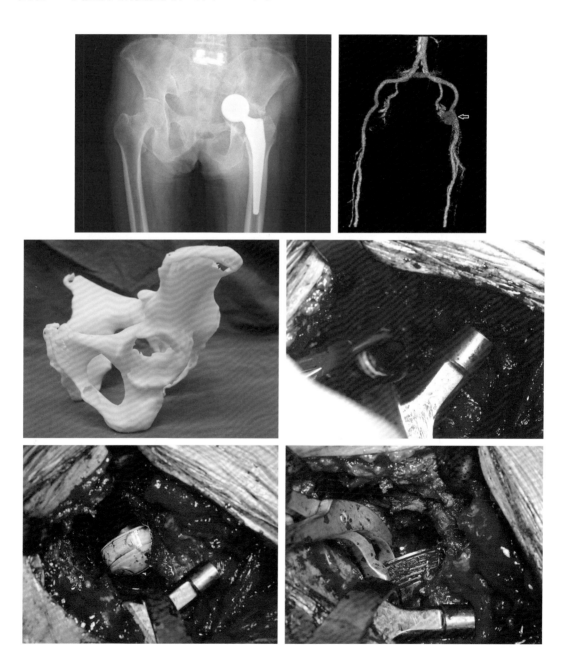

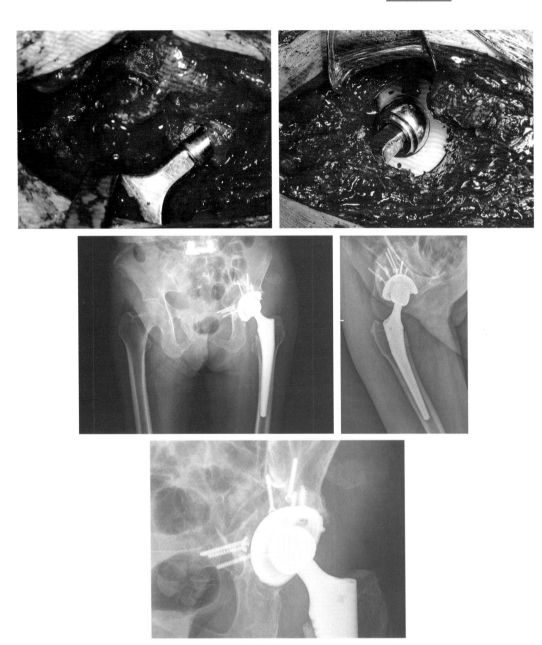

图 24-19 全髋关节假体中心性脱位的翻修术

第三节 撞击因素的去除与规避

一、撞击产生的原因

全髋关节置换术后引起关节不稳、可导致脱位的撞击类型包括骨性撞击、骨赘假体撞击、假体组件间撞击和软组织撞击。

骨性撞击是正常解剖骨结构之间产生的撞击，可发生在髂前下棘与股骨、大转子与骨盆、坐骨与股骨这些骨结构之间任何两者异常接触时。其中髋关节前方的撞击更为多见，主要发生于屈髋时髂前下棘与股骨之间。骨性撞击发生的个体差异较大，主要易发生于骨形态较大的个体，骨盆及股骨的形态越大越容易发生。女性发生髋后方坐骨 – 股骨撞击的概率更高；坐骨的角度、股骨前倾角、腘绳肌附着点的面积及其与坐骨结节的距离等均与后方撞击的发生密切相关。

骨赘假体撞击主要发生于髋臼缘骨赘或骨质与假体颈之间，屈髋过程中及屈髋 90° 内旋时假体颈和髋臼缘前上象限骨赘易发生撞击；髋中立位外旋时假体颈和髋臼后下象限骨赘撞击。这两个撞击姿态正分别对应了假体髋易发生后脱位和前脱位的体位。髋臼周围骨赘清理不完全时易导致假体与骨赘的"钳式"撞击。

全髋关节置换后假体组件间撞击是较为普遍存在的现象，假体间撞击是比骨性撞击对假体髋稳定性危害更大的撞击类型。股骨颈直径一定的情况下，假体头直径越小，头颈比越小，髋关节活动弧越小，越容易发生假体间撞击导致的脱位。假体颈的形态也影响撞击发生率。假体位置不良和聚乙烯内衬的高边都可能是该类撞击更容易发生的原因。

软组织撞击影响假体髋关节的稳定性主要发生在较大 BMI 的肥胖患者身上，常在屈髋内收时发生关节不稳，导致脱位。撞击主要发生于髋关节前侧和内侧，大腿周径是直观的参考因素。

无论上述何种形式的撞击，都会在撞击发生的部位形成一个支点，在杠杆力的作用下，将股骨头从髋臼内衬中撬出，从而导致脱位。

有学者认为，异位骨化可能形成新的杠杆支点，从而导致撞击的发生。但异位骨化往往导致的是髋关节活动受限（图 24-20），在极少数情况下异位骨可能成为髋关节撞击的支点，从而导致关节不稳。通常有异位骨化但假体固定良好时，髋关节不稳定多是由其他因素导致的。

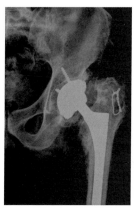
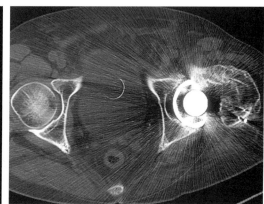

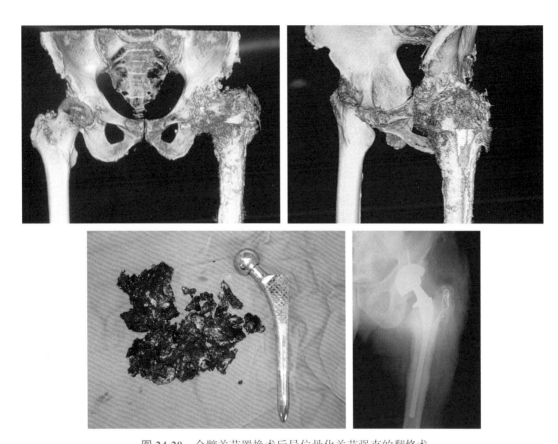

图 24-20 全髋关节置换术后异位骨化关节强直的翻修术

患者，男性，75 岁，右侧全髋关节置换术后 3 年，髋关节强直。髋关节各个方向活动度均为 0°。X 线及 CT 检查显示假体关节周围多量异位骨化，以髋前侧为主。手术清理异位骨化、翻修髋臼杯及股骨假体

二、术前识别

对于正常骨结构间的骨性撞击，有一点是十分清楚的，即髋关节旋转中心的上移会显著增加屈髋时骨盆与股骨间撞击的概率。对于髋关节发育不良初次置换选择在假臼的高位重建髋臼的病例，这一点尤其应该引起手术医生的重视。水平偏心距的缩短除导致外展肌张力和肌力不足外，也会使髋前方骨结构间撞击的概率增大。骨性撞击很难找到影像学的直接证据，询问病史，寻找撞击的特征并结合骨形态的解剖特点可以为此类撞击提供线索。还有一点需要指出的是，文献表明，在使用直径 32mm 及 36mm 股骨头的髋人工关节中，髋前方骨性撞击的发生率远高于假体组件间的撞击率。

骨赘假体撞击的关键点在于髋臼缘的增生骨赘，X 线片难以清楚显示时，CT 扫描加三维成像可以帮助手术医生清晰识别。在初次置换的髋臼假体内陷时，三维 CT 图像可以清楚地显示假体颈和突起的骨性髋臼缘可能发生撞击的部位。初次置换的髋关节旋转中心内移也会使骨性髋臼缘与假体颈撞击的概率增大。

术前髋关节正侧位 X 线片及 CT 扫描对于评估假体间撞击尤为重要。例如，影像显示的髋臼杯过大的前倾角常预示假体髋过伸外旋时可能发生后方撞击致前脱位；前倾不足时

提示易发生前方撞击、后脱位。过小的髋臼杯外展角会使得撞击更易发生。根据术前影像或前次手术记录可计算出头颈比，直径22mm股骨头的小头颈比假体髋撞击前的活动弧更小，更容易发生导致脱位的撞击。三维CT成像后使用计算机辅助重建几何模型，并模拟伸屈髋的运动轨迹，预测撞击发生的可能情况，此被认为是有效的方法之一。由于聚乙烯防脱位高边无法显影，它可能引起的撞击无法从影像学检查得到证据。

对于肥胖导致的软组织撞击，虽然影像学无法提供直接证据，但BMI大于35kg/m^{2}时高于常规病例数倍的脱位率足以作为该类撞击存在的间接依据。

三、治疗方式

对于髋前方的骨性撞击，增加股骨水平偏心距、颈长或增加股骨柄的前倾角等措施可通过改善前方偏心距（侧位片股骨近端轴线与股骨头中心的垂直距离）而降低骨性撞击的发生率。选用更大直径的股骨头并不能减少这种撞击的发生，其原因在于股骨头的中心及前方偏心距并没有因此发生改变。股骨小转子处增生肥厚的肌附着点的部分清除、切除大转子的前部，以及髂前上、下棘的切除成形等措施均可减少髋前方骨性撞击的发生。而伸髋时的股骨和坐骨之间的撞击可以通过去除坐骨增生的骨质或切除后关节囊与瘢痕组织来解决。

对于骨与假体间的撞击，可于翻修手术中直视下直接清除骨赘或突出于髋臼杯外的骨质，并可即刻检验效果。但文献和作者的经验表明，骨赘的清除不能一概而论，有时看似有益的骨赘清除可能导致不必要的骨丢失，髋臼后上象限的骨赘适度保留反而有利于金属髋臼杯的稳定。因此，正确的做法应该是髋臼缘骨赘的合理清除。还需指出的是，翻修手术应避免髋臼杯内置，内置的髋臼杯易使假体颈与骨性髋臼的周缘发生撞击。

假体组件间的撞击可通过调整髋臼杯的角度或调整髋臼内衬高边的方向来解决。但总体而言，增加头颈比是克服假体组件间撞击的有效手段。对于同系列关节假体而言，假体颈的直径是一定的，而股骨头的直径是一个可选择的变量，可为28～36mm，甚至达40mm。股骨头直径越大，头颈比越大，假体关节活动度越大，假体间撞击的可能性越小，髋关节脱位的风险越低。同时，一般情况下股骨头直径越大，跳跃距离越大，越不容易发生脱位。因此，应在金属髋臼杯直径允许的前提下选择大直径股骨头。文献证实，当头颈比＜2.0时，假体组件间发生撞击的程度也更重。

文献表明，通过增加假体偏心距可增加肥胖者髋关节前侧和内侧的活动间隙，从而减少软组织撞击、降低肥胖者假体髋脱位的风险。去除前方关节囊肥厚的软组织有利于减少软组织撞击。Nakamura等证实，即便对于体重正常的全髋关节置换患者，切除前方关节囊后髋关节屈曲内旋时的活动度可增加6°，可显著减少软组织撞击。

四、手术技术——关节内撞击因素的去除

（1）根据术者的经验选择合适的手术入路，通常选择原手术入路，下面以后入路为例。
（2）沿原手术切口切开，切开阔筋膜，显露外旋肌群，内外旋髋关节，检查外旋肌群

的肌张力。

（3）标记外旋肌并将其从股骨止点切开，显露后方关节囊或瘢痕假性关节囊，伸屈髋关节，用手指触摸到髋关节的活动部位，以确定股骨颈的位置，切开或切除后方关节囊，清楚地显露股骨颈及髋臼后缘。

（4）屈曲、内收、内旋脱位假体关节，敲击移去股骨头，屈髋内旋患肢，将股骨假体颈的椎部放置在髋臼下方，显露髋臼前方瘢痕，切除髋关节前方的瘢痕组织，直至清楚显露髋臼前缘；仔细检查髋臼及内衬的稳定性，检视内衬是否存在撞击痕迹；检查假体颈是否存在撞击磨损痕迹。

（5）安装原长度的股骨头试模，复位髋关节。如果是后脱位，则术者将手指置于髋臼前方，屈曲髋关节，触摸髋臼前缘的骨性或软组织撞击部位，在确定是骨性撞击或软组织撞击后，脱位髋关节，切除撞击的骨赘、骨质或软组织；如果是前脱位，则可在直视下过伸髋关节，检查后方的撞击因素，如果是骨性因素则切除多余骨质，如果是内衬高边撞击，可用锐利的骨刀将高边切除，再检查是否还存在撞击。仍有明确的假体颈和髋臼内衬撞击时可考虑增加股骨头直径，更换相应内衬。联合前倾角过大或过小引起的假体间撞击则需要按前述假体位置不良进行髋臼假体翻修。

（6）去除撞击因素后，再次检查髋关节软组织松紧度，通常情况下，翻修切除瘢痕组织后，软组织会较前松弛，需更换更长的股骨头假体，一方面可增加偏心距解决软组织松弛问题，另一方面可以延长骨盆和股骨之间的距离，降低骨结构间撞击的风险。

（7）内衬高边引起的撞击，在切除高边解决撞击问题后，可根据术中情况选择更换或者不更换内衬，如选择更换内衬，则可将新的高边移至髋臼杯的偏上侧，防止撞击的再次出现；在髋臼杯直径允许更换大直径股骨头时，此时亦需更换相应髋臼内衬。

（8）安装新的股骨头假体，复位髋关节，再次检查髋关节各个方向活动度及稳定性，仔细重建外旋肌，缝合阔筋膜及皮肤。

（9）术后患者可无须制动，康复同初次全髋关节置换。

第四节　改善软组织张力

一、软组织张力不足的原因

软组织张力不足是髋关节不稳的一个棘手问题，较严重的情况是外展肌张力、肌力不足或大转子骨折不愈合。髋关节对身体的稳定作用可以被看作是一个杠杆，单腿站立时，股骨头旋转中心是杠杆的支点。杠杆的一侧是身体重量，力臂是股骨头中心至身体重力线的垂直距离；杠杆另一侧为外展肌肌力，力臂是股骨头旋转中心至该肌肉作用力方向的垂直距离。全髋关节置换术股骨假体的水平偏心距代表了臀中肌作用的力臂。因此，臀中肌是维持假体髋关节稳定最重要的肌肉，偏心距的恢复是全髋关节置换术重要的指标。全身性疾病如偏瘫、脊柱脊髓疾病等或术中损伤臀上神经等因素是导致臀中肌肌力、张力不足的原因，会导致髋关节不稳。此外，导致髋关节周围软组织张力不理想的原因还包括股骨假体偏心距减少、假体颈长度不足、髋关节旋转中心的内移或上移、广泛的软组织剥离、关节囊切除等。软组织因素导致假体髋易发生脱位的原因、病因详见第十三章。

二、术前识别

假体位置良好、无明确撞击因素存在的髋关节脱位，需考虑软组织张力不足的存在。首先需要详细询问病史，明确有无导致肌力降低的基础疾病，如偏瘫、脊柱退变等神经根受压、脊髓灰质炎后遗症等。其次可通过体检进行排查，臀中肌麻痹特有的体征为 Trendelenburg 征阳性；需检查患者髋关节周围肌力，重点检测臀中肌肌力。方法是患者取健侧卧位，嘱患者伸直髋膝时主动外展患肢并抬高，如不能正常抬起或在适度的阻力下抬起，说明臀中肌肌力差。此外，还可以针对臀中肌进行肌电图检查，以明确臀中肌是否存在神经支配受损。对于一些软组织张力特别差的患者，检查者将患髋屈曲 30° 并向远端牵拉下肢，可明显有髋关节的分离感。

在正位 X 线片上测量股骨偏心距及假体颈长、下肢长度可以评估外展肌肌力不足是否由偏心距原因造成，如果是偏心距不足导致的软组织性不稳，可通过增加偏心距的方法调整（图 24-21）。旋转中心的内移导致的结果是臀中肌力臂变短，力量减弱，常需要通过增加股骨偏心距来弥补。文献报道，旋转中心 5mm 的内移可明显降低外展肌张力和肌力强度。旋转中心上移会导致臀中肌松弛、张力不足，15mm 的旋转中心上移会对外展肌力臂及外展肌功能的恢复产生显著影响。此时，最好的补偿方式是增加股骨颈长度。为恢复力臂，增加偏心距也是可选择的应对措施。研究证实，偏心距增加 2 ~ 3mm 就能显著增加外展肌力臂、提高外展肌的效能。此外，X 线片还可以排除是否存在大转子部骨折，如有就需要做相应处理。

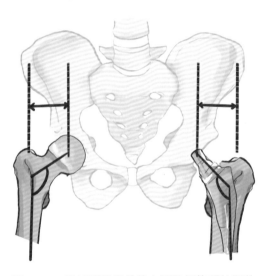

图 24-21　通过测量股骨偏心距及假体颈长评估外展肌力臂

三、治疗方式

在假体位置良好、固定可靠的基础上，软组织张力不足通常可以通过增加颈长来解决，如原先使用 –3 号或 0 号颈长的股骨头，可改用 +3 号甚至更长的股骨头来延长，其机制是在延长股骨颈的同时，增加股骨的偏心距，从而增加软组织的张力。对于某些需额外延长股骨颈但又超过了股骨头最大延长范围的情况，可以使用一种特殊设计的股骨颈延长装置，如 BioBall™ Adapter，这种延长装置还被设计成具有一定的偏心角度，以进一步增加股骨的偏心距（图 24-22）。

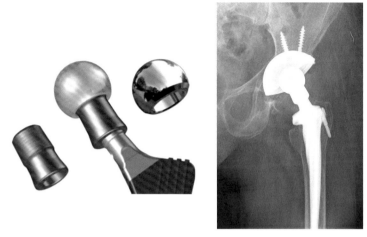

图 24-22 股骨颈延长装置

　　但有一点需要注意的是，通过增加颈长来加大偏心距的同时，下肢的长度也被延长。如果术前下肢等长或稍短缩，则不存在问题；但如果术前下肢已经比健侧长，此时再增加颈长，则导致患肢长度进一步增加。患者在站立时，可能导致骨盆向健侧倾斜，髋臼杯的外展角相对于地面被动增大，从而带来新的脱位风险。因此，在臀中肌松弛合并下肢延长的病例中，应该更换小一号的股骨假体加深放置，再行延长股骨颈，这样在增加偏心距的同时，并不会造成肢体过多延长。如图 24-23 所示，使用 11 号股骨假体和 –3mm 股骨头时，测量的偏心距为 38mm。如果更换 +9mm 股骨头，股骨颈被延长了 12mm，按照颈干角 135° 计算，偏心距可增加 8mm，但下肢长度亦被延长了 8mm。此时如果更换小一号的10 号股骨柄加深放置，则可以克服肢体的延长，在保证偏心距增加的前提下，肢体不会显著增长（图 24-23）。实际上采用高偏心距的股骨假体可以直接解决问题，可避免上述弊端，但问题在于此类假体可能在需要时经常无法得到。因此，充分的术前准备应该包括准备好高偏心距假体。

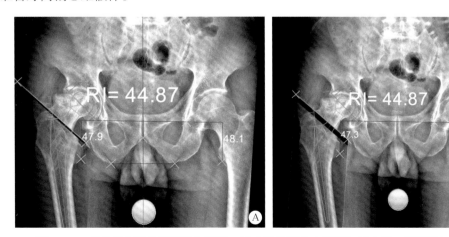

图 24-23 术前规划软件模拟增加颈长、减小股骨柄大小可增加偏心距，但不增加肢体长度
A. 柄：11 号；颈长：–3mm；偏心距：38mm。B. 柄：10 号；颈长：+9mm；偏心距：46mm。RI. 放射外展角

四、典型病例

患者，男性，67 岁，右侧股骨颈骨折全髋关节置换术后 1 个月内 3 次脱位。体检纵向牵拉患肢可诱发半脱位，提示软组织张力不足。X 线片显示假体髋关节股骨偏心距显著短于健侧，股骨假体植入过深，髋臼外展角 60°。术中见纵向牵拉可致股骨头、髋臼分离 1 ～ 1.5cm。初次使用的已是 +3 号长颈股骨头。股骨假体前倾角近 40°。因此，翻修术减小髋臼杯外展角；股骨侧使用高偏心距假体并纠正过大前倾角（图 24-24）。

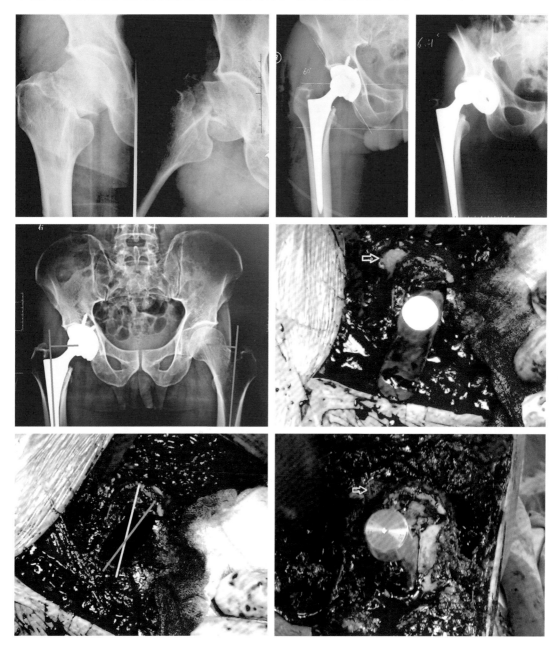

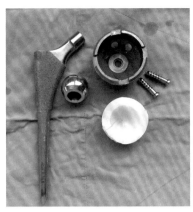
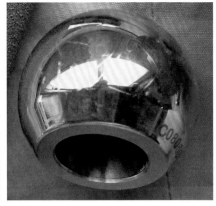
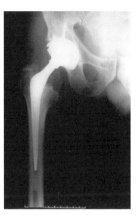

図 24-24　軟組織張力不足致髖関節早期復発性脱位的翻修術

箭頭：小転子；藍線：初次置換股骨假体実際前傾角；黄線：以股骨頸卵圓形截骨面長軸及通髁線為参照的合適前傾角

在假体位置被确定为完全可以接受的情况下，如果存在软组织张力不良，可选择性使用软组织增强手术，包括对外展肌、髋关节周围软组织的加强，大转子前移和降低。但这些手术在技术上要求较高，还可能出现移位的大转子在受区不愈合而导致手术失败。因此，当今这类手术使用频率越来越低。随着假体设计的进步，对于外展肌肌力不良、股骨大粗隆不愈合的病例，还可选用双动全髋，或者限制性内衬来解决。Ekelund 等总结了 162 例 80 岁以上的行全髋关节置换术的老年患者，对 5 例假体位置良好的复发性脱位病例采用大转子滑移截骨治疗后取得满意疗效，术后均未再发生脱位。

五、手术技术——大转子前移术

（1）沿大转子向下横行或纵行切开皮肤长 5 ～ 7cm，分离皮下组织，纵行切开阔筋膜，将阔筋膜张肌及臀肌牵开，显露大转子。

（2）用骨刀将大转子基底部完全截断。

（3）用巾钳夹住大转子并将其提起，向近端游离臀中肌、臀小肌的前后缘。然后，在股骨近端前外侧去除一个三角骨块。

（4）将大转子向前下方移位，使其基部与切除三角骨块的股骨上端前外侧相接触，用 2 枚螺纹克氏针或长螺丝钉水平或斜行固定。

术后用单侧屈髋 10°、外展 25° 髋 "人" 字形石膏固定 8 ～ 10 周，去除石膏后可扶双拐下地活动 3 ～ 4 周，同时进行髋关节功能锻炼。

第五节　外展肌功能重建

一、外展肌功能不足或缺失的原因

髋外展肌群主要由臀中肌、臀小肌和阔筋膜张肌构成，由臀上神经支配。外展肌中，臀中肌是维持假体髋关节稳定性的最重要肌肉。本章第四节讨论了臀中肌肌力减弱的情况及处理方式，但有时候会遇到更严重的情况，臀中肌或外展肌群功能完全缺失。此时，需要重建外展肌的功能以维持全髋关节置换术后关节的稳定。

文献报道，全髋关节置换术后 12 个月内外展肌功能缺失的发生率为 0.08%～20%，外展肌大转子复合体的缺损是外展肌功能缺失的主要原因。这包括臀中肌腱性部分的撕脱、大转子缺如或骨折不愈合、严重的异位骨化等。此外，继发于股骨侧翻修或肿瘤假体置换的外展肌损伤、肌肉萎缩或瘢痕形成、创伤性撕裂、假体松动、金属磨屑微粒的刺激、神经损伤都会导致外展肌功能的完全缺失。

二、术前识别

对于外展肌功能缺失的患者，体格检查可以参考本章第四节的相关内容。主要包括摇摆步态和 Trendelenburg 征阳性。在外展肌功能缺如患者的 X 线片中，假体位置、偏心距、旋转中心等假体相关因素往往正常。此时，X 线片主要用于观察大转子形态，如大转子肌腱附着处大于 2mm 的骨质表面不规则，提示外展肌肌腱病、部分或全层撕裂等。虽然 MRI 检查对评估臀中肌、臀小肌的撕脱和脂肪化萎缩等有很高的灵敏度及特异度，但是仅有 50% 的患者 MRI 改变与临床症状相关。因此，MRI 结果必须结合临床表现综合评估才能正确判断外展肌功能。

三、治疗方式

外展肌功能缺失重建的手术方式有很多种，不同手术方式适应证不尽相同，以下为常用的修复方式及适应证。

（1）直接修复：适用于全髋关节初次置换术后 15 个月内的不稳定患者。

（2）无细胞真皮同种异体移植物软组织增强：用于后入路时外展肌撕脱患者的关节囊重建。

（3）同种异体跟腱 - 跟骨移植：适用于接受过多次翻修术的患者，以及非手术治疗失败，并且髋关节后壁组织不足。

（4）臀大肌肌腱转移术：适用于慢性外展肌撕裂，臀中肌、臀小肌功能受限或丧失，前提是臀大肌功能正常。

（5）股外侧肌移位术：适用于多次翻修后臀中肌肌腱和股骨近端缺损过多、间隙过大者，手术需将整块股外侧肌从股直肌上分离，将臀中肌肌腱缝合固定于向近心端移位的股外侧肌上。

（6）背阔肌腱转移术：适用于术中外展肌缺如患者的重建手术，如接受过广泛肿瘤切除的患者。

（7）人工合成网修补术（synthetic mesh）：可用于因软组织肿瘤切除外展肌后的重建。

（8）人工韧带移植术：可用于假体位置良好的复发性脱位患者。

四、手术技术——同种异体跟腱－骨复合体重建术

通常使用同种异体跟腱－骨复合体，具体手术步骤如下（图24-25）：

（1）在大转子下方用骨刀开槽，制作一个与异体跟腱－骨复合体的跟骨块形状匹配的燕尾榫状凹槽。

（2）将异体跟腱自臀中肌撕裂断端至少3cm处穿过肌肉，穿出正常肌性部分后将跟腱回转并锁边缝合。

（3）将跟骨骨块植入股骨凹槽内，使用6号钢丝捆扎固定。

（4）将异体肌腱分别缝合于臀小肌加前方关节囊及臀中肌加后方关节囊处。

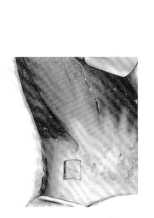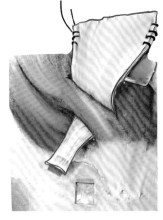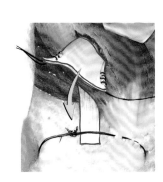

图 24-25　同种异体跟腱－骨复合体重建臀中肌张力

第六节　增加假体关节的稳定性或限制性

全髋关节置换术后脱位在排除髋臼侧及股骨侧撞击、假体位置不良、软组织张力不足等常见病因后，假体关节自身的稳定性也是必须考虑的因素之一。研究发现，翻修髋关节假体时更换更大直径（36mm）股骨头可将髋关节脱位翻修术2年内的成功率提高20%。单纯更换髋臼内衬也同样可达到增加关节假体稳定性的效果，Tooney等报道了10例成功案例，使人工髋关节脱位患者在通过更换高边防脱内衬或限制性内衬后5.8年内均保持良好的关节稳定性。但也有研究报道，如果髋臼杯的位置不佳，仅单纯更换内衬甚至会导致手术失败率从34%升高至55%。因此，虽然更换成高边防脱位内衬、限制性内衬、大直径股骨头甚至双动全髋关节假体等方法均可有效增加假体髋关节的稳定性，但上述调整方式在髋臼假体及股骨假体位置良好前提下才会获得最大的收益。多种增加人工关节稳定性的方法联合使用可能会获得更好的效果。

一、高边防脱位内衬

高边防脱位内衬一方面可增加髋臼杯的相对深度，从而达到增加人工关节稳定性的

作用；另一方面，将内衬的高边置于前次脱位发生方向的位置会增强假体关节在特定方向的稳定性。目前，高边内衬已广泛应用于各种类型的髋臼杯中。虽然有报道表明高边防脱位内衬可有效降低人工髋关节的术后脱位率，但高边防脱位内衬也会增加髋臼杯的应力并且使人工髋关节发生凸轮撞击的可能性增加。因此，平衡好防脱位高边增加稳定性和可能发生的撞击两者的矛盾关系时才能够充分发挥高边假体内衬的优点，规避可能发生的不利情况。单纯更换高边防脱位内衬虽然可增加人工髋关节的稳定性，但同时应注意调整颈长、偏心距等其他因素，在平衡髋臼侧的应力改变的同时有效避免高边可能造成的凸轮撞击。

二、大直径股骨头

股骨头直径与人工髋关节的稳定性密切相关。Berry 等研究显示，同样为后外侧入路的全髋关节置换，使用直径 22mm 股骨头的患者其髋关节脱位率明显要高。另一项对 2020 例全髋关节置换患者进行 31 个月的随访研究发现，经前外侧入路使用直径不小于 36mm 股骨头的患者术后只发生了 1 例脱位，发生率仅为 0.05%。Howie 等开展的一项前瞻性随机对照研究对比了经后外侧入路使用直径 28mm 及 36mm 股骨头的全髋关节置换术，发现直径 28mm 组术后脱位率较直径 36mm 组高 5 倍。更大直径的股骨头增加了头颈比，降低了颈与杯之间的撞击概率；此外，这种大股骨头带来的跳跃距离增加在完全脱位发生之前可允许更大范围"半脱位"的存在。但单纯地更换更大直径的股骨头并非可解决多种原因导致的全髋关节置换术后脱位。Amstutz 等对 29 例全髋关节置换术后脱位通过使用直径 36mm 及以上的大股骨头翻修的患者随访发现，其脱位复发率为 13.7%，其中有 6 例因髋臼杯位置存在问题而在单纯更换大直径股骨头后出现了持续的髋关节不稳，而在调整了髋臼杯位置后的 5.5 年随访时间内未再发生脱位。在非脱位性原因导致的翻修术中，使用直径 32mm 假体股骨头的术后 5 年脱位率为 8.7%，而直径 36mm 及 40mm 股骨头假体的脱位率仅为 1.1%。因此，更换更大直径的股骨头对于增加人工髋关节的稳定性而言效果肯定，且随着股骨头直径的增大，其稳定效果更佳。但更换大直径的股骨头并不能避免其他因素所带来的脱位风险，因此如合并有其他脱位因素，如假体位置不良、撞击等，应在增加股骨头直径的同时进行处理以达到消除所有不利因素、维持假体关节稳定的目的。

三、双动全髋关节假体

双动全髋关节假体构造与人工股骨头假体类似，股骨柄连接直径 22mm 或 28mm 的内头后被限制在聚乙烯球形内衬杯中，该球形内衬杯的外表面可在髋臼侧金属杯中活动；该金属髋臼杯可通过骨水泥或生物固定方式固定于髋臼侧。由于双动全髋假体关节良好的稳定性，该类型关节已被广泛应用于全髋关节置换术后关节不稳的翻修术中。Leclercq 等对 13 例复发性脱位的患者使用双动全髋关节假体进行翻修，随访 2.5 年，均获得了满意的稳定性。Mertl 等对 59 例使用双动全髋关节假体进行翻修的患者进行随访，术后 8 年的人工关节生存率为 98%，仅 1.7% 的患者发生了再脱位。Guyen 等报道了 47 例全髋关节置换脱位患者使用双动全髋关节假体施行翻修，术后 4 年的脱位复发率为 5.5%；Hamadouche 等则进行 6 年的随访后报道，其脱位复发率为 4%。一项对 2107 例人工全髋关节翻修的患者进行的前瞻性研究显示，翻修病例中有 62% 的患者使用了双动全髋关节假体，术后 3 个月的脱位发生率仅为 4%。Massin 及 Mertl 等分别报道，相对于使用普通髋臼杯，双动全髋关节假体配合羟基磷灰石涂层的多孔杯能获得更好的术后稳定性，其术后 8 年的假体生存率可达到 100%。虽然双动全髋关节假体在翻修术中可获得较好的关节稳定性，但双动杯的凹深与耐磨性关系密切，磨损可导致双动关节的锁定系统失效，从而导致关节内脱位的发生。但值得庆幸的是，双动全髋关节假体的平均使用寿命达 10 年以上。也有研究显示，400 例双动全髋关节假体的 15 年生存率可高达 85%。综上所述，双动全髋关节假体适用于初次全髋关节置换术后脱位及翻修术后髋关节不稳，如配合使用羟基磷灰石涂层的多孔杯则可达到更好的术后髋关节稳定效果。

四、限制性内衬

Hernigou 等研究证实，限制性内衬在预防神经或认知障碍患者全髋关节脱位中有显著作用。在该研究所涉及的 164 例髋关节中平均术后 7 年脱位率仅为 2%，而使用普通髋臼杯内衬及人工股骨头置换的患者平均术后 7 年脱位率为 25%。还有其他的临床研究也得出了类似的结论。理论上，限制性内衬允许直径 28mm 的股骨头进行 122° 的活动度。这些都提示限制性内衬在治疗人工全髋关节置换术后脱位中具有一定的应用前景，尤其适用于并发认知障碍和神经性疾病原因的外展肌无力患者。Berend 等研究了 755 例使用限制性内衬进行翻修术的患者，发现其 5 年及 10 年假体生存率分别仅为 68.5% 和 51.7%，其脱位率为 17.5%，而翻修的再次脱位率则为 28.9%，并且部分患者还发生了股骨头或髋臼杯松动。在复发性脱位的 12 例患者中，使用限制性内衬术后 1 年的成功率为 92%，仅 1 例发生再次脱位，但前提是髋臼杯的活动度在 110° 内且不与股骨颈发生撞击。研究发现，限制性内衬不能保证关节长期的稳定性，除非能够有效增加股骨颈撞击前的活动范围。实践表明，限制性内衬在通过增加限制性而获得假体关节稳定的同时牺牲了假体固定的可持续性，即假体的长期生存率。但对于那些负重需求不高的患者而言，如偏瘫以坐轮椅为主者，限制性内衬仍是理想的选择。

（谭　杨　陈廖斌　上官杨帆　李　斌）

参 考 文 献

李鹏涛，商杰，郑柏，2017. 全髋关节置换术后人工关节不稳的研究进展 . 中国骨与关节杂志；6（10）：767-772.

严广斌，2013. 股骨偏心距 . 中华关节外科杂志（电子版），7（5）：740.

郑志博，冯宾，董玉雷，等，2016. 全髋关节置换术后脱位因素分析及防治策略 . 中华骨与关节外科杂志，9（3）：198-203.

Abraham R，Malkani AL，2005. Instability after total hip replacement. Seminars in Arthroplasty，16（2）：132-141.

Ali Khan MA，Brakenbury PH，Reynolds IS，1981. Dislocation following total hip replacement. J Bone Joint Surg Br，63-B（2）：214-218.

Amado O，Bautista M，Moore J，et al，2018. A multimodal approach prevents instability after total hip arthroplasty：a 1 year follow-up prospective study. J Clin Orthop Trauma，9（2）：137-141.

Amstutz HC，Le Duff MJ，Beaulé PE，2004. Prevention and treatment of dislocation after total hip replacement using large diameter balls. Clin Orthop Relat Res，429：108-116.

Bauer T，Resnick L，2017. Preventing and managing post-THA hip dislocations. JBJS Case Connect，7（1）：e11.

Beebe MJ，Bauer JM，Mir HR，2016. Treatment of hip dislocations and associated injuries：current state of care. Orthop Clin North Am，47（3）：527-549.

Berend KR，Sporer SM，Sierra RJ，et al，2010. Achieving stability and lower-limb length in total hip arthroplasty. J Bone Joint Surg Am，92（16）：2737-2752.

Berry DJ，von Knoch M，Schleck CD，et al，2005. Effect of femoral head diameter and operative approach on risk of dislocation after primary total hip arthroplasty. J Bone Joint Surg Am，87（11）：2456-2463.

Carter AH，Sheehan EC，Mortazavi SM，et al，2011. Revision for recurrent instability：what are the predictors of failure? J Arthroplasty，26（Suppl 6）：46-52.

D'Angelo F，Murena L，Zatti G，et al，2008. The unstable total hip replacement. Indian J Orthop，42（3）：252-259.

Daly PJ，Morrey BF，1992. Operative correction of an unstable total hip arthroplasty. J Bone Joint Surg Am，74（9）：1334-1343.

Dargel J，Oppermann J，Brüggemann GP，et al，2014. Dislocation following total hip replacement. Dtsch Arztebl Int，111（51-52）：884-890.

Dawson-Amoah K，Raszewski J，Duplantier N，et al，2018. Dislocation of the hip：a review of types，causes，and treatment. Ochsner J，18（3）：242-252.

Delaunay C，Hamadouche M，Girard J，et al，2013. What are the causes for failures of primary hip arthroplasties in France? Clin Orthop Relat Res，471（12）：3863-3869.

Ekelund A，Rydell N，Nilsson OS，1992. Total hip arthroplasty in patients 80 years of age and older. Clin Orthop Relat Res，281：101-106.

Elbuluk AM，Coxe FR，Schimizzi GV，et al，2020. Abductor deficiency-induced recurrent instability after total hip arthroplasty. JBJS Rev，8（1）：e0164.

Falez F，Papalia M，Favetti F，et al，2017. Total hip arthroplasty instability in Italy. Int Orthop，41（3）：635-644.

Fukushi JI，Kawano I，Motomura G，et al，2018. Does hip center location affect the recovery of abductor moment after total hip arthroplasty? Orthop Traumatol Surg Res，104（8）：1149-1153.

Garbuz DS，Masri BA，Duncan CP，et al，2012. The Frank Stinchfield Award：dislocation in revision THA：do large heads（36 and 40mm）result in reduced dislocation rates in a randomized clinical trial? Clin Orthop Relat Res，470（2）：351-356.

Grigoris P，Grecula MJ，Amstutz HC，1994. Tripolar hip replacement for recurrent prosthetic dislocation. Clin Orthop Relat Res，304：148-155.

Guyen O，Pibarot V，Vaz G，et al，2009. Use of a dual mobility socket to manage total hip arthroplasty instability. Clin Orthop Relat Res，467（2）：465-472.

Hamadouche M，Biau DJ，Huten D，et al，2010. The use of a cemented dual mobility socket to treat recurrent dislocation. Clin Orthop Relat Res，468（12）：3248-3254.

Hernigou P，Filippini P，Flouzat-Lachaniette CH，et al，2010. Constrained liner in neurologic or cognitively impaired patients undergoing primary THA. Clin Orthop Relat Res，468（12）：3255-3262.

Howie DW，Holubowycz OT，Middleton R，2012. Large femoral heads decrease the incidence of dislocation after total hip arthroplasty：a randomized controlled trial. J Bone Joint Surg Am，94（12）：1095-1102.

Hu X，Zheng N，Chen Y，et al，2021. Optimizing the femoral offset for restoring physiological hip muscle function in patients with total hip arthroplasty. Front Bioeng Biotechnol，9：645019.

Kalia V，Fishman EK，Carrino JA，et al，2012. Epidemiology，imaging，and treatment of lisfranc fracture-dislocations revisited. Skeletal Radiol，41（2）：129-136.

Lachiewicz PF，Soileau E，Ellis J，2004. Modular revision for recurrent dislocation of primary or revision total hip arthroplasty. J Arthroplasty，19（4）：424-429.

Leclercq S，el Blidi S，Aubriot JH，1995. Bousquet's device in the treatment of recurrent dislocation of a total hip prosthesis. Apropos of 13 cases. Rev Chir Orthop Reparatrice Appar Mot，81（5）：389-394.

Leiber-Wackenheim F，Brunschweiler B，Ehlinger M，et al，2011. Treatment of recurrent THR dislocation using of a cementless dual-mobility cup：a 59 cases series with a mean 8 years' follow-up. Orthop Traumatol Surg Res，97（1）：8-13.

Lombardi AV Jr，Skeels MD，Berend KR，et al，2011. Do large heads enhance stability and restore native anatomy in primary total hip arthroplasty? Clin Orthop Relat Res，469（6）：1547-1553.

Lu Y，Xiao H，Xue F，2019. Causes of and treatment options for dislocation following total hip arthroplasty. Exp Ther Med，18（3）：1715-1722.

Masonis JL，Bourne RB，2002. Surgical approach，abductor function，and total hip arthroplasty dislocation. Clin Orthop Relat Res，405：46-53.

Massin P，Orain V，Philippot R，et al，2012. Fixation failures of dual mobility cups：a mid-term study of 2601 hip replacements. Clin Orthop Relat Res，470（7）：1932-1940.

McConway J，O'Brien S，Doran E，et al，2007. The use of a posterior lip augmentation device for a revision of recurrent dislocation after primary cemented Charnley/Charnley Elite total hip replacement：results at a mean follow-up of six years and nine months. J Bone Joint Surg Br，89（12）：1581-1585.

Morrey BF，2004. Results of reoperation for hip dislocation：the big picture. Clin Orthop Relat Res，429：94-101.

Ogonda L，Cassidy RS，Beverland DE，2022. A conservative approach to dislocation following total hip arthroplasty：a review of 8606 hips. Hip Int，32（3）：291-297.

Parvizi J，Kim KI，Goldberg G，et al，2006. Recurrent instability after total hip arthroplasty：beware of subtle component malpositioning. Clin Orthop Relat Res，447：60-65.

Parvizi J，Wade FA，Rapuri V，et al，2006. Revision hip arthroplasty for late instability secondary to polyethylene wear. Clin Orthop Relat Res，447：66-69.

Patel PD，Potts A，Froimson MI，2007. The dislocating hip arthroplasty：prevention and treatment. J Arthroplasty，22（4 Suppl 1）：86-90.

Philippot R，Farizon F，Camilleri JP，et al，2008. Survival of dual mobility socket with a mean 17 years follow-up. Rev Chir Orthop Reparatrice Appar Mot，94（1）：43-48.

Sah AP，Estok DM 2nd，2008. Dislocation rate after conversion from hip hemiarthroplasty to total hip arthroplasty. J Bone Joint Surg Am，90（3）：506-516.

Schuh A，Mittelmeier W，Zeiler G，et al，2006. Severe damage of the femoral head after dislocation and difficult reduction maneuvers after total hip arthroplasty. Arch Orthop Trauma Surg，126（2）：

134-137.

Toomey SD，Hopper RH Jr，McAuley JP，et al，2001. Modular component exchange for treatment of recurrent dislocation of a total hip replacement in selected patients. J Bone Joint Surg Am，83（10）：1529-1533.

Triclot P，Gouin F，2011. Update—"Big-head"：the solution to the problem of hip implant dislocation? Orthop Traumatol Surg Res，97（Suppl 4）：S42-S48.

Tsukada S，Wakui M，2015. Lower dislocation rate following total hip arthroplasty via direct anterior approach than via posterior approach：five-year-average follow-up results. Open Orthop J，9：157-162.

Woo RY，Morrey BF，1982. Dislocations after total hip arthroplasty. J Bone Joint Surg Am，64（9）：1295-1306.